INTERVENTI

Angelo de Fiore

# Bleeding Control per First Responder

## Guida all'arresto delle emorragie massive

Secondo le principali indicazioni dell'American College of Surgeons Committee on Trauma

MURSIA

I disegni sono stati realizzati da Laura Badellino.



Per informazioni sul Bleeding Control scrivere all'indirizzo:
info@bleedingcontrolpfr.it

**www.mursia.com**

I edizione 2022

*A mio padre e a mia madre*
*che hanno creduto in me,*
*sempre e comunque,*
*permettendomi di essere chi sono.*

*Ogni respiro respinge la morte che preme in continuazione*
*per fare il suo ingresso,*
*e così ogni secondo combattiamo con la morte.*

Arthur Schopenhauer

# Introduzione

*Non nobis solum nati sumus.*
Non siamo nati solo per noi.

Marco Tullio Cicerone

Mi occupo di primo soccorso nelle sue varie declinazioni, e ho dedicato una parte della mia attività a istruire e a formare la popolazione, gli operatori della Croce Rossa Italiana, oltre che il personale di reparti delle Forze Armate e delle Forze dell'Ordine, anche sulle innovative tecniche da adottare per arrestare un'emorragia massiva.

Formazione rivolta indistintamente tanto al cittadino comune quanto al soccorritore del *118,* al *boy scout* come all'operatore appartenente a Unità militari di *élite*, a chi non ha alcuna esperienza di soccorso come a chi vi si dedica per professione, affinché ciascuno possa essere un giorno quell'angelo custode, o meglio quell'angelo salvatore, che farà la differenza tra la vita e la morte di un ferito emorragico grazie al suo «provvidenziale» intervento.

La persona formata potrà altresì influire sulla propria sopravvivenza operando in autosoccorso trovandosi in presenza di un'emorragia severa, che è la principale causa di morte prevenibile per trauma.

Un'emorragia massiva infatti, se non è immediatamente arrestata, porterà inesorabilmente il ferito a «spegnersi» in una manciata di minuti.

Quello della formazione è un'attività fantastica che mi permette di impegnarmi a salvare delle vite grazie agli insegnamenti trasmessi, alle lezioni tenute, alle esercitazioni pratiche svolte, anche e soprattutto attraverso i corsi sul *Bleeding Control* dell'*American College of Surgeons-Committee on Trauma.*

Mi dà la possibilità di svolgere la funzione di moltiplicatore della figura del soccorritore, occasionale o professionale, che interverrà per primo ad arrestare un'emorragia massiva, l'*immediate responder*, conosciuto comunemente come *first responder*, cioè il primo a fornire assistenza e aiuto.

Un impegno che mi regala la sensazione di riuscire, attraverso le indicazioni trasmesse su come arrestare un'emorragia, ad aiutare virtualmente un numero sempre maggiore di individui che, diversamente, operando solo sul campo in prima persona come operatore, non riuscirei a raggiungere e, quindi, a soccorrere.

Se anche un solo lettore di questo Manuale assimilerà le implicazioni psicologiche che riguardano un soccorso, comprenderà la forza insita nelle manovre descritte, apprenderà e applicherà con successo le indicazioni di base per l'arresto di un'emorragia severa, quel sanguinamento incontrollato che mette in un immediato e grave rischio la vita di un ferito portandolo inesorabilmente alla morte, vorrà dire che lo scopo per cui è stato pensato, fortemente voluto e scritto questo libro avrà avuto un senso.

Se così sarà, vorrà dire che, con il Vostro agire in aiuto, avrete vinto la lotta contro una morte certa, quella per un'emorragia massiva, *la morte liquida*, e per questo io Vi ringrazio.

Prima di cominciare a scrivere questo Manuale mi sono chiesto se avrei dovuto concentrare la mia attenzione esclusivamente nella descrizione puntuale e metodologica delle «nuove» linee guida e modalità di intervento previste per il *Bleeding Control* secondo le indicazioni trasmesse dall'*American College of Surgeons-Committee on Trauma* attraverso la campagna internazionale *STOP THE BLEED*, astenendomi dal trattare altri argomenti non esclusivamente legati alle emorragie, teoricamente da considerare fuori tema.

Mi sono però reso conto che, affinché le indicazioni riportate nel Manuale fossero realmente utilizzabili, quest'ultimo non dovesse sintetizzarsi in una sorta di mera e asettica *check list* da imparare a memoria per sapere cosa fare e cosa non fare in presenza di un'emorragia massiva.

Infatti, se le indicazioni sull'arresto delle emorragie massive risultano estremamente semplici, intuitive e facilmente assimilabili, di contro i contesti, le situazioni, le condizioni, le stesse emozioni e i mutamenti psicologici e fisici del soccorritore che interverrà e del ferito stesso, in sintesi le molteplici variabili e interferenze che caratterizzano un soccorso, sono e saranno il primo ostacolo da superare per poterle utilizzare con successo.

Pertanto, dopo diverse versioni che si sono susseguite nella redazione della stesura definitiva, anche grazie ai suggerimenti di coloro che ne avevano preso visione nel tempo, sono giunto alla conclusione che il Manuale dovesse affrontare il tema del soccorso a un ferito emorragico in ambito *extra* ospedaliero con un approccio non bidimensionale, puramente teorico e descrittivo, bensì tridimensionale, aggiungendo il fattore esperienziale tratto da situazioni vissute in prima persona.

Si è voluti passare da un approccio puramente «tattico» a un approccio «strategico» al *Bleeding Control.*

L'obiettivo a cui si tende non è apprendere solo l'algoritmo del soccorso *Bleeding Control* da impiegare, ma soprattutto imparare anche a conoscere in anticipo cosa troveremo sul posto, come agiremo e perché agiremo in un determinato modo, sia mentalmente che materialmente.

Dovremo anche apprendere quando, come e perché il ferito agirà in un determinato modo, dal momento che il ferito stesso è una variabile determinante del soccorso, cercando di non lasciare spazio ai tanti imprevisti che potrebbero sorprenderci operando in una situazione fluida, in permanente evoluzione, che caratterizza un'emergenza.

Solo in questo modo saremo in grado di fare la differenza, solo allora avremo la consapevolezza di aver fatto veramente il possibile per essere pronti a salvare una vita.

Le indicazioni e le procedure oggetto di questo Manuale nascono dall'esigenza di fornire una risposta affidabile, fondata su evidenze scientifiche, alla domanda su quale sia la soluzione più efficace per fronteggiare situazioni di emergenza nelle quali vi sia la necessità di prestare soccorso a uno o più feriti che presentino un'emorragia massiva.

Con un tale scenario, infatti, si sono dovuti confrontare, con sempre maggiore frequenza negli ultimi anni, i governi di numerose nazioni, non solo a causa della sempre crescente diffusione a livello globale di crimini violenti nelle città, ma anche in ragione del moltiplicarsi, a livello internazionale, di atti terroristici di natura politica, etnica e religiosa che, seppur perpetrati con le più svariate forme e modalità, sono tutti accomunati dall'obiettivo criminale di colpire simultaneamente e in modo violento una molteplicità di persone, causando feriti e vittime.

Sempre a livello internazionale, si è inoltre assistito al ripetersi di catastrofi di diversa natura e tipologia: terremoti, inondazioni, pandemie, etc, in parte anche come conseguenza diretta o indiretta di comportamenti discutibili tenuti dall'uomo rispetto all'ambiente a seconda delle interpretazioni fornite dalla scienza e dalla geopolitica in tal senso.

Conflitti internazionali e nazionali a bassa, media e alta intensità continuano a susseguirsi nel mondo, con una preoccupante ciclicità, in cui le vittime per emorragia massiva diventano il fattore comune che li caratterizza tutti, in assoluto la prima causa di morte.

Da ultimo, il recente conflitto armato tra la Russia e l'Ucraina ha destato l'attenzione sul tema della preparazione, dell'efficienza e della prontezza operativa delle Forze Armate anche per quel che riguarda il primo soccorso sul campo.

Altresì si è presa purtroppo coscienza di come la stessa popolazione civile sia direttamente sempre più coinvolta in termine di feriti e di vittime.

Si è inoltre riscontrato che anche in Italia ci sia ancora da «lavorare» sulla cultura e sulla formazione del soccorso in emergenza, in particolare sul *Bleeding Control.*

La sempre maggiore concentrazione della popolazione nei centri urbani ha ampliato di molto le problematiche legate alle conseguenze di incidenti o eventi di varia natura, nell'ambito del lavoro, dei trasporti e, in generale, della convivenza sociale.

Conseguenza diretta e indiretta di tutte le suddette circostanze è un costante aumento di feriti e di morti causati proprio dal mancato tempestivo arresto di emorragie massive dovute a traumi.

L'emorragia da trauma è infatti la principale causa di decessi e di limitazioni funzionali, al di là dei valori percentuali che variano a seconda dei parametri di riferimento adottati e delle molteplici caratteristiche delle nazioni interessate, valori che sono comunque significativamente alti in termini assoluti e in preoccupante crescita.

Individuare le modalità per far fronte a un'emorragia severa è quindi una priorità che si è ritenuto andasse affrontata, proprio per l'impatto e le ricadute che determina sulla società civile.

Infine, come vedremo nel dettaglio, un'emorragia massiva oltre che per la frequenza e i numeri con cui può manifestarsi, richiede un'attenzione e una vigilanza particolare proprio perché innesta una serie di eventi concatenati tra loro, tali da condurre alla morte del ferito in brevissimo tempo dal manifestarsi dell'evento che l'ha generata.

Il valore aggiunto di chi scrive sull'argomento è quello di poter coniugare una formazione teorica e pratica di tipo multidisciplinare particolare, acquisita attraverso le diverse strutture istituzionali di cui ha fatto parte e con cui continua a collaborare, arricchita dalle diverse esperienze vissute negli anni «sul terreno», essendosi confrontato con i più svariati scenari e contesti, raggiungendo o fallendo gli obiettivi, comunque metabolizzando conoscenze e circostanze acquisite con la pratica che, diversamente, sarebbero state difficili da apprendere.

Il presente Manuale vuole essere quindi una guida operativa sull'applicazione delle attuali linee guida internazionali sul *Bleeding Control* trasmesse dal corso dell'*American College of Surgeons-Committee on Trauma.*

Si tratta di un Manuale rivolto non solo al personale sanitario professionale e volontario, ma anche e soprattutto ai non addetti ai lavori, quali soccorritori generici o occasionali, a tutti coloro che per primi interverranno in soccorso, in un'ottica di formazione sanitaria condivisa.

Pertanto, non si forniranno delle mere informazioni specialistiche, né tanto meno delle approfondite nozioni di tipo strettamente medico, bensì si illustreranno le indicazioni sanitarie di base facilmente accessibili e comprensibili, intuitive nell'applicazione, e soprattutto spendibili anche da parte del cittadino comune, dell'uomo della strada, così che le modalità di intervento previste possano essere recepite in maniera semplice e pragmatica.

Saranno analizzate le manovre che si effettueranno, le ragioni del loro impiego, e si forniranno le spiegazioni sul perché di alcune azioni e procedure che sono raccomandate sull'arresto delle emorragie massive.

Taluni concetti saranno riassunti o molto semplificati, anche ripetuti più volte, al fine di facilitarne la comprensione, e di questo mi perdonino gli addetti ai lavori.

Un elemento che caratterizza il Manuale è quello di descrivere al futuro soccorritore anche le reazioni psico-fisiche che lo pervaderanno nel momento dell'azione, quando sarà sottoposto inevitabilmente a un forte *stress,* affinché non sia colto di sorpresa, del tutto impreparato nel momento in cui esse si presenteranno.

Ciò senza trascurare i molteplici aspetti cognitivi, comportamentali e fisiologici che interesseranno il soccorritore e lo stesso ferito durante l'azione di soccorso.

In tale ottica perciò questo scritto può essere visto anche come uno strumento per preparare il lettore alla tensione emotiva indissolubilmente legata e conseguente a un soccorso per arrestare un'emorragia severa.

L'obiettivo dichiarato di questo Manuale è che in futuro non si vedano mai più sui quotidiani, su video, etc, immagini di feriti a terra con un'emorragia massiva in atto con accanto persone, potenziali soccorritori, ma inattivi, che «non sapendo cosa fare» o «per paura di far male», non sono intervenuti per arrestare l'emorragia, intenti magari solo a telefonare e chiedere aiuto a qualcun altro o, peggio, completamente passivi, con lo sguardo assente e perso nel vuoto, rivolto all'orizzonte, sperando in un provvidenziale, e purtroppo quasi sempre tardivo, arrivo dei soccorsi sanitari.

Testimoni innaturalmente immobili, in piedi vicino al ferito, i quali rinunciando a prestare quell'aiuto salvifico, in quel luogo e in quel preciso momento, inesorabilmente determineranno che il ferito muoia dissanguato o subisca danni irreparabili perché di fatto non è stato soccorso ovvero è stato lasciato solo.

Uscire dalla propria *comfort zone*, quella zona in cui rimaniamo per non rischiare e non esporci, vorrà dire mettersi in gioco per salvare chi ci sta realmente morendo sotto gli occhi, con la consapevolezza di essere gli unici che potranno salvarlo durante quei secondi preziosi.

L'esperienza ci insegna che ci ricorderemo per sempre di chi non si è provato a salvare piuttosto di chi si è provato a salvare, che non c'è cosa più importante di essere in pace con noi stessi sapendo di aver almeno tentato di prestare aiuto a chi aveva bisogno di noi.

Arrestare un sanguinamento massivo vuol dire far scorrere nuovamente quella vita che stava per liquefarsi.

# Prefazioni

*Quando una tragedia colpisce in un qualsiasi luogo della nazione, la volontà e la capacità dei cittadini di reagire immediatamente anziché essere spettatori passivi, può fare la differenza tra la vita e la morte. Le raccomandazioni di buon senso riportate in questo rapporto sul Bleeding Control hanno il potenziale di fornire ai cittadini le competenze per reagire e la consapevolezza di sapere che possono, e devono, fare la differenza.*

Joseph Robinette Biden, Presidente degli Stati Uniti d'America.
Dichiarazione pubblicata sul *ACS BULLETIN Supplement* (settembre 2015).

*Il presente Manuale sul Bleeding Control, curato dall'autore, rappresenta un testo di importanza notevole, soprattutto in virtù del vasto pubblico a cui è destinato: la gente comune, i non-professionisti sanitari, il personale sanitario e chiunque si trovi a dover fronteggiare un sanguinamento in qualsiasi distretto corporeo. Gestire un sanguinamento lontano da un setting sanitario attrezzato, può comunque fare la differenza tra la vita e la morte di una persona. I principi descritti nel testo dovrebbero essere di conoscenza diffusa tra la popolazione, al pari degli elementi di BLS. Il taglio pratico, chiaro e piacevole dato dall'autore risulta assolutamente efficace a questo scopo. Mi auguro dunque il massimo successo e popolarità per questo Manuale.*

Matteo Alicandri-Ciufelli, *MD* (Doctor of medicine), FACS (Fellow of the American College of Surgeons), FEBORL-HNS (Fellow of the European Board Exam in Otorhinolaryngology-Head and Neck Surgery). Professore Associato presso la Facoltà di Medicina e Chirurgia dell'Università degli Studi di Modena e Reggio Emilia, Italia.

*Fronteggiare una situazione di crisi da parte di un operatore dell'Arma dei Carabinieri, presuppone studio specifico, preparazione, addestramento e aggiornamento costanti. L'improvvisazione infatti, può portare a compiere anche un solo errore, che potrebbe però fare la differenza tra la vita e la morte, una morte ancor più difficile da accettare se poteva essere evitata. I concetti trasmessi da questo Manuale si sono rivelati uno strumento efficace e completo per la gestione delle emorragie massive e per il soccorso ai feriti, in attesa che arrivi il personale sanitario. Conoscerli vuol dire non farsi trovare impreparati e riuscire a centrare l'obiettivo, fattori determinanti nella formazione di un operatore delle Forze dell'Ordine.*

LUOGOTENENTE DELL'ARMA DEI CARABINIERI FM, paracadutista e incursore del Gruppo Intervento Speciale dei Carabinieri (GIS), Istruttore responsabile dell'addestramento e della formazione per il Reparto Carabinieri Presidenza della Repubblica-Nucleo Scorte Presidenziali, Italia.

CAPITOLO PRIMO

# I NUOVI CONCETTI DI PRIMO SOCCORSO

*Se hai un sistema migliore insegnalo,*
*altrimenti usa il mio.*

Omero

## Il primo soccorso

L'intervento di emergenza in ambiente *pre-ospedaliero* è una realtà consolidata negli Stati Uniti e nel resto del mondo, Europa compresa, che segue linee guida di intervento ormai collaudate e allineate a livello internazionale, a cominciare da quelle raccomandate dall'*International Trauma Life Support* (*ITLS*), sulla gestione del primo soccorso-*first aid*-in presenza di un'emorragia massiva, un arresto cardiocircolatorio, uno *shock,* etc secondo l'approccio pragmatico del *Damage Control Resuscitation* (*DCR*).

Il *DCR* prende a prestito il termine utilizzato dalla Marina Militare statunitense durante la guerra del Vietnam in riferimento alle cure da adottare su una nave colpita in combattimento per limitarne i danni e poterla riparare successivamente in un porto sicuro, paragonando gli interventi adottati per non lasciare che la nave affondi a quelli utilizzati in emergenza in ambito sanitario per tenere in vita un uomo gravemente ferito, potendolo curare poi in un'apposita struttura ospedaliera.

Le cure sanitarie di primo soccorso saranno quindi rivolte primariamente a garantire l'arresto dell'emorragia massiva, la pervietà delle vie aeree, la corretta respirazione, la regolare circolazione sanguigna, il mantenimento della temperatura corporea e tutto quanto necessario per salvaguardare le funzioni vitali dell'infortunato così da poterlo successivamente ricoverare.

Le «strategie» o le «linee di pensiero» da adottare in tale ambito hanno subito notevoli cambiamenti nell'arco degli anni, trasformandosi, evolvendo e migliorando in ragione degli insegnamenti vissuti, tratti dall'esperienza.

Gli studi, le nuove conoscenze acquisite e i mezzi a disposizione hanno portato nel tempo a un conseguente significativo abbattimento della mortalità dei feriti dovuto alla tempestività e alla qualità dei soccorsi prestati.

Le azioni di primo soccorso sono volte ad aiutare uno o più persone in grave pericolo di vita, per salvarle e stabilizzarle.

Pertanto, contrariamente a quanto si pensi, il primo soccorso dovrebbe poter essere prestato da chiunque a seconda delle proprie competenze e possibilità, non necessariamente da un sanitario, e dovunque.

Risulta quindi conseguente che secondo tale visione non è importante quanto potrà essere tempestivo l'arrivo dei soccorsi sanitari, dal momento che gli astanti saranno sempre e comunque i primi a poter intervenire immediatamente in aiuto di qualcuno, se adeguatamente preparati.

Quello che farà la differenza sarà eventualmente legato alle capacità e agli strumenti in possesso del soccorritore che interverrà in aiuto, che opererà in condizioni di urgenza, nelle quali il ferito sarà in pericolo di vita imminente.

In ambito di soccorso sanitario qualificato vi sono state diverse rivisitazioni dei protocolli per operare, prima di trovare quelli che meglio rispondessero alle finalità perseguite, adattati ai contesti in cui intervenire, con una tendenza acquisita a lavorare secondo sistemi chiusi, nel caso di personale non medico o non infermieristico, oppure optando per soluzioni volte a modulare i trattamenti sanitari alle situazioni e alle competenze specifiche possedute, nel caso di personale medico e infermieristico.

Volendo semplificare, il *modus operandi* nel prestare soccorso in emergenza, in ambito sanitario, consiste principalmente in due modalità:

1. *scoop and run*: «carica e corri», che è caratteristico del soccorso di tradizione anglosassone;

2. *stay and play*: «fermati e fai», che è caratteristico del soccorso di tradizione europea.

Lo *scoop and run* prevede che il personale sanitario effettui mirate manovre salvavita sul campo a favore del ferito, carichi il paziente sul mezzo di soccorso e lo trasporti velocemente presso l'ospedale in cui gli verranno prestate le ulteriori cure.

Lo *stay and play*, invece, prevede che il personale sanitario non solo effettui le manovre salvavita, ma anche più verifiche e cure sanitare sul campo, e successivamente lo trasporti velocemente presso l'ospedale in cui gli verranno prestate le ulteriori cure.

Naturalmente la seconda tipologia di intervento *stay and play* non risulta praticabile da parte di personale sanitario non specializzato come i soccorritori generici, che, diversamente dai medici e dagli infermieri, non sono abilitati a fare diagnosi e non sono abilitati a effettuare determinati interventi sanitari.

Se proviamo a valutare le due tipologie di condotta che possono essere adottate, ci rendiamo conto che forse le differenze tra le due scuole di pensiero non sono poi così significative, ma appaiono più teoriche che sostanziali, in realtà strettamente conseguenti al tipo di evento su cui si dovrà intervenire.

Infatti, nel sistema *scoop and run* vengono effettuate tutte le manovre salvavita che sono necessarie sul posto, quali ad esempio l'arresto di un'emorragia massiva, la rianimazione cardiopolmonare, la decompressione di un pneumotorace (l'accumulo di aria nella cavità pleurica), etc, esattamente come avviene nello *stay and play*.

Entrambe le modalità di intervento prevedono il «carica e corri» in presenza di un'emorragia interna, di ferite penetranti o di situazioni tecnicamente non gestibili sul posto in ambiente *extra* ospedaliero.

Anche le caratteristiche dell'ospedale nel quale si vuole trasportare il ferito, in ragione delle cure a cui deve essere sottoposto e della distanza dell'ospedale rispetto alla localizzazione del ferito, sono fattori che possono influire sul tipo di trattamento da adottare (il fattore tempo, come vedremo più volte, è di vitale importanza).

In città quali Milano, Bologna, Firenze, Roma e altre ancora, dove sono presenti diversi ospedali sul territorio, con *standard* qualitativi, strutturali, tecnologici adeguati e in cui l'ubicazione di tali strutture permetterebbe teoricamente il trasporto del ferito dal sito dell'evento alla struttura ospedaliera entro 20 minuti circa (il tempo medio di trasporto stimato in aree urbane), è consentito adottare scelte di personale e di strategie differenti rispetto ad altre città nelle quali vi è la presenza di un numero limitato di ospedali o sono raggiungibili in tempi superiori al sopra citato limite temporale di riferimento.

Così, la valutazione approfondita delle condizioni del ferito da effettuarsi sul posto da parte del personale sanitario che sopraggiungerà, richiedendo un determinato tempo in ragione delle verifiche da effettuare, dipende anche dalla scelta dell'ospedale di destinazione.

Se l'ospedale di riferimento è a pochi minuti dal sito in cui si è intervenuti, la valutazione perderà la sua utilità e potrà divenire addirittura dannosa in termini di spreco di tempo prezioso, raccomandando conseguentemente lo *scoop and run*.

Resta inteso che la presenza di emorragie severe che interessano gli arti o le aree giunzionali, come verrà ampliamente specificato in seguito, impone di effettuare il primo trattamento del ferito sul posto in cui si è verificato l'evento, provvedendo successivamente, una volta arrestata l'emorragia e normalizzate le funzioni vitali, a trasportarlo presso l'ospedale.

Si ribadisce che operare in condizioni di urgenza vuol dire che il paziente da soccorrere è in imminente pericolo di vita e che è richiesto pertanto un intervento di soccorso tempestivo e improcrastinabile.

Possiamo quindi affermare che la migliore strategia di soccorso è quella che meglio si adatterà alle necessità del paziente, dovendo immaginare di portare idealmente e figurativamente l'ospedale dal paziente piuttosto che il paziente all'ospedale.

Pertanto, in determinate situazioni, quali quelle che verranno approfondite nel presente Manuale, in cui il *focus* è l'emorragia massiva, cioè un'emorragia che mette in imminente rischio la vita del ferito, è necessario e irrinunciabile spendere del tempo sul campo per effettuare le manovre salvavita necessarie, quali quelle raccomandate dalle linee-guida sul *Bleeding Control* (*BCon*), nonché tutte quelle altre manovre a supporto e a salvaguardia delle funzioni vitali del ferito, prima del suo ricovero in ospedale.

Ci si riferisce a una struttura ospedaliera di riferimento dedicata, provvista di aree specifiche, quali la sala operatoria, la sala trasfusionale, etc, idonee al trattamento del ferito in ragione delle sue specifiche condizioni cliniche.

In situazioni in cui non ci siano le condizioni per stabilizzare correttamente il ferito, quali ad esempio in presenza di una ferita penetrante particolarmente profonda, un'emorragia interna non trattabile, etc, la strategia *scoop and run* sarà necessariamente la migliore, se non l'unica, percorribile.

La logica conclusione che possiamo trarre è che il personale sanitario debba essere in grado di effettuare sul posto le manovre salva vita, di valutare il paziente e di trasportarlo all'ospedale più idoneo al ricovero, riducendo al minimo i tempi per svolgere tali operazioni.

Oggi i fatti di cronaca ci hanno dimostrato che fenomeni legati ad atti di terrorismo, azioni dimostrative da parte di persone instabili, azioni criminali, atti intenzionali di violenza, incidenti naturali, incidenti automobilistici sempre più frequenti in conseguenza dell'aumento dei mezzi in circolazione etc, cominciano a divenire eventi di carattere non eccezionale.

Si tratta infatti di situazioni che, purtroppo, caratterizzano la nostra società e a cui dobbiamo essere preparati a reagire, non più fatti sporadici che non ci appartengono ma una realtà con cui convivere, da contrastare in maniera efficace anche e soprattutto da un punto di vista sanitario.

In particolare, le emorragie massive causate da qualsiasi evento, a prescindere che siano di tipo colposo o di tipo doloso, sono divenute tra le principali cause di decesso della nostra società, come dimostrato dalle statistiche nazionali.

L'evidenza che i feriti con emorragie massive rischiano di morire molto rapidamente per dissanguamento, entro pochi minuti, è sicuramente uno stimolo a formarsi a utilizzare le nuove linee guida e indicazioni dell'*American College of Surgeons-Committee on Trauma* (*ACS-COT*), da adottare in quella manciata di minuti vitali, i *life minutes*, che si hanno a disposizione prima dell'inevitabile morte del ferito.

L'*ACS*, associazione scientifica ed educativa di medici-chirurghi tra le più affermate a livello internazionale, è stata fondata nel 1912 con lo scopo specifico di migliorare la qualità dell'assistenza e della cura dei pazienti, stabilendo *standard* elevati per l'istruzione e la pratica delle cure mediche e chirurgiche, a cui aderiscono a livello internazionale medici e chirurghi di comprovate qualità. Il suo motto *Omnibus per artem fidemque prodesse*, ovvero «Per servire tutti con abilità e fedeltà» riassume quella che è la sua *mission,* rivolta all'intera collettività.

L'*ACS*, grazie ai contributi dei molteplici attori che hanno partecipato all'*Hartford Consensus* (*HC*) di cui si parlerà in dettaglio, svolge infatti, attraverso il suo corso sull'arresto delle emorragie massive, un'attività di divulgazione delle linee guida, protocolli e procedure da adottare per il *BCon*, con lo scopo di preparare la popolazione, intesa come la globalità di individui che vive sul territorio, a reagire di fronte a eventi che determinino feriti con emorragie severe.

È proprio in ragione dei diversi lavori sul settore, degli studi intrapresi, delle nuove indicazioni sviluppate, delle esperienze personali maturate sull'arresto delle emorragie massive e soprattutto delle istruzioni trasmesse dal corso dell'*ACS*, che questo Manuale vuole diffondere le indicazioni sul *BCon*, facendo proprio l'obiettivo di una divulgazione condivisa.

Le attuali linee guida sul *BCon*, così come sintetizzate, valorizzate e trasmesse dal corso dell'*ACS* attraverso una campagna di sensibilizzazione nazionale, sono adottate a livello internazionale dalla maggioranza dei sistemi sanitari nazionali, tutti attenti a mantenere un elevato, nonché aggiornato, *standard* per le cure sanitarie da prestare, oltre ad essere le stesse cure che sono state acquisite da diverse Società della Croce Rossa, che da sempre dedica un'attenzione particolare sul soccorso in emergenza.

L'*American Red Cross*, la *Canadian Red Cross*, la *British Red Cross* sono solo alcune tra le Società della Croce Rossa che già si sono allineate alle nuove linee guida sul *BCon* facendole proprie, un aggiornamento che ci si augura venga perseguito dall'intera comunità internazionale della Croce Rossa, compresa la Croce Rossa Italiana che al momento non le ha ancora recepite a livello nazionale, adottate solo da alcune sue componenti.

Sembra utile a questo punto accennare brevemente che cosa si intende in ambito sanitario per linee guida, protocolli e procedure.

- Le linee guida sono delle raccomandazioni comportamentali prodotte attraverso un procedimento finalizzato ad assistere gli operatori nel prendere delle decisioni sulle modalità di soccorso più appropriate da adottare per raggiungere l'obiettivo in ragione delle proprie capacità di *problem solving* e delle conoscenze in ambito di soccorso.

Sono basate su analisi e su valutazioni scientifiche, elaborate tramite un'attività di revisione della letteratura e delle opinioni di diversi esperti del settore così da massimizzare i risultati, uniformare le azioni in presenza delle medesime situazioni e correggere l'impiego di azioni di cui non è documentata l'efficacia, offrendo una significativa definizione della pratica corretta, ma con limitati dettagli operativi.

- I protocolli sono prescrizioni comportamentali *standard* per tutti gli operatori, per raggiungere l'obiettivo prefissato del soccorso. Sono realizzati al fine di standardizzare le sequenze fisiche, operative e verbali durante l'intervento del soccorso.

In particolare prescrivono le azioni da eseguire e precludono qualsiasi discrezionalità. Descrivono uno schema comportamentale, una sequenza definita secondo una successione di azioni per il raggiungimento dell'obiettivo prefissato.

- Le procedure sono delle sequenze dettagliate di attività tecniche e operative di soccorso svolte in modo uniforme, che rendono l'attività operativa del soccorritore oggettiva, sistematica e riscontrabile, così che l'operatore possa svolgere il proprio compito in maniera uniforme.

Le azioni che costituiscono le procedure hanno la finalità del conseguimento dello scopo definendo cosa e come si deve agire, così da essere in grado di ridurre e limitare il rischio di commettere errori.

## L'idea di soccorso condiviso in ambito extra ospedaliero

Quanto più ampio sarà il numero di coloro che sapranno intervenire per l'arresto di un'emorragia massiva, tanto maggiori saranno le probabilità di salvare delle vite.

Pertanto, l'obiettivo che si vuole raggiungere è che chiunque si trovi di fronte a uno o più feriti con un'emorragia severa in corso, sia in grado di prestare il «vitale» primo soccorso, perché è stato formato e preparato a intervenire.

Inoltre, questo Manuale ha il fine di diffondere anche all'ambito del sistema nazionale italiano dell'Emergenza Sanitaria (ES), delle Forze Armate (FFAA), delle Forze dell'Ordine (FFO), della Croce Rossa Italiana (CRI), dei Vigili del Fuoco (VVF), della Protezione Civile (PC) e delle altre strutture istituzionali direttamente o indirettamente coinvolte in attività di soccorso in emergenza, le nuove tecniche da applicare in presenza di un'emorragia massiva, secondo quelle che sono le nuove linee guida e le indicazioni sul *BCon* ormai unanimemente riconosciute a livello internazionale.

Perché ciò possa accadere, sarà necessario puntare a una formazione capillare sull'intero territorio nazionale, che coinvolga la popolazione nella sua globalità, così da implementare sempre di più le probabilità che si possa fare affidamento ovunque su un *trained first responder,* cioè su un primo soccorritore «addestrato» che potrà intervenire adeguatamente.

Il buon senso ci deve indurre a riflettere e ad attivarci affinché, similarmente a quanto è avvenuto per le manovre salvavita previste dalle linee guida del *Basic Life Support and Defifrillation* (*BLSD*), vi sia altrettanta sensibilità e impegno a livello istituzionale e privato perché un numero sempre crescente di persone apprenda le indicazioni sull'arresto di un'emorragia severa.

Vediamo dunque innanzitutto di definire i tre termini chiave di «arresto di un'emorragia massiva»:

- arresto, inteso come l'interruzione ossia il blocco completo dell'emorragia in atto, l'azione che in inglese è definita *stop the bleed*;
- emorragia, intesa come la perdita di sangue o sanguinamento, a seguito di una lesione che fuoriesce da una ferita in maniera incontrollata;
- massiva, intesa come quantità ingente e significativa di sangue perso, tale da mettere a rischio la vita ovvero la sopravvivenza del ferito a causa del dissanguamento.

## Il first responder, colui che fa la differenza tra la vita e la morte di un ferito

La risposta che è stata fornita alla domanda su quale sia il modo migliore per fronteggiare un'emorragia massiva, risulta geniale nella sua semplicità: avere sul posto, nell'immediatezza dell'evento che ha determinato l'emorragia, una persona in grado di intervenire tempestivamente sulla ferita emorragica, dunque fare in modo che chiunque è presente sul posto sia in grado di applicare le elementari manovre previste per il *BCon*, cioè quelle tecniche necessarie alla gestione di un'emorragia massiva provocata da un trauma, in attesa del successivo arrivo dei soccorsi sanitari.

Da ciò è scaturita l'esigenza di pensare, redigere e diffondere un corso operativo *ad hoc* specifico sull'arresto delle emorragie severe, che fosse alla portata di tutti, tale da poter essere appreso e applicato dal quel primo soccorritore – il *first responder* – indistintamente occasionale o professionale, che potrà intervenire nel momento del bisogno.

Il soccorritore, a prescindere dal suo *background*, sarà in grado quindi di agire in maniera consapevole e proattiva, avendo acquisito conoscenze e manualità tali da fargli comprendere quando, come e perché si devono adottare determinate manovre, a beneficio del soccorso stesso da mettere in campo.

L'importanza di poter fare affidamento su una popolazione preparata a intervenire nelle situazioni di emergenza e, in particolare, in presenza di un'emorragia massiva, è stata oggetto di un significativo impegno, a cominciare dal 2015 da parte del Consiglio di Sicurezza Nazionale degli Stati Uniti, con la campagna di sensibilizzazione nazionale *STOP THE BLEED*.

Si è giunti così alla stesura, come già anticipato, delle attuali procedure riportate dal corso sul *BCon* dell'*ACS*, sintesi delle conclusioni a cui si era giunti grazie ai lavori e agli approfondimenti intrapresi dall'*HC* che ha trovato nell'*ACS* l'interprete migliore, in ragione delle sue risorse educative e di pubbliche relazioni.

Sarà proprio il *first responder,* il primo a intervenire perché già presente sul posto in concomitanza con l'evento che ha determinato l'emorragia o perché sopraggiunto per primo, il solo, l'unico che potrà fare la differenza tra la vita e la morte del ferito.

## Il tempo come discriminante del soccorso

Il fattore tempo in ambito di primo soccorso, in particolare proprio in presenza di un'emorragia massiva, è la discriminante decisiva tra le diverse variabili che potranno determinare il successo o meno di un intervento di soccorso sanitario in emergenza.

Si è appurato che, in presenza di un'emorragia massiva, l'intervallo temporale a cui far riferimento per intervenire è ridottissimo. Si tratta di pochissimi minuti dal verificarsi dell'evento, anche di soli tre minuti, i *life minutes*.

I «minuti vitali» costituiscono potenzialmente il periodo limite entro il quale devono assolutamente essere messe in atto le manovre di primo soccorso per arrestare l'emorragia massiva, alle quali seguiranno il trasporto e il ricovero presso l'ospedale dove verranno prestate le cure definitive.

Perciò risulterà fondamentale che proprio chi sarà presente sul posto in quel preciso momento sappia intervenire tempestivamente, ponendo in essere le giuste manovre salvavita. Prima si interverrà ad arrestare l'emorragia massiva e maggiori saranno le probabilità di sopravvivenza per il ferito.

Tale approccio operativo, imprescindibilmente legato alla velocità con cui si interverrà, è il medesimo che viene raccomandato per un individuo colto da arresto cardio-respiratorio nel già richiamato *BLSD*, il quale prescrive che le manovre di soccorso siano eseguite nell'immediatezza dell'arresto cardio-respiratorio, entro i primi dieci minuti dal manifestarsi dell'evento affinché possano essere efficaci, e i danni conseguenti non siano irreversibili e tali da comportare la morte del soggetto.

L'importanza di un soccorso tempestivo in presenza di ferite è stata affrontata proprio dall'*ACS* a cominciare dal 2012, nell'intento di ottimizzare e standardizzare gli interventi su emorragie massive, dopo aver analizzato numerosi dati statistici su morti violente che avevano interessato gli Stati Uniti d'America nel passato recente.

L'incidenza determinante del fattore tempo nel soccorrere, rapportato al numero dei conseguenti decessi, aveva trovato una significativa conferma nei dati statistici desunti dai recenti conflitti armati a cui gli Stati Uniti d'America hanno preso parte in Afghanistan e in Iraq, dai quali si evince che circa i quattro quinti del personale militare americano ferito in azione, è deceduto entro la prima ora dal ferimento, con un'elevatissima percentuale di decessi riconducibili proprio a emorragie massive.

Si sente spesso parlare della *golden hour* ovvero l'ora d'oro, teorizzata in America durante la Seconda guerra mondiale, intendendo con tale espressione il lasso temporale prezioso entro il quale, in presenza di ferite o traumi pericolosi per la vita, i soccorsi sanitari devono:

- arrivare sul posto dove vi è il ferito;
- prestare le cure *pre*-ospedaliere urgenti;
- effettuare il ricovero del ferito in una struttura ospedaliera.

Trascorsa la *golden hour,* la percentuale di sopravvivenza del paziente diminuirebbe in maniera significativa fino a poter culminare con la morte del ferito.

A tal proposito, è necessario chiarire che non vi è un consenso unanime nel ritenere che, trascorsa un'ora, vi sia effettivamente una significativa diminuzione della percentuale di sopravvivenza del ferito, fermo restando che vi è inevitabilmente un rapporto direttamente proporzionale tra il tempo trascorso prima del ricovero dei feriti e l'aumento del numero delle vittime.

La *golden hour* rappresenta quindi teoricamente l'intervallo di tempo in cui si dovrebbe effettuare il ricovero di un ferito presso una struttura ospedaliera dal verificarsi dell'evento scatenante, così da aumentarne le probabilità di sopravvivenza.

Un concetto analogo sull'incidenza decisiva del fattore tempo, di epoca recente, sempre di derivazione americana, è quello del *platinum ten period*, vale a dire l'arco temporale dei «10 minuti di platino», che decorre dall'arrivo dei soccorsi sanitari presso il ferito.

Entro tale intervallo di tempo i soccorritori sopraggiunti sul luogo dell'evento devono provvedere a stabilizzare la persona che è in pericolo di vita, prestando le prime cure, così da rendere efficace l'intervento.

Anche il programma sanitario statale sul soccorso in emergenza adottato in Cina agli inizi del 2010, denominato *Emergency Platinum Ten Minutes*, è particolarmente interessante in quanto, evidenziando l'importanza del fattore tempo impiegato per soccorrere i feriti, lo fa decorrere non dall'arrivo dei soccorritori, quanto piuttosto dal verificarsi del ferimento stesso.

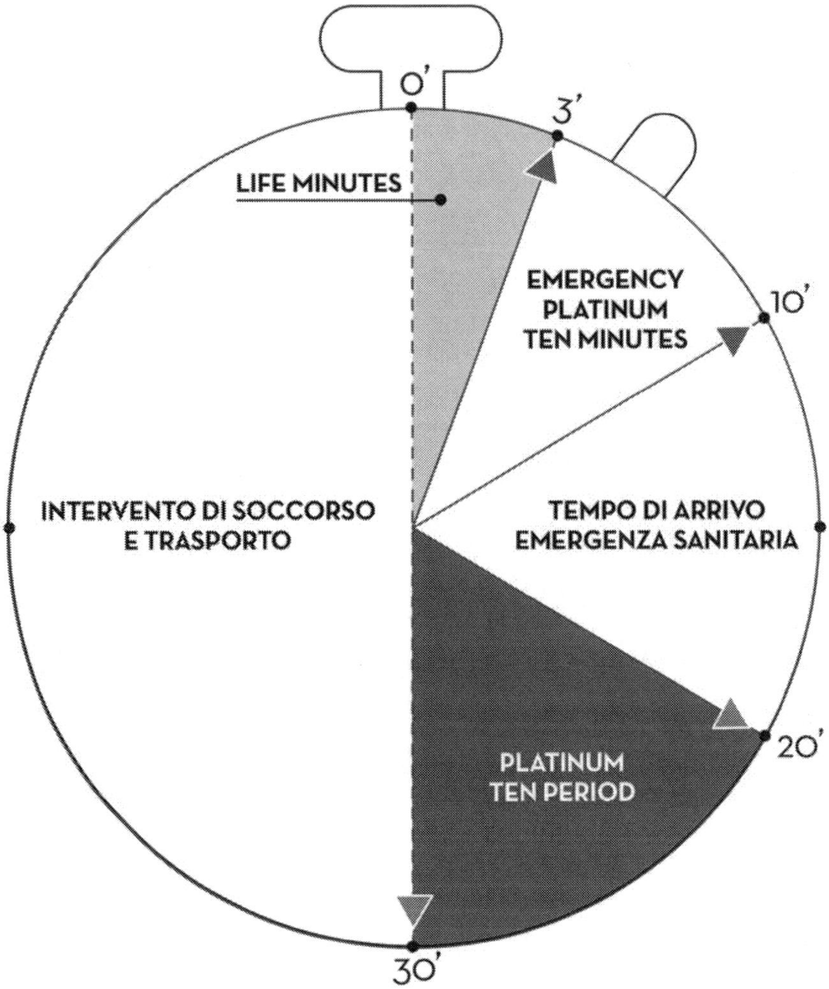


*Rapporto temporale che intercorre tra i Life minutes, l'Emergency Platinum Ten Minutes, il Platinum ten period e la Golden hour in un intervento di primo soccorso.*

In tale ottica si è voluto valorizzare l'autosoccorso e il soccorso prestato a uno o più feriti da parte di chi è presente o è sopraggiunto nell'imminenza dell'evento, che sia stato formato sulle principali manovre salvavita da mettere in atto nei «dieci minuti di platino», che, come detto, decorrono dal manifestarsi dell'evento.

Tra queste, ad esempio, la rianimazione cardio-polmonare, l'arresto di un'emorragia massiva, la disostruzione delle vie aeree da un corpo estraneo, etc.

## Il passato

Per apprezzare pienamente le nuove linee guida sulle emorragie massive, sintetizzate da quanto illustrato nel corso sul *BCon* dell'*ACS*, risulta fondamentale comprendere e conoscere i diversi *step* che hanno portato alla loro ideazione, nascita e stesura definitiva.

È indubbio che le nuove indicazioni sull'arresto delle emorragie severe siano la conseguenza di un'evoluzione, di errori e di successi del passato e rappresentino la sintesi di un lungo precorso che non si è mai arrestato nel tempo fino ai nostri giorni.

A cominciare dal corso *Advanced Trauma Life Support* (*ATLS*), sviluppato a partire dal 1980 dall'*ACS,* costantemente aggiornato negli anni, dedicato agli interventi di pronto soccorso per il trattamento del paziente traumatizzato nella prima fase del ricovero, che pone un'attenzione particolare proprio alla cura e all'arresto delle emorragie severe.

L'*ACS* e la *NAEMT* avevano già sviluppato corsi specifici per insegnare i concetti essenziali sulla cura in emergenza del paziente, con un approccio sistematico, secondo un metodo semplice e *standard* che fa riferimento a una scala di priorità d'intervento per la cura del ferito, primo tra tutti il corso *Pre Hospital Trauma Life Support*.

È dal 2011 che il *Committee for Tactical Emergency Casualty Care* (*Co-TECC*) ha adattato le lezioni apprese in combattimento, veicolate tramite le linee guida sul *Tactical Combat Casualty Care* (*TCCC*) all'ambito civile attraverso la pubblicazione delle prime linee guida sul *Tactical Emercency Casualty Care* (*TECC*), con l'obiettivo di sviluppare le «migliori pratiche e raccomandazioni» per prestare le prime cure *pre*-ospedaliere in ambienti ad alto rischio.

Le indicazioni trasmesse dal corso *TECC* sono infatti modellate sulle fasi di intervento previste nel corso *TCCC*, ma indirizzate prettamente all'ambito civile in presenza di un rischio elevato per i soccorritori.

Tali indicazioni sono rivolte primariamente a operazioni di salvataggio in cui la cura di traumi è l'obiettivo dichiarato da raggiungere.

Si è arrivati quindi alla convocazione nel 2013 del *Hartford Consensus* che aveva visto la partecipazione dei principali referenti della sanità e del primo soccorso, ma non solo, che ha portato alla stesura e all'adozione delle attuali linee guida sul *BCon*.

Le indicazioni sul *BCon*, così come trasmesse dal corso dell'*ACS*, frutto di una lenta gestazione ed evoluzione, sono state incentivate dal *Joint Trauma System (JTS)* e dal *Defense Committees on Trauma* (*DCoT*) a cui fanno riferimento: il *Committee on Tactical Combat Casualty Care* (*CoTCCC*), il *Committee on Surgical Combat Casualty Care* (*CoSCCC*) e il *Committee on En Route Combat Casualty Care* (*CoERCCC*).

Il Consiglio di Sicurezza Nazionale infatti aveva cominciato a interessarsi alle modalità di intervento per rispondere, anche da un punto di vista di soccorso sanitario, alle conseguenze dei reiterati attacchi armati o agli atti di violenza di massa, che si ripetevano con sempre maggiore frequenza, rivolti indistintamente contro edifici di culto, edifici pubblici, scuole, basi militari, uffici governativi, etc, fino all'attentato delle *Twin Towers* di New York.

Tali azioni violente fino ad allora erano state considerate e trattate come eventi sporadici, ma per la loro sempre maggiore frequenza, avevano invece creato un generalizzato senso di insicurezza sociale, enfatizzato dalle problematiche connesse al terrorismo internazionale di stampo etnico e religioso, che coinvolgeva l'intera nazione.

Il Governo statunitense aveva pertanto deciso di considerare tale criticità come un problema strutturale di natura nazionale a cui dover fornire una risposta efficace.

Pertanto era riuscito a organizzare, da un punto di vista di contrasto strategico, a livello nazionale, e di contrasto tattico, a livello statale e locale, dispositivi tali da assicurare una risposta efficace in situazioni di emergenza tramite interazioni sinergiche tra le FFO, le FFAA, i VVF, etc presenti capillarmente su tutto il territorio.

Diversamente, da un punto di vista prettamente sanitario, l'analisi del crescente numero di morti per emorragia massiva, principale conseguenza a seguito delle ferite riportate, ascrivibili principalmente ai tempi di intervento tardivi nel soccorrere i feriti, dimostrava l'inefficacia del sistema sanitario riguardo al primo soccorso da parte dell'*Emergency Medical Services* (*EMS*).

Tale circostanza ha spinto quindi l'Amministrazione americana, con il ripetersi di atti di violenza di massa, a ricercare nuove e alternative soluzioni volte a contenere il tempo di intervento sanitario per il primo soccorso, a migliorare la qualità del soccorso prestato e a cercare soluzioni volte a sopperire al problema dell'insufficiente numero di soccorritori dell'ES in presenza di casi di rilevante entità e di atti di violenza di massa, quali quelli sopra citati.

Di fronte a tale criticità, infatti, non risultava praticabile una strategia che prevedesse l'aumento del personale sanitario, con un esubero ingestibile rispetto all'impiego ordinario.

Si è arrivati quindi all'idea di trovare proprio nel cittadino presente sul posto o nel primo soccorritore a sopraggiungere sul posto (FFO, ES, VVF, etc), quell'aiuto risolutivo che il sistema dell'ES tradizionale e istituzionale non riusciva ad assicurare, applicando le manovre salvavita previste in presenza di un'emorragia severa.

## L'Hartford Consensus

Nel dicembre del 2012 l'America veniva svegliata dalla notizia di un ennesimo massacro, un attacco armato che aveva insanguinato la *Sandly Hook Elementary School*, nella città di Newtown in Connecticut, dove un ex studente aveva aperto il fuoco con armi automatiche provocando la morte di 27 persone, tra cui 20 bambini, e si era poi suicidato prima dell'arrivo della polizia.

Questo ennesimo episodio di violenza aveva spinto il Prof Lenworth M Jacobs dell'*University of Connecticut*, referente locale dell'*ACS*, ad approfondire le modalità e le ragioni che avevano determinato la morte delle vittime, giungendo alla conclusione che la causa principale dei decessi era rinvenibile nelle emorragie provocate dalle ferite riportate non prontamente trattate.

L'*ACS*, proprio in ragione di tali evidenze, si attivava per analizzare anche le cause di decessi che si erano verificati per altri recenti massacri similari, o comunque assimilabili, che avevano interessato la nazione, fino a quel momento non esaminati secondo tale prospettiva, dando quindi origine a un gruppo di lavoro composto da esperti nella medicina di emergenza.

Nel 2013 veniva convocato ad Hartford, la capitale dello Stato del Connecticut, un comitato scientifico multi-disciplinare conosciuto come l'*Hartford Consensus* che, a conclusione dei successivi incontri che si erano susseguiti nel tempo, redigeva:

- *The Hartford Consensus I: Improving Survival from Active Shooter Events: The Hartford Consensus* (2013);
- *The Hartford Consensus II: Active Shooter and Intentional Mass-Casualty Events; The Hartford Consensus* (2013);
- *The Hartford Consensus III: Implementation of Bleeding Control e The Hartford Consensus* (2015);

• *The Hartford Consensus IV: A Call for Increased National Resilience* (2016).

Nel 2015 veniva pubblicato l'*Hartford Consensus Compendium (HCC)*, supplemento al Bollettino dell'*ACS*, *Strategies to Enhance Survival in Active Shooter and Intentional Mass Casualty Events: a Compendium*, ovvero «Strategie per migliorare la sopravvivenza in attacchi armati e in atti intenzionali di violenza di massa: il Compendio».

Nell'ambito di tale gruppo di lavoro, la cui parte di coordinamento veniva affidata proprio all'*ACS-COT*, ci si poneva l'obiettivo di realizzare una fattiva collaborazione tra la comunità medica nazionale e i più significativi rappresentanti nel settore delle cure sanitarie americane, del Governo Federale, del Consiglio di Sicurezza Nazionale, delle Forze Armate, del *Federal Bureau of Investigation*, della *National Association of Emergency Medical Technicians* e di altre numerose organizzazioni governative e non governative, oltre che di alcune prestigiose università che si occupavano di medicina d'urgenza, di medicina tattica, etc.

L'*HCC* è quindi la risposta pragmatica alla direttiva della politica presidenziale volta a «costruire una resilienza nazionale preparando in maniera efficace la cittadinanza a salvare vite, aumentando la consapevolezza delle azioni e delle procedure di base idonee a fermare un'emorragia che mette a repentaglio la vita a seguito di emergenze, di catastrofi naturali e catastrofi provocate dall'uomo».

Pertanto, si è giunti alla conclusione che la risposta più efficace per far fronte a eventi che provochino feriti con emorragie massive, quindi potenzialmente mortali, è quella di far sì che il maggior numero di persone sia preparato ad arrestare un'emorragia massiva così da poter intervenire tempestivamente in caso di necessità, evidenziando il ruolo vitale svolto da tutti coloro che saranno presenti o intervenissero negli attimi successivi ai fatti.

Nel *HCC* vengono indicate le azioni da mettere in campo in presenza di un tiratore attivo – *active shooter* – e in presenza di un atto intenzionale di violenza di massa- *intentional mass casualty event*-azioni riassunte nell'acronimo *THREAT*: *Threat suppression, Hemorrhage control, Rapid Extrication, Assessmet patient and Transport,* e quando applicarle in ragione della zonizzazione adottata per delimitare fisicamente l'area in cui è avvenuto l'evento, tema successivamente trattato in dettaglio.

A cominciare dal 2015, come precedentemente anticipato, veniva attivata la campagna di sensibilizzazione *STOP THE BLEED* sotto l'egida dell'*ACS*, volta a formare, attraverso un corso specifico sull'arresto delle emorragie massive, il maggior numero di persone perché fossero in grado di soccorrere un ferito emorragico.

Risultano determinanti in tal senso le esperienze e i risultati desunti nell'ambito della medicina militare svolti dallo stesso Governo statunitense, in particolare dall'analisi dei dati, già precedentemente ricordati, relativi al numero dei militari americani morti e feriti per emorragia massiva durante i conflitti in Afghanistan e in Iraq, rispettivamente nell'*Operation Enduring Freedom* (*OEF*) e nell'*Operation Iraq Freedom* (*OIF*).

I concetti sull'importanza della rapidità nell'identificare la presenza di una situazione a rischio per la vita del ferito, del controllo dell'emorragia massiva e del ruolo decisivo del *first responder* per salvare la vita di chi è in pericolo, trovano infatti validi riferimenti in ambito militare nel corso *TCCC*, nel corso *Self Aid and Buddy Care* (*SABC*) e in altri corsi di «taglio militare» nei quali si forniscono le nozioni di base sul primo soccorso per l'arresto delle emorragie, la gestione delle vie aeree, etc, a cui ha attinto la campagna *STOP THE BLEED.*

Tali corsi prevedono infatti che un militare coinvolto in uno scontro armato sia in grado di soccorrere un collega con un'emorragia severa in atto nell'immediatezza dell'evento perché in quel momento sarà proprio lui l'unico a potergli garantire il mantenimento delle funzioni vitali, che, diversamente, andranno a decadere in pochi minuti fino a condurlo alla morte o che egli stesso sia in grado di operare in autosoccorso, se ferito.

Dopo aver constatato i successi conseguiti in ambito militare rispetto ai risultati insoddisfacenti in ambito civile nel controllare le emorragie massive, si è deciso di fare ricorso alle esperienze maturate nel mondo militare per la stesura delle attuali linee guida, dei protocolli e delle procedure sul *BCon,* travasate e mutuate all'ambito civile, quindi riassunte nelle indicazioni riportate dal corso sul *BCon* dell'*ACS.*

Del resto, la conferma di un *imprinting* «militare», di un'influenza da parte delle FFAA per la stesura delle procedure da adottare, è riscontrabile nella disamina degli estensori che hanno collaborato a redigere il corso e nell'evidenza che *STOP THE BLEED* è un marchio registrato del Dipartimento della Difesa degli Stati Uniti d'America.

## Le nuove indicazioni sul Bleeding Control alla portata di tutti

Oggi, più che mai, nell'era in cui la comunicazione e l'informazione rivestono un ruolo determinante in tutti i settori, risulta essenziale e irrinunciabile che, anche nell'ambito sanitario, in particolare nell'ambito dell'emergenza *extra* ospedaliera, vi sia una costante attività di informazione e di aggiornamento, tale da garantire un soccorso efficace, sempre all'avanguardia.

Abbiamo assistito, con le nuove indicazioni adottate a livello a internazionale in presenza di un'emorragia massiva che coinvolga vasi sanguigni importanti, a un loro adeguamento, o forse dovremmo parlare di una significativa trasformazione rispetto alle precedenti e tradizionali tecniche di primo soccorso.

Tali tecniche «tradizionali» di primo soccorso, benché superate a livello internazionale, risultano tuttavia ancora in parte radicate in Italia nonostante i nuovi studi, gli orientamenti medici e le attuali linee guida internazionali sull'argomento.

Le nuove indicazioni trasmesse dal corso sul *BCon* dell'*ACS* cambiano quindi i presupposti di quelle adottate precedentemente in presenza di un'emorragia massiva, fornendo tutti gli elementi tali da permettere al soccorritore di decidere se, quando e come intervenire in presenza di un sanguinamento massivo, così da prepararlo ad affrontare una situazione in cui i fattori e le variabili che concorrono al successo dell'intervento sono molteplici.

Il soccorritore quindi dovrà intervenire:

- comprimendo direttamente l'emorragia con le mani, quando la ferita sia localizzata in corrispondenza dei punti giunzionali del busto, quali l'area del collo, delle ascelle e dell'inguine;
- utilizzando il *tourniquet,* quando l'emorragia sia localizzata lungo gli arti, vale a dire utilizzando quel dispositivo medico che è costituito da una fascia provvista di un sistema di trazione per stringerla, cioè il verricello, *tourniquet* da posizionare sul braccio e sulla gamba a monte dell'emorragia e a monte dell'amputazione parziale o totale dell'arto, per arrestare il torrente ematico.

In Italia alcune strutture istituzionali, pubbliche e private, sanitarie e non sanitarie, stanno cominciando a uniformarsi alle nuove linee guida sull'arresto delle emorragie massive, trovando interlocutori interessati in particolare in alcuni Reparti delle FFO, delle FFAA e della CRI.

Il personale di alcuni Reparti di eccellenza della Polizia di Stato, dell'Arma dei Carabinieri, delle FFA e di alcune strutture del soccorso sanitario, ha cominciato a formarsi e ad adottare proprio le innovative procedure trasmesse dal corso sul *BCon* dell'*ACS*, apprezzandone le caratteristiche in termini di utilità, facilità ed efficacia in ambito operativo per l'impiego di primo soccorso e di autosoccorso.

Lo stesso Corpo Militare della CRI ha inserito il modulo *BCon* dell'*ACS* nel percorso formativo del suo personale.

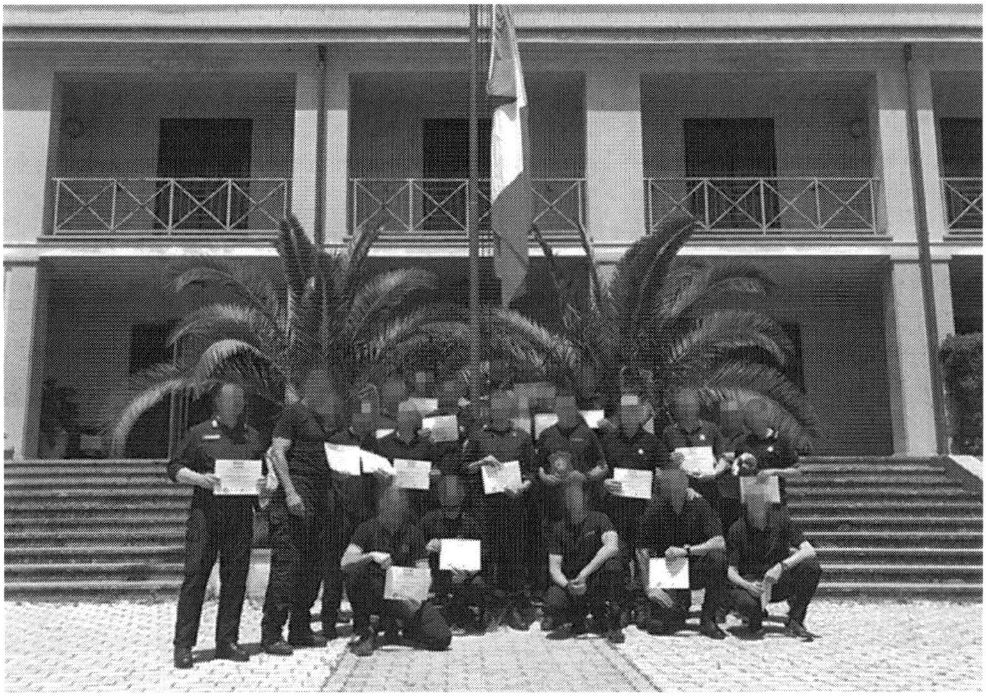

*Personale dei Reparti speciali dell'Arma dei Carabinieri durante il corso* STOP THE BLEED Course.

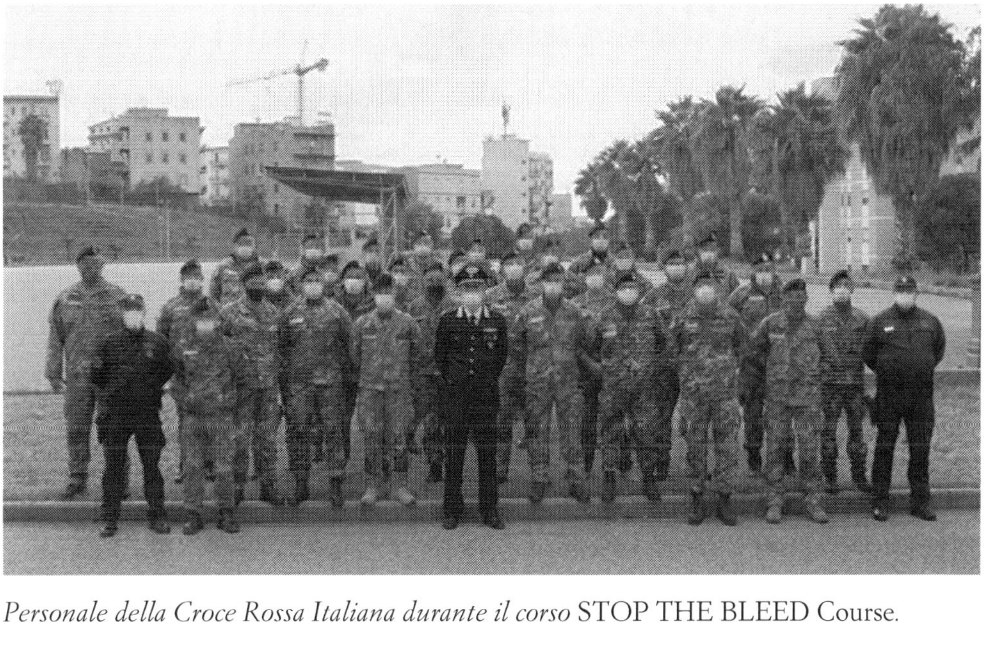

*Personale della Croce Rossa Italiana durante il corso* STOP THE BLEED Course.

## Il corso Bleeding Control (BCon) Basic dell'American College of Surgeons

A partire dal 2017, proprio al fine di dare la massima diffusione a livello nazionale e internazionale su come intervenire in presenza di un'emorragia severa, sono state pubblicate e rese disponibili negli Stati Uniti d'America le indicazioni sull'arresto delle emorragie massive, veicolate attraverso il corso *Bleeding Control* (*BCon*) *Basic* dell'*ACS*, Versione 1.0 (*Copyrigth 2017 by American College of Surgeons*) prima versione del corso sulle modalità per arrestare un'emorragia massiva a cui, come si vedrà, è seguita una versione aggiornata.

Tale corso raccoglie le raccomandazioni per gestire un'emorragia massiva, da applicare da parte di un *first responder*, sintesi delle linee guida, delle indicazioni e delle procedure adottate per il *BCon* dal Sistema sanitario statunitense civile e militare, oltre che da diverse strutture e organizzazioni governative e non governative, e in ambito internazionale.

Tale corso, o piuttosto tale programma educativo, così come viene definito dall'*ACS* proprio a voler rimarcare la finalità primaria per cui è stato istituito, ossia quello di educare il maggior numero possibile di persone a prescindere dal fatto che si tratti di personale sanitario o meno, è il risultato della fattiva cooperazione tra i diversi protagonisti statali e non statali, che hanno portato alla stesura del corso sull'arresto delle emorragie massive.

Nel corso *Bleeding Control* (*BCon*) *Basic* sono indicati gli estensori del corso quali: *The Hartford Consensus, The American College of Surgeons-Committee on Trauma, The Committee on Tactical Combat Casualty Care* e *The National Association of Emergency Medicial Technicians.*

Tali protagonisti, diversi per campo di competenza, per formazione e per provenienza, hanno dato vita alle nuove indicazioni da seguire per l'arresto delle emorragie massive, innovative nei contenuti, sintesi dei diversi contributi apportati da professionalità che nel passato non si erano incontrate e confrontate in maniera strutturata, unitesi per risolvere insieme la medesima tematica.

Il risultato finale di tali interazioni ha pertanto la particolarità e il primato di essere la risposta unificata di strutture distinte alla comune problematica di come affrontare un'emorragia massiva in ambito *extra* ospedaliero, arrestarla e stabilizzare il ferito, in attesa dei soccorsi sanitari avanzati.

Medici specialisti, medici generici, infermieri, paramedici, soccorritori, professori universitari, operatori dell'ES, personale delle FFO, delle FFAA, dei VVF e tante altre professionalità appartenenti a svariate organizzazioni, hanno esposto le proprie modalità e soluzioni operative in presenza di un'emorragia massiva, illustrando il proprio *modus operandi* per la risoluzione del problema, indicando i modi, i tempi, gli strumenti adottati nell'ambito del soccorso in emergenza, secondo un'ottica legata alle proprie specifiche professionalità.

A tale fase è seguita una successiva attività di *screening* volta a ordinare, incrociare, sovrapporre e confrontare le soluzioni teoriche e pratiche così da pervenire all'elaborazione e alla stesura delle indicazioni finali di riferimento, supportate da riscontri oggettivi, statistiche e dati, indicazioni condivise ed elaborate anche in ragione delle criticità e delle osservazioni mosse dai vari partecipanti al *HC*.

L'*ACS-COT* ha quindi redatto il corso *Bleeding Control* (*BCon*) *Basic* e il successivo aggiornamento, il corso *STOP THE BLEED Course*.

Le tecniche e i mezzi da utilizzare, trattandosi di un corso base alla portata di tutti, sono di facile impiego, tali da poter essere applicati anche da parte di operatori non sanitari o da qualsiasi cittadino che si trovi a operare in condizioni di emergenza e con l'impiego di dispositivi medici non invasivi.

Il corso *Bleeding Control* (*BCon*) *Basic*, si pone il conseguimento dichiarato dei seguenti obiettivi:

- avere una risposta immediata in presenza di un'emorragia massiva;
- identificare un'emorragia massiva, cioè un'emorragia che mette a rischio la vita del ferito;
- conoscere il modo più appropriato per arrestare un'emorragia massiva.

Attraverso il corso dell'*ACS*, si vogliono quindi diffondere sempre di più le nuove indicazioni sul *BCon*, implementando così in maniera capillare il numero dei futuri soccorritori.

Circa gli istruttori dell'*ACS* responsabili dei corsi, si evidenzia come questi ultimi debbano essere già in possesso di competenze certificate in ambito sanitario o di primo soccorso, e debbano essere quindi figure professionali come medici, chirurghi, infermieri, soccorritori, paramedici, ma anche farmacisti, dentisti, terapisti, agenti di polizia giudiziaria, istruttori di *TCCC*, istruttori di *TECC,* etc. A tal proposito sembra utile chiarire che negli Stati Uniti d'America il riconoscimento delle sopra citate categorie professionali, senza le quali non è possibile conseguire la qualifica di istruttore di *BCon* dell'*ACS*, avviene proprio in ragione del percorso formativo previsto per tali categorie che prevedono, tra i rrequisisti, le conoscenze di base sul primo soccorso.

Pertanto, poiché alcune tra le medesime categorie professionali, le cui qualifiche sono state conseguite in altre nazioni, Italia compresa, potrebbero non richiedere una medesima formazione, così da permettere l'equipollenza della figura professionale da parte dell'*ACS*, tali categorie valide all'estero potrebbero non essere ritenute sempre idonee.

Inoltre alcune categorie professionali riconosciute negli Stati Uniti d'America, quali, per citarne una, la figura del paramedico, non trovano alcun riconoscimento legale in altre nazioni, come in Italia.

## Il corso STOP THE BLEED Course dell'American College of Surgeons

A partire dal 2019 è stato pubblicato e reso disponibile il corso *STOP THE BLEED Course*, evoluzione e aggiornamento del corso *Bleeding Control (BCon) Basic*, Versione 2.0 (*Copyrigth 2019 by American College of Surgeons*).

I protagonisti statali e non statali estensori del corso sono, così come indicati nello stesso corso *STOP THE BLEED Course*: *The American College of Surgeons-Committee on Trauma, The American College of Emergency Physicians, The National Association of Emergency Medicial Technicians* e *The Committee on Tactical Combat Casualty Care*.

Il corso *STOP THE BLEED Course* semplifica di fatto la spiegazione della precedente versione del corso per brevità e per stringatezza delle nozioni trasmesse, snellendo le procedure da adottare nel prestare soccorso al fine di rendere più semplice e fruibile l'apprendimento da un numero sempre maggiore di persone. Nella versione aggiornata vengono eliminati alcuni schemi, algoritmi e approfondimenti che caratterizzavano la precedente stesura, dando indicazioni pragmatiche per arrestare un'emorragia massiva, lasciando comunque inalterate le modalità di intervento.

Un ulteriore differenziazione tra le due versioni è che nell'aggiornamento sono stati aggiunti ulteriori modelli di *tourniquet,* raccomandati dal *CoTCCC,* oltre al *Combat Application Tourniquet* (CAT) e allo *Special Operation Forces Tactical Tourniquet-Wide* (*SOFTT-W*) 1a e 2a generazione. In particolare sono stati aggiunti il *Ratcheting Medical Tourniquet (RMT)*, il *SAM Extremity Tourniquet (SAM XT)*, il *Tactical Mechanical Tourniquet (TMT)*, il *TX2 Tourniquet RevMedx* e il *TX3 RevMedx Tourniquet*, e 2 *tourniquet* pneumatici: il *Delfi Emergency & Military Tourniquet (EMT)* e il *Tactical Pneumatic Tourniquet 2 (TPT2).*

Diversamente è stato eliminato l'*Emergency & Military Tourniquet (EMT).*

Il corso *STOP THE BLEED Course* si pone il conseguimento dichiarato dei seguenti obiettivi:

- identificare un'emorragia massiva, cioè un'emorragia che mette a rischio la vita del ferito;
- arrestare l'emorragia, acquisendo i passaggi e le sequenze necessari per bloccare l'emorragia tramite:

1. la compressione;
2. la zaffatura, cioè il riempimento della ferita con garze, tessuti, etc;
3. l'utilizzo del *tourniquet*.

### *La struttura dei corsi Bleeding Control (BCon) Basic e STOP THE BLEED Course*

Entrambi i corsi *Bleeding Control* (*BCon*) *Basic* e *STOP THE BLEED Course* si articolano in una prima fase teorica, attraverso la presentazione di una lezione frontale in cui vengono illustrate ai discenti, supportate dalle *slide* ufficiali dell'*ACS*, le procedure fondamentali per l'arresto delle emorragie massive, e in una seconda fase pratica, in cui vengono provate le manovre e l'utilizzo dei dispositivi medici, così da testare materialmente ciò che è stato precedentemente illustrato.

Al termine del percorso formativo, tenuto dagli Istruttori certificati *ACS*, della durata complessiva di 2,30-3,00 ore circa, viene rilasciato l'Attestato dell'*ACS*, a margine del quale è specificato che *STOP THE BLEED* è un marchio registrato del *Department of Defense* (*DoD*) degli Stati Uniti d'America, a conferma della valenza del corso, oltre che a riprova dell'influenza che il *DoD* ha avuto per la stesura del corso stesso. Il corso potrà comunque avere una durata maggiore al fine di approfondire le tematiche affrontate e di provare le diverse tecniche da utilizzare per arrestare un'emorragia, così da acquistare una maggiore confidenza con gli argomenti trattati.

Resta inteso che i corsi dedicati al personale sanitario, all'ES, alle FFAA, alle FFO, ai VVF e alle principali strutture del soccorso pubblico, hanno un periodo formativo superiore in ragione del ruolo professionale svolto dai partecipanti, per gli approfondimenti legati alle esigenze specifiche quali operatori del soccorso e per il maggior numero di prove pratiche da sostenere, prevedendo anche il superamento di una prova scritta di verifica.

Al fine di ampliare e accrescere ulteriormente la diffusione delle nuove procedure sul *BCon* è stato allargato recentemente il bacino delle competenze professionali da cui poter attingere gli istruttori, inserendo ulteriori figure professionali, comunque sempre legate direttamente od indirettamente all'ambito del soccorso, quali pediatri, veterinari, *trainer*, etc.

### Il corso STOP THE BLEED Interactive Course

Nel 2021, a causa della pandemia *Covid-19* che ha di fatto azzerato, se non limitato, la possibilità di erogare corsi in presenza a seguito delle diverse limitazioni e cautele imposte a livello internazionale, è stato pubblicato e reso disponibile *on line* il corso *Stop the bleed Interactive Course*, Versione 2.5 (*Copyrigth 2019 by American College of Surgeons*).

I protagonisti statali e non statali estensori del corso sono, così come indicati nello stesso Corso *Stop the bleed Interactive Course*: *The American Colle-*

*ge of Surgeons-Committee on Trauma, The National Association of Emergency Medicial Technicians, The American College of Emergency Physicians* e *The Committee on Tactical Combat Casualty Care.*

In questa versione, erogata a distanza, si illustrano le tecniche per arrestare un'emorragia massiva utilizzando dei video e delle immagini per un apprendimento interattivo, intervallati da *quiz* di verifica. Attraverso questo corso *e-learning* è così possibile apprendere quelle che sono le nozioni e le conoscenze basilari sul *BCon.* Nel corso *Stop the bleed Interactive Course* viene illustrata la parte teorica a cui, come esplicitato, una volta ultimato con successo il corso, dovrà seguire necessariamente una successiva parte pratica. La parte pratica sarà svolta in presenza, sotto la guida di un istruttore abilitato dell'*ACS*, per poter provare e acquisire dimestichezza con le tecniche da utilizzare per arrestare un'emorragia massiva, e conseguire quindi l'attestazione del corso.

### Possibili teatri di impiego: ovunque

Le linee guida per l'arresto delle emorragie massive trovano uno dei principali motivi di successo proprio per non avere limiti circa i contesti in cui possono trovare applicazione, in ragione dell'indeterminatezza degli scenari in cui si potrebbe presentare l'evento scatenante l'emorragia massiva.

Infatti, differentemente da altre tipologie di possibili cause di ferite e di decessi, il manifestarsi di un'emorragia massiva non è strettamente tipizzabile e localizzabile in specifici luoghi e contesti, potendo avvenire in uno qualsiasi dei seguenti siti:

- abitazioni, per i più svariati motivi, a cominciare dagli incidenti domestici, in cui possono essere coinvolte indistintamente tutte le figure che vi gravitano;
- ambienti di lavoro pubblici e privati, dagli uffici agli esercizi commerciali, ai laboratori, etc, dove possono essere coinvolti indistintamente i lavoratori che vi operano e gli utenti-clienti che vi accedono;
- ambienti in cui vengono utilizzate armi da taglio, armi da fuoco e materiali esplosivi, dove possono essere coinvolti indistintamente tutti coloro che vi operano o vi gravitano;
- contesti all'aperto, dal mare alla montagna, dove eventi atmosferici o ambientali possono coinvolgere tutti coloro che vi si trovano, a prescindere dall'attività ivi svolta;
- contesti urbani o *extra* urbani dove incidenti automobilistici, impiantistici, etc, di natura accidentale o intenzionale, possono coinvolgere tutti coloro che vi si trovano;

• contesti operativi in cui possono essere impegnati a intervenire appartenenti all'ES, alle FFO, alle FFAA, ai VVF, alla PC, etc o coloro che vi si trovano;

• eventi o attività sportive dove i più svariati incidenti o azioni offensive intenzionali possono coinvolgere tutti coloro vi partecipano.

Questi sono solo alcuni tra gli ambienti e contesti in cui può rivelarsi realmente utile, anzi vincente, essere preparati ad arrestare un'emorragia massiva.

Da questo breve, e non esaustivo, elenco risulta evidente che è assolutamente limitante ed errato ipotizzare contesti specifici in cui può verificarsi la necessità di utilizzare le linee guida per l'arresto di emorragie massive, che sono invece, come detto, indistintamente spendibili ovunque e in qualsiasi circostanza.

Ecco che allora la trasversalità ed eterogeneità dei luoghi in cui si può verificare la necessità di applicare le manovre salva vita rende conseguentemente necessario che si debba puntare a una formazione sul *BCon* che vada a coinvolgere in maniera indistinta le più diverse categorie di persone, che possono essere tutte, direttamente e indirettamente, potenzialmente interessate.

## A chi è destinato il corso Bleeding Control: a tutti, nessuno escluso

Come è facilmente intuibile, in ragione di quanto è stato fin qui illustrato, le procedure sul *BCon* trovano la loro affermazione in una divulgazione condivisa.

Di conseguenza, le manovre da apprendere per arrestare un'emorragia massiva, essendo utili per l'intera popolazione, sono destinate ad essere apprese dal maggior numero di utenti possibili, al fine di formare una molteplicità quanto più ampia di persone, fino ad arrivare all'intera collettività, così da moltiplicare in maniera esponenziale coloro che potranno potenzialmente intervenire in aiuto in presenza di una ferita emorragica.

Secondo la campagna internazionale *STOP THE BLEED* vi sono tre macrocategorie ovvero tre gruppi di tipologie di *first responder* che, adeguatamente formati sulle modalità di intervento, sono determinanti per salvare la vita di un ferito in presenza di un'emorragia.

1. l'*immediate responder*: il soccorritore del momento ovvero il soccorritore presente sul posto dell'evento. Si intende pertanto qualsiasi individuo indipendentemente dall'età, dal sesso, dalla formazione professionale, etc, e che non appartenga necessariamente alla categoria dei soccorritori professionali, il quale provvederà ad arrestare un'emorragia massiva utilizzando le competenze possedute e i mezzi a sua disposizione, in attesa dell'arrivo dei soccorsi sanitari;

2. il *professional first responder*: l'operatore professionale del soccorso che per primo sopraggiungerà sul luogo, il quale interverrà proprio in ragione del ruo-

lo istituzionale che riveste in quel momento. Tale soccorritore potrà appartenere all'ES, alle FFO, alle FFAA, ai VVF, alla PC etc, quindi non sarà necessariamente un sanitario, il quale interverrà per primo sul posto e provvederà ad arrestare un'emorragia massiva in ragione del proprio mandato, utilizzando le specifiche competenze possedute e i dispositivi medici, facenti parte della sua dotazione;

3. il *trauma professionals*: lo specialista del trauma, cioè il chirurgo, il medico e l'infermiere, il quale provvederà ad arrestare un'emorragia massiva utilizzando le specifiche competenze possedute e i mezzi presenti presso la struttura sanitaria in cui opera.

Le modalità di intervento per il *BCon* risultano essere uniche e applicabili indistintamente a prescindere dal soccorritore coinvolto, dal ferito, dal contesto in cui si verifica l'evento determinante l'emorragia massiva, etc.

È pur vero che «alcune» differenziazioni nell'applicazione delle procedure potranno essere adottate, sia in relazione al tipo, alla qualifica e ai mezzi dell'operatore del soccorso che interverrà sia in relazione alle specifiche situazioni in cui si svolgerà l'intervento.

*Le tre tipologie di soccorritori che, adeguatamente formati, possono intervenire con successo per arrestare un'emorragia massiva: il Soccorritore occasionale (Immediate responder), il Soccorritore professionale (Professional first responder) e il Professionista del trauma (Trauma professionals) secondo le indicazioni dell'ACS.*

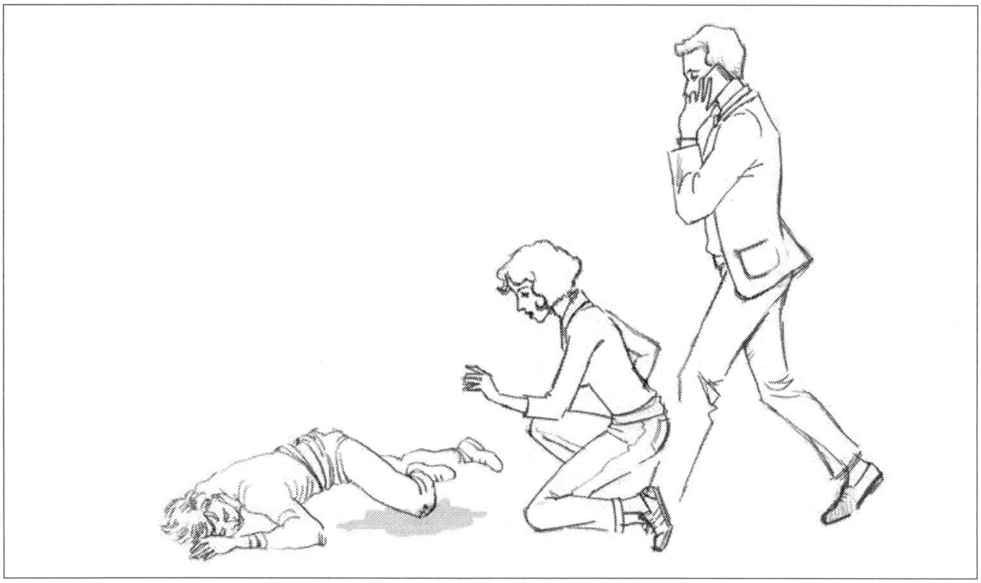

*Il soccorritore occasionale o del momento: colui che è presente sulla scena in cui vi è un ferito con un'emorragia massiva e che interverrà per arrestarla in attesa dell'arrivo dei soccorsi sanitari.*

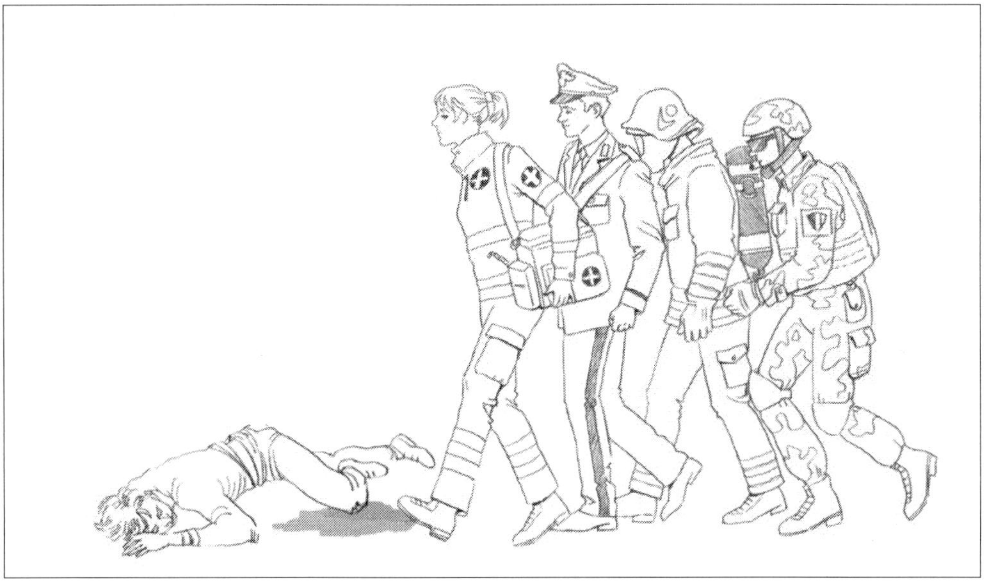

*Il soccorritore professionale: personale delle Forze dell'Ordine, dei Soccorsi sanitari, dei Vigili del Fuoco, etc, per primo sopraggiunto sulla scena in cui vi è un ferito con un'emorragia massiva e che interverrà per arrestarla.*

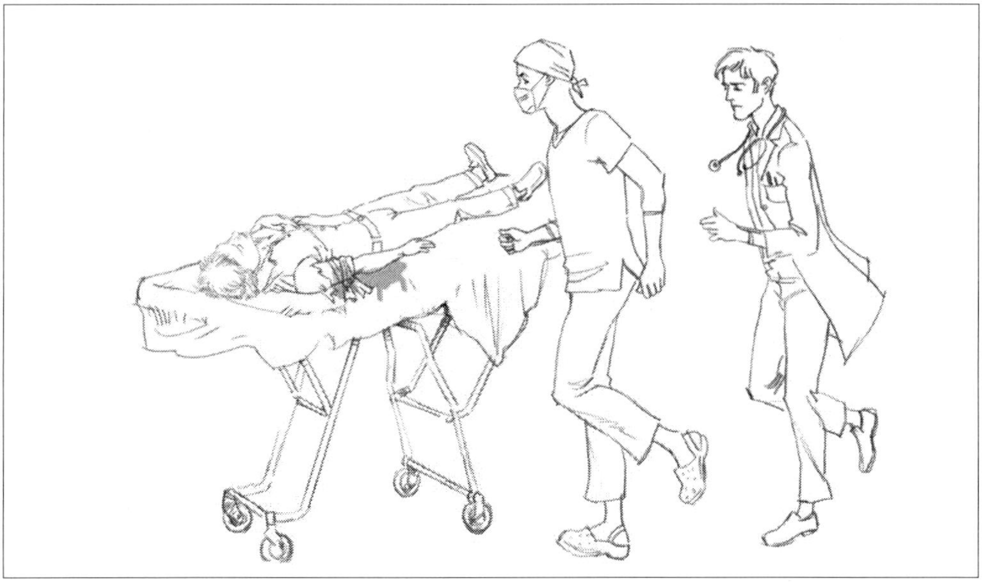

*Il professionista del trauma: personale sanitario specializzato (chirurghi, medici e infermieri) che interverrà per arrestare un'emorragia nella struttura ospedaliera.*

Ci si riferisce, in particolare, a determinate modalità operative adottate a seconda:

- del tipo di soccorritore: non professsionale o professionale;
- del tipo e dell'ambiente in cui il soccorritore opererà in base al suo *status* (soccorritore laico, cioè non sanitario, operatore dell'ES, delle FFO, delle FFAA, dei VVF, etc);
- della possibilità o meno di utilizzare farmaci, dispositivi medici specifici da parte del soccorritore in ragione della sua formazione professionale e del materiale a sua disposizione.

Tali differenziazioni verranno in seguito prese in considerazione analiticamente e specificate nel dettaglio.

Come già evidenziato, risulta comunque fondamentale che tutte le sopra citate categorie, l'*immediate responder*, il *professional first responder* e il *trauma professional*, siano addestrate a intervenire indistintamente secondo le medesime indicazioni del corso sul *BCon* dell'*ACS* che, se correttamente applicate, faranno la differenza tra la vita e la morte del ferito.

Le procedure sono rivolte quindi all'intera popolazione intesa nel senso lato del termine, a coloro che non possiedono alcuna competenza in campo medico, a coloro che svolgono l'attività di soccorso in emergenza in ambito *extra* ospedaliero e a coloro che operano in ambito ospedaliero, nessuno escluso.

Il numero, le caratteristiche, l'indeterminatezza dell'utente destinatario delle cure raccomandate per l'arresto delle emorragie massive, l'indeterminatezza del soccorritore «tipo» coinvolto, e dell'ambito in cui le manovre di soccorso potranno essere applicate, fanno sì che le manovre da compiere siano molto semplici in termini di sequenza e di impiego, oltre ad essere comunque plasmabili e adattabili in ragione della categoria dei soccorritori coinvolti e dei diversi scenari in cui potranno essere effettuate.

## La catena della sopravvivenza applicata al Bleeding Control

Le caratteristiche di semplicità e adattabilità ad ampio spettro delle indicazioni sul *BCon* non devono indurre a far ritenere che queste ultime possano essere modificate o che la sequenza operativa di impiego che le caratterizza possa essere modificata arbitrariamente.

Infatti, anche le linee guida per l'arresto delle emorragie massive si allineano al consolidato concetto della «catena della sopravvivenza» (*chain of survival*), introdotta originariamente dall'*American Heart Association* (*AHA*) in ambito *BLSD*, per sottolineare come la sopravvivenza all'arresto cardiaco dipenda da una serie di azioni ben definite.

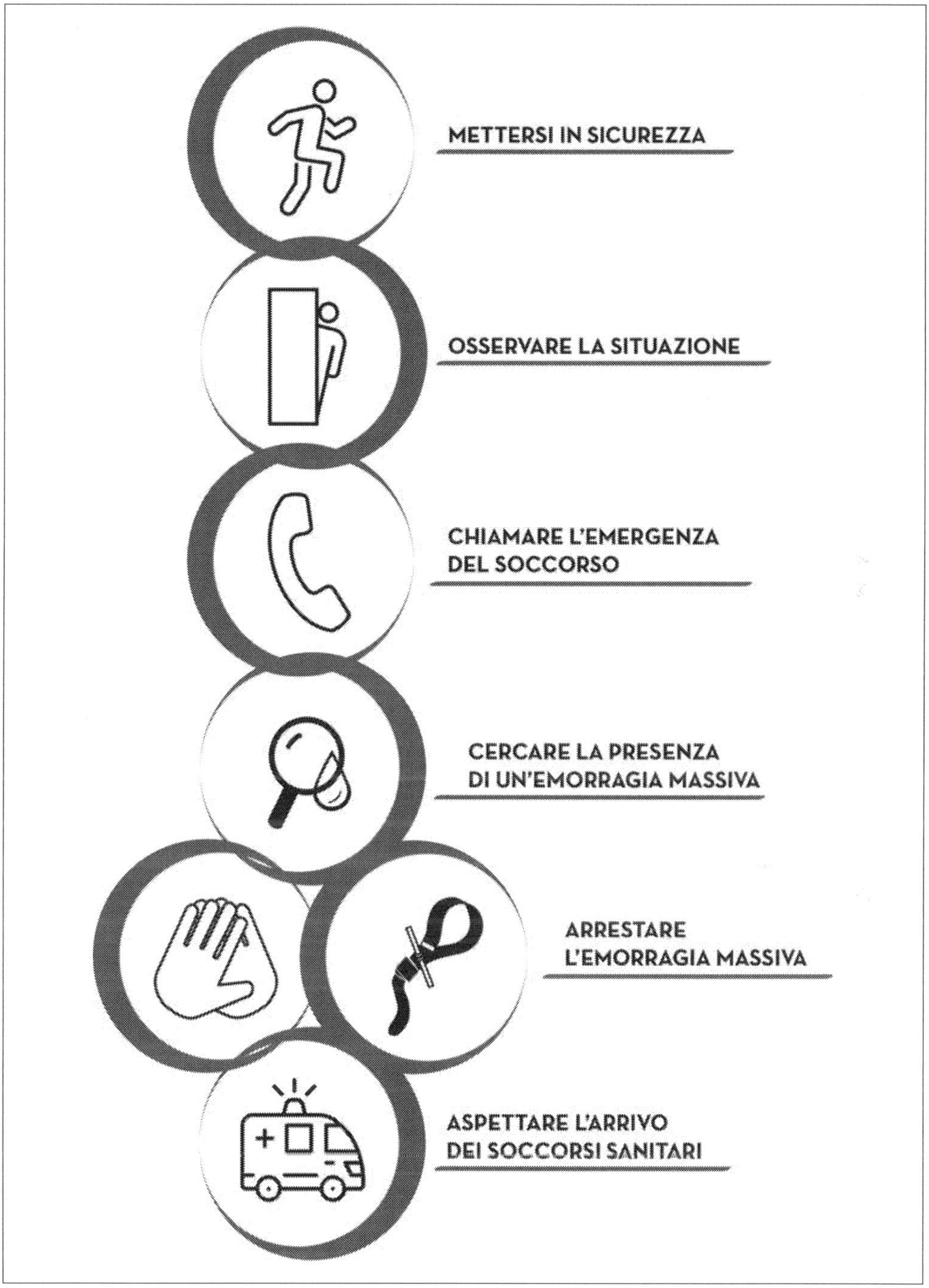


*La catena della sopravvivenza applicata al Bleeding Control con le diverse fasi rappresentate dagli anelli che formano la catena, necessarie per arrestare un'emorragia massiva.*

Per catena della sopravvivenza si intende la corretta procedura di soccorso da mettere in pratica, secondo una sequenza inanellata di azioni.

Tali azioni seguiranno una precisa successione di interventi preordinati l'uno rispetto all'altro, secondo quelli che sono gli anelli di una catena, al fine di assicurare una maggiore sopravvivenza in ambito *extra* ospedaliero di pazienti potenzialmente a rischio vita.

Si usa proprio il termine «catena» per rimarcare che l'efficacia dell'intervento del soccorso è equiparata alla forza che ha una catena, forza che è data da tutti gli anelli che la compongono, ciascuno dei quali concorre in egual modo alla sua solidità e resistenza.

In una catena i singoli anelli hanno infatti tutti la medesima importanza e la medesima resistenza, diversamente la catena si spezzerà.

Nessun anello può essere modificato, essere eliminato, essere diverso o essere più o meno resistente rispetto agli altri, perché una catena è caratterizzata proprio dall'omogeneità di tutti gli anelli che la compongono, secondo quanto rimarcato anche dall'aforisma «*L'anello più debole di una catena è anche il più forte perché spezza la catena*».

Nell'applicazione di una sequenza preordinata, se una sola sua parte viene alterata o modificata, verrà reso inefficace l'intero sistema.

Pertanto, la sopravvivenza di un ferito, in caso di un'emorragia massiva, dipenderà dall'applicazione di tutte le singole manovre previste e dalla loro corretta sequenza di esecuzione.

Modificare l'ordine di esecuzione della sequenza, il non eseguire l'intera sequenza prevista o il dare più importanza a un'azione da intraprendere rispetto alle altre, determinerà l'indebolimento o la rottura della «catena», riducendo sensibilmente, o perfino annullando completamente, le possibilità che il soccorso abbia successo, vanificando quindi il risultato a cui si mira: arrestare l'emorragia massiva.

È importante che, a prescindere delle personali qualifiche e competenze possedute da colui che interverrà, il soccorritore applichi tutte le procedure codificate per arrestare un'emorragia massiva, senza andare a modificarne in alcun modo e in alcuna parte la struttura, così da non pregiudicare l'efficacia stessa dell'intero intervento di soccorso.

La multidisciplinarietà e l'eccellenza, per formazione professionale e per numero, dei diversi attori che hanno partecipato alla stesura definitiva delle attuali linee guida sul *BCon*, che hanno permesso di stilare le nuove indicazioni trasmesse dal corso dell'*ACS,* è sicura garanzia che tutti i contributi a cui si poteva attingere dalle molteplici professionalità dell'area soccorso siano stati vagliati, assunti e recepiti e, conseguentemente, che le linee guida non debbano e non possano essere alterate.

## Non sottovalutare il valore delle indicazioni sul Bleeding Control

È proprio la relativa semplicità delle procedure previste dal corso sul *BCon* dell'*ACS* che può portare erroneamente il soccorritore a modificare le azioni da compiere, aggiungendo od eliminando passaggi procedurali, considerando le azioni previste insufficienti oppure troppo semplici, non attenendosi cioè alle prescritte raccomandazioni che sono invece il risultato e la sintesi di studi articolati molto complessi. Mai come in questo caso sarà utile seguire gli insegnamenti del grande maestro Leonardo da Vinci che ripeteva «*quello che è essenziale è perfetto*», vedendo nelle poche azioni *essenziali* da eseguire del corso *BCon* la soluzione vincente.

Riconoscere l'importanza e il primato delle linee guida, delle procedure e delle raccomandazioni, che tra l'altro vengono periodicamente aggiornate, dovrà rappresentare una valida ragione per far sì che le indicazioni siano eseguite con precisione e non siano intraprese azioni non previste, conseguentemente sbagliate, azioni cioè che potrebbero depotenziarne, se non annullarne, l'efficacia.

All'origine dei diversi errori commessi nell'apprendimento di procedure e, quindi, nella loro successiva applicazione, vi è infatti la tendenza, razionale od irrazionale, a traslare le proprie esperienze o il proprio *background* professionale nell'applicare le indicazioni ricevute, con l'errata convinzione di arricchirle o di integrarle.

In pratica vi è il ragionevole rischio che il soccorritore laico o sanitario, avendo difficoltà a dover abbandonare conoscenze mediche o certezze già acquisite, possano modificare alcune azioni previste dalle indicazioni del corso sul *BCon,* perché magari ritenute troppo semplici e migliorabili.

Per meglio chiarire tale concetto si ipotizza a titolo di esempio che, applicando la corretta sequenza delle fasi previste per l'arresto di un'emorragia massiva su un braccio, che sarà tenuto disteso lungo il corpo e su cui sarà stato posizionato un *tourniquet*, il soccorritore potrebbe decidere impropriamente di alzare il braccio ferito, al fine supposto di facilitare e accelerare l'arresto dell'emorragia. Tale manovra di movimentazione del braccio invece non dovrà essere effettuata semplicemente perché non è prevista nelle indicazioni trasmesse nel corso dell'*ACS*.

Se l'alzare l'arto potrebbe teoricamente facilitare l'arresto dell'emorragia, gli estensori delle procedure, a cui necessariamente bisognerà fare riferimento, hanno privilegiato la scelta ponderata di non mobilitare l'arto per non correre il rischio di creare ulteriori danni al ferito.

Si ricorda che tali procedure sono state redatte per poter essere utilizzate da tutti e in condizioni di emergenza in cui, operando sotto *stress,* le capacità cognitivo-decisionali potranno essere significativamente alterate o limitate.

Si eviterà così che il soccorritore debba prendere in considerazione tale opzione non essendone in grado, rispetto a presunti vantaggi dati dalla movimentazione dell'arto stesso. Pertanto, il modo più semplice per non sbagliare è quello di applicare rigorosamente quanto stabilito, piuttosto che voler interpretare od addirittura migliorare le indicazioni di riferimento.

Ecco che allora, nell'applicare le indicazioni o le procedure trasmesse da un corso sanitario, l'aforisma *primum non nocere* andrebbe letto con un'accezione molto restrittiva «prima di tutto non nuocere», piuttosto che con un'accezione più estensiva di «non nuocere più di quanto non aiuti» secondo l'interpretazione comune data generalmente in cui si tende a bilanciare l'obiettivo di apportare benefici (principio di beneficenza) con quello di ridurre le probabilità di causare danni (principio di non maleficenza).

Verranno in seguito illustrati quelli che sono alcuni tra gli errori più comuni commessi dai soccorritori, a prescindere dalla loro qualifica e dal loro *status*, per quel che riguarda un intervento su ferite emorragiche.

In fase di formazione, di addestramento e di pratica andrà quindi posta un'attenzione particolare nel rispettare diligentemente quelle che sono le indicazioni impartite sull'arresto delle emorragie massive.

Ci si deve quindi rifare al detto francese di Charles-Maurice de Talleryand *surtout pas trop de zèle* ovvero «soprattutto non troppo zelo», perché fare qualcosa in più, ovvero strafare, potrebbe rivelarsi nocivo per il conseguimento dell'obiettivo che ci si prefigge.

Di contro si è constatato che vi è una istintiva tendenza «conservativa» da parte dei soccorritori, se pur formati a riconoscere e intervenire su un'emorragia severa, nel ritardare il soccorso per «evitare il coinvolgimento» e per il timore di «provocare danni al ferito».

Ci si rifugia nell'ipotesi o nel retro pensiero che il soccorso non sia strettamente necessario perché forse il ferito non presenta realmente un'emorragia massiva, tale da metterne in imminente pericolo la vita.

Conseguentemente, il soccorritore interverrà in ritardo, quando ormai vi sarà stato un sovrabbondante dissanguamento che avrà innestato un processo degenerativo, a volte irreversibile.

Pertanto un intervento mirato, attenendosi alle indicazioni e a quanto previsto per l'arresto delle emorragie massive, risulterà la risposta migliore e vincente, sempre secondo un'ottica conservativa per la vita del ferito.

### La realtà italiana rispetto alle nuove linee guida sul Bleeding Control

In ambito nazionale anche il sistema sanitario italiano ha recepito le nuove linee guida internazionali sul trattamento delle emorragie massive, secondo quella che è la prassi consolidata in materia di sanità, mirata a un costante aggiornamento delle competenze del personale sanitario e di una comunicazione circolare delle informazioni.

Il Ministero della Salute ha istituito nel 2018 il Sistema Nazionale Linee Guida (SNLG) con l'obiettivo di fornire indicazioni e procedure, supportate da evidenze scientifiche, a cui attenersi per ottimizzare l'assistenza sanitaria secondo una cultura della *evidence based medicine.*

Proprio in materia di emorragie massive è stata sviluppata dall'Istituto Superiore della Sanità (ISS) una Linea Guida specifica sulla «Gestione Integrata del Trauma Maggiore, dalla scena dell'evento alla cura definitiva», con le Raccomandazioni finali n 8 e n 9 del 2020, che danno indicazioni specifiche sull'impiego del *tourniquet,* sulla compressione diretta con le mani sulla foce del sanguinamento, etc.

Il documento illustra le raccomandazioni cliniche che hanno completato il processo previsto dal Manuale metodologico per la produzione di linee guida di pratica clinica dell'ISS, inclusa la consultazione pubblica e la revisione esterna indipendente.

Dovrà quindi seguire un documento finale della Linea Guida al termine del processo di elaborazione di tutte le raccomandazioni relative ai quesiti clinici.

Le raccomandazioni riportate si allineano a quelle che sono le indicazioni sul *BCon*, successivamente illustrate in dettaglio in questo Manuale, confermando che:

- il *tourniquet* è lo strumento raccomandato da utilizzare in presenza di un'emorragia sugli arti se è nella disponibilità dei soccorritori, preferibile rispetto alla compressione diretta dell'emorragia sugli arti in pazienti traumatizzati a rischio vita;
- la compressione diretta di un'emorragia in pazienti traumatizzati a rischio vita è raccomandata nelle sedi dove non è possibile l'utilizzo del *tourniquet*;
- la tecnica della zaffatura dell'emorragia (*packing*), cioè il riempimento della ferita con tamponi, etc., va eseguita da parte di personale ben addestrato. Ne consegue l'importanza che venga effettuata un'attività formativa per farne apprendere le modalità di impiego, similmente alle modalità per effettuare la copertura (*covering*) e la compressione dell'emorragia;
- l'uso aggiuntivo di medicazioni emostatiche è suggerito oltre all'impiego di medicazioni ordinarie, sempre vincolato alla normativa sul loro utilizzo.

In ragione di quanto evidenziato, questo Manuale si inserisce nel processo di informazione e di formazione in ambito nazionale tracciato dalla nuova LG sul trauma maggiore dell'ISS.

CAPITOLO SECONDO

# L'EMORRAGIA MASSIVA

*Vedete? È sangue umano! Umano... non divino!*
Alessandro Magno

## Il sistema cardiocircolatorio

Per poter comprendere quali siano le gravi conseguenze derivanti da un'emorragia massiva, appare opportuno riportare un'elementare e sintetica descrizione del sistema cardiocircolatorio.

Il sistema cardiocircolatorio che, per semplicità, può essere paragonato a tutti gli effetti a un vero e proprio impianto idraulico, è costituito da:

• una pompa idraulica, cioè il cuore, che agisce ritmicamente per far circolare il sangue attraverso una fase di contrazione (sistole), in cui il sangue viene spinto dal cuore e una fase di rilassamento (diastole), in cui il sangue ritorna al cuore. Quando la parte alta del cuore si rilassa, quella più bassa si contrae, con il flusso sanguigno regolato da valvole cardiache (mitrale, aortica, tricuspide e polmonare);

• numerose condutture idrauliche, cioè i vasi sanguigni, nei quali circola il sangue, che possono essere di diverso calibro quali arterie, vene e capillari, che si diramano lungo tutto il corpo.

Il cuore e i vasi sanguigni formano un complesso sistema di spinta e di trasporto del sangue in tutti gli organi e nei tessuti del corpo, secondo un ciclo continuo pressorio di andata e di ritorno del sangue, un filtro idraulico in grado di trasformare la gittata intermittente proveniente dal cuore in un flusso continuo attraverso i vasi sanguigni.

Si parla, in generale, di circolazione doppia in quanto è suddivisa in:

• piccola circolazione (polmonare), che mette in comunicazione il cuore con i polmoni, con il duplice scopo di pulire e di filtrare il sangue dalla presenza dell'anidride carbonica ($CO_2$) e di rifornirlo dell'ossigeno ($O_2$), perché possa essere utilizzato per la grande circolazione;

- grande circolazione (sistemica), partendo dal ventricolo sinistro, che mette in comunicazione il cuore e tutti i tessuti del corpo, per trasportare il sangue carico di ossigeno (sangue arterioso) e ritornando nell'atrio destro, per portare il sangue carico di anidride carbonica (sangue venoso), che successivamente viene reimmesso nella piccola circolazione così da dare continuità alla sequenza dei cicli circolatori.

A tal proposito si evidenzia come la pressione del sangue risulti diversa a seconda che il liquido ematico scorra nelle vene e nelle arterie.

La pressione media all'interno delle vene è di 10 mmHg circa, mentre la pressione media all'interno delle arterie è di 90 mmHg circa durante la sistole cardiaca e di 70 mmHg circa durante la diastole.

Pertanto risulta del tutto intuitivo come sia relativamente più «facile» arrestare un'emorragia massiva di tipo venoso rispetto a un'emorragia massiva di tipo arterioso in ragione dell'entità della pressione da contrastare.

Come appare chiaro che, a parità di grandezza di lesione vascolare da arginare, la fuoriuscita di sangue (dissanguamento) nel medesimo periodo temporale è molto maggiore in presenza di un'emorragia arteriosa rispetto a un'emorragia venosa.

Nel momento in cui il sistema cardiocircolatorio subisce un danno in una delle sue parti, nel caso specifico lungo le arterie e le vene, con la conseguente fuoriuscita di sangue, il sistema sarà inevitabilmente compromesso.

Solo un intervento tempestivo volto a verificare la gravità dell'emorragia e ad arrestarla, se i vasi sono raggiungibili operando esternamente, potrà evitare che l'intero sistema circolatorio collassi, in attesa dell'intervento da parte del personale sanitario specializzato.

Le indicazioni trasmesse sul *BCon* permettono di riconoscere, valutare e arrestare un'emorragia massiva, che potrà interessare indistintamente arterie o vene, la cui identificazione è comunque irrilevante per il soccorritore ai fini dell'intervento da prestare.

Ritornando all'analogia precedentemente presa a prestito tra sistema cardiocircolatorio e un impianto idraulico, il soccorritore dovrà posizionare direttamente sulla ferita, assimilata a una perdita idraulica, un «tappo» costituito dalle sue mani sovrapposte o dovrà posizionare sull'arto ferito, a monte dell'emorragia, un *tourniquet,* assimilato a una «fascetta» stringitubo, il tutto secondo le modalità in seguito specificate in dettaglio.

## Cos'è un'emorragia massiva

L'emorragia, dal greco αἷμα: sangue e ραγία: rompere, è sostanzialmente una fuoriuscita e una perdita di liquido ematico dai vasi sanguigni che sono stati lesionati. Con il termine «massiva», dal francese *massif*, indicata anche come severa, si intende una quantità ingente ovvero abbondante.

Pertanto, un'emorragia massiva indica in generale una perdita di liquido ematico in quantità abbondante, perso rispetto all'intero volume presente nel corpo dell'uomo che, rapportata al breve lasso temporale in cui tale quantità di liquido è fuoriuscito, rappresenta un'emergenza che, se non tempestivamente affrontata e risolta, porterà inevitabilmente alla morte del ferito in tempi brevissimi.

Le emorragie di lieve entità non rappresentano un'emergenza, perché esistono fattori fisiologici (piastrine, fibrinogeno e fibrina, etc) che riescono a intervenire efficacemente nella coagulazione del sangue.

Diversamente, le emorragie massive, che coinvolgono vasi di grossa portata (calibro) o importanti, richiedono trattamenti di emergenza per le conseguenze che possono determinare.

Infatti, secondo l'Organizzazione Mondiale della Sanità, l'emorragia è tra le principali, se non la principale, a seconda delle nazioni esaminate, causa di morte in ambiente *extra* ospedaliero.

Non è comunque possibile e corretto dare una definizione di emorragia massiva specifica, circoscritta come definizione, in quanto vi sono diverse variabili che concorrono quali: l'ampiezza della lesione, la posizione della lesione rispetto al vaso sanguigno coinvolto (parallela o perpendicolare), la velocità del sanguinamento, il volume del sanguinamento, oltre il sesso, l'età, le condizioni del paziente, etc.

Da un punto di vista strettamente didattico l'emorragia massiva può essere definita in generale quale perdita dell'intero volume ematico entro 24 ore o quale perdita del 50 % del volume ematico nelle prime 3,0 ore dal suo inizio.

Similarmente una perdita di volume ematico di ml/min 100-150 è da considerarsi un'emorragia severa.

Proprio le stesse variabili che caratterizzano l'emorragia, non permettono di stabilire a priori con assoluta precisione in quanto tempo il ferito possa cominciare a subire dei danni, fino a condurlo alla morte.

Non è sicuramente sempre facile, basandosi sull'osservazione della quantità di sangue perso, determinare se si è in presenza o meno di un'emorragia massiva, ma è comunque un ottimo parametro a cui rifarsi.

Come successivamente illustrato, un certo volume di sangue potrebbe essere stato assorbito dagli indumenti, dalle fasciature, dal terreno o semplicemente potrebbe essere difficilmente identificabile alla vista per fattori esterni quali condizioni di scarsa illuminazione, per la presenza di pioggia che disperderà il sangue raccolto a terra o per le condizioni di *stress* in cui verserà il soccorritore intervenuto.

Per i fini che si propone questo Manuale, un'emorragia massiva può essere considerata semplicemente come una situazione acuta in cui si determina una perdita significativa di volume di sangue dal sistema circolatorio in un tempo assai ridotto a seguito di un evento traumatico.

Si possono avere emorragie esterne in cui il sangue trova una via per raggiungere l'esterno, con la conseguente esternalizzazione, ed emorragie interne in cui il sangue non trova una via per raggiungere l'esterno, con la conseguente raccolta ematica in un organo, in entrambi i casi determinando conseguenze a volte devastanti per il ferito.

Oggetto del presente Manuale, secondo quanto previsto dal corso sul *BCon* dell'*ACS*, sono unicamente le emorragie massive esterne, e non anche quelle interne, per le quali sono richieste delle competenze e delle tecniche specifiche di intervento, se applicabili.

L'entità di un'emorragia può dipendere dal tipo di arteria o di vena interessata, oltre che dal calibro e dal tipo di lesione.

A seconda della componente interessata si ha un'emorragia arteriosa, venosa e capillare.

Si ricorda, se pur brevemente, e per mera conoscenza, che nella trattatistica tradizionale si riporta che:

• nell'emorragia venosa, interessando i vasi venosi, il sangue è caratterizzato da un colore rosso «scuro», che fuoriesce in modo continuativo e uniforme lungo i bordi della ferita;

• nell'emorragia arteriosa, interessando i vasi arteriosi, il sangue è caratterizzato da un colore rosso «vivo», che fuoriesce zampillando e in sincronia con il battito cardiaco.

Al fine dell'applicazione delle indicazioni descritte nel presente Manuale e in ragione dell'indeterminatezza di chi effettuerà il soccorso, poco importa che colui che interverrà in emergenza sappia distinguere nell'immediatezza del soccorso se si tratti di un'emorragia massiva di tipo venoso o di tipo arterioso.

Risulta del tutto superfluo infatti verificare i parametri sopra richiamati circa la pressione sanguigna o il colore del sangue, per determinare la tipologia dell'emorragia.

Tra l'altro tali indicatori sono difficilmente distinguibili, verificabili con sufficiente certezza solo in condizioni ottimali e solo da parte di personale sanitario di provata esperienza.

Similarmente, per garantire un tempestivo arresto di un'emorragia severa non risulta assolutamente determinante riscontrare nel dettaglio le conseguenze dirette-indirette di un'emorragia massiva e le alterazioni dei principali parametri del ferito quali lo stato mentale, il polso radiale, la frequenza cardiaca, la pressione arteriosa o gli atti respiratori.

Tali riferimenti verranno richiamati successivamente solo brevemente, in quanto si ritiene che possa essere opportuno conoscerli per capire l'importanza e l'imprescindibilità delle manovre che si dovranno mettere in atto, comprendendo quanto un intervento tempestivo, che adotti le corrette indicazioni, possa fare la differenza.

Le conseguenze cliniche di un'emorragia dipendono dalla sede e dall'entità dell'emorragia stessa.

In generale le emorragie, a seconda che si tratti di emorragie esterne od interne, provocano due ordini di conseguenze:

1. quelle relative alla perdita di sangue (esterne);
2. quelle relative alla lesione conseguente alla raccolta ematica nei tessuti o nella cavità che la accoglie (interne).

Al primo gruppo, quale conseguenza relativa alla perdita di sangue, è riconducibile lo stato di *shock*, che si instaura generalmente quando si è in presenza di un'emorragia importante, per cui l'organismo reagisce con meccanismi di compensazione diversi, tendenti a ripristinare la massa di sangue circolante, con conseguente aumento della frequenza cardiaca, contrazione della milza e dei vasi periferici, etc.

Se queste reazioni dell'organismo non riescono a compensare la perdita di sangue, si ha un *deficit* circolatorio, che si manifesta con una serie di fenomeni dovuti all'anossia (insufficienza di ossigenazione) dei tessuti: aumento dell'azotemia, diminuzione dei cloruri circolanti, aumento della potassiemia.

Inoltre, si manifestano i disturbi dovuti all'ischemia dei centri nervosi, intendendo con ischemia la parziale o totale assenza di flusso di sangue in un organo, passando dallo stato di *shock* fino allo stato di coma e, infine, alla morte.

Al secondo gruppo, quale conseguenza dovuta alla raccolta ematica nei tessuti o nella cavità, è riconducibile la lesione degli organi, che saranno di diversa gravità a seconda della sede, a prescindere dall'ampiezza.

Un ematoma all'interno di un muscolo o in corrispondenza di una zona adiposa ha conseguenze limitate, mentre un ematoma che si formi in corrispondenza del sistema nervoso centrale, soprattutto per l'azione compressiva esercitata, può provocare gravi lesioni con danni permanenti (paralisi, afasie, etc) o la morte per il coinvolgimento di centri nervosi vitali.

È importante specificare che un'emorragia severa non è comunque sinonimo di *shock* emorragico, come si potrebbe essere erroneamente portati a pensare.

Quello che è essenziale per un soccorritore è determinare che ci si trovi in presenza di un'emorragia massiva, cioè di un dissanguamento che mette a rischio la vita e, conseguentemente, si debbano attivare le procedure previste per il *BCon* per arrestarla.

Si conferma, inoltre, che al soccorritore generico non è assolutamente richiesto di identificare una patologia ovvero di formulare una diagnosi (attività di competenza esclusiva del personale medico), ma semplicemente di rendersi conto che è in presenza di un'emorragia severa.

Il soccorritore pertanto, avendola prontamente riconosciuta, agirà di conseguenza attenendosi alle indicazioni.

L'identificazione dell'emorragia e l'attivazione delle misure di soccorso per arrestarla dovranno essere conseguenziali, attraverso un intervento immediato da parte del soccorritore, così da contenere al massimo il dissanguamento e le sue conseguenze dirette e indirette.

L'intervento di primo soccorso, in presenza di emorragie esterne, quale quello che viene trattato nelle procedure sul *BCon,* mira ad arrestare la fuoriuscita del sangue, mediante sistemi diversi a seconda dell'ubicazione della ferita emorragica (pressione diretta con le mani o posizionamento di un *tourniquet*) e a contrastare conseguentemente l'insorgere dell'eventuale stato di *shock*. Successivamente il personale sanitario provvederà al ripristino delle condizioni normali del ferito mediante trasfusioni di sangue, farmaci analettici stimolanti il sistema nervoso centrale, etc.

### *Quando ipotizzare la presenza di un'emorragia massiva*

Il tipo, la dinamica e le circostanze di un evento o di un incidente, la presenza di uno o più feriti sanguinanti, la presenza di tracce di sangue sul ferito o in prossimità del ferito sono tutti elementi che potranno indurci a ipotizzare che ci si possa trovare di fronte a una potenziale emorragia massiva, con le conseguenti immediate contromisure da adottare.

Ecco che allora un'esplosione, una sparatoria, un incidente automobilistico, un incidente sportivo in cui siano coinvolte una o più persone, saranno tutti eventi che dovranno automaticamente e immediatamente metterci in allarme, attivando in noi uno stato di «allerta», preparandoci mentalmente a soccorrere un ferito emorragico.

Determinare che si è in presenza di un'emorragia massiva è il presupposto che impone di porre in essere le procedure previste e, pertanto, tale valutazione ha un ruolo fondamentale e decisivo per la sopravvivenza del ferito.

In particolare, la valutazione è finalizzata proprio a verificare se la persona ferita è in pericolo di vita, determinando a cascata tutte le conseguenti azioni da intraprendere da parte del soccorritore.

Diversi sono i criteri per tale delicata valutazione, criteri oggettivi in seguito indicati, che devono essere adottati con tempestività e risolutezza dal soccorritore, perché ritardare un intervento raccomandato potrebbe avere conseguenze devastanti per lo stato di salute del ferito.

Tali criteri devono essere verificati con estrema attenzione perché, di contro, porre in essere le manovre di soccorso qualora non ve ne fosse bisogno, non ricorrendo le condizioni del pericolo di vita, potrebbe comportare il rischio di provocare conseguenze anche gravi al ferito.

In ragione di tutto quanto fin qui evidenziato, in linea generale tra l'opzione di intervenire e quella di non intervenire dinnanzi a un'emorragia, si deve propendere per la scelta più cautelativa, sottolineando quanto sia importante che venga attentamente valutata e verificata la sussistenza di quei presupposti previsti per l'applicazione delle sopra citate indicazioni, considerando gli effetti devastanti che un errato intervento potrebbe determinare in un verso o nell'altro.

### *Gli effetti di un'emorragia massiva sul corpo*

Come già rilevato nel precedente paragrafo, quello che si ritiene indispensabile nella formazione del futuro soccorritore è che quest'ultimo sia in grado di comprendere i segni, ovvero i segnali, che si è in presenza di un'emorragia massiva, così da poter agire di conseguenza, con la consapevolezza del perché si interviene.

Il soccorritore deve avere la coscienza che maggiore sarà il volume del sanguinamento, tanto più gravi saranno le conseguenze devastanti a carico del ferito, fino al suo decesso.

Nelle due versioni del corso *BCon* dell'*ACS* (Versione 1.0 e Versione 2.0) viene posta una particolare enfasi sull'importanza del corso in quanto le indicazioni che vengono fornite potrebbero realmente salvare la vita a una persona con un'emorragia massiva, specificando che: *The only thing more tragic than a death from bleeding is a death that could have been prevented*, ovvero «L'unica cosa più tragica di una morte per dissanguamento è una morte che avrebbe potuto essere prevenuta».

È quindi determinante riuscire a distinguere quelli che sono i «campanelli di allarme» che rivelano la presenza di un'emorragia severa.

In ambito medico si parla di *sintomi* e di *segni*, e spesso i due termini vengono erroneamente utilizzati in maniera indistinta, come sinonimi, ma hanno significati ben diversi.

Con il termine *sintomo* si intende un fenomeno in ragione del quale si può ipotizzare la sussistenza di uno stato morboso quale conseguenza di alterazioni funzionali o di lesioni.

Pertanto è una manifestazione di tipo soggettivo e non oggettivo, quale ad esempio un dolore acuto, un disturbo della sensibilità, etc, così come dichiarati dal ferito ma non riscontrabili dal soccorritore.

La conoscenza dei sintomi quindi può essere utile per permettere al medico o all'infermiere, ossia esclusivamente al personale sanitario specifico, di formulare una diagnosi.

Diversamente, con il termine *segno* si intende una manifestazione visibile di tipo oggettivo, riscontrabile da chiunque, compresi i soccorritori volontari o professionali, quale ad esempio la presenza di un'emorragia, l'alterazione del respiro, etc.

Prima di evidenziare quali segni indicano che si è in presenza di un'emorragia massiva, appare opportuno premettere alcune nozioni elementari di anatomia e fisiologia.

La quantità di sangue presente in un individuo viene definita come volemia, cioè il volume totale di sangue presente nell'organismo, comprendendo sia il volume del sangue circolante nei vasi sanguigni sia quello del sangue immobilizzato in alcuni organi, volemia che varia in funzione del peso corporeo, del sesso, etc.

Un individuo adulto solitamente ha un volume di sangue corporeo di litri 4,5-5,0 circa, pari all'8 % circa della sua massa corporea. In presenza di un maggior volume di sangue, inteso come maggior quantità di sangue, si avrà una maggiore gittata cardiaca e una maggiore pressione arteriosa.

Il sistema circolatorio, in presenza di un'emorragia, comincerà a svuotarsi per effetto della perdita di sangue, pertanto maggiore sarà la quantità di liquido ematico perso e maggiori saranno le conseguenze e i rischi a carico del ferito.

L'organismo metterà in atto una serie di meccanismi di autoprotezione, dirotterà il sangue presente nel sistema cardiocircolatorio principalmente verso gli organi più importanti e provvederà a restringere i vasi sanguigni.

Conseguentemente la cute, irrorata in maniera minore, comincerà a diventare fredda e pallida, il polso diventerà accelerato e, quando il tentativo di compensazione non sarà più sufficiente, la pressione calerà repentinamente.

La conseguente perdita di calore da parte di un ferito può aggravare in maniera significativa il quadro clinico, pertanto si anticipa che nel prestare soccorso a un ferito emorragico risulterà fondamentale cercare di conservarne inalterata la temperatura corporea, non esponendolo a temperature basse, asciugandolo se bagnato, coprendolo con una giacca, un telo, una coperta isotermica.

## Lo shock

Lo *shock* può essere tradotto letteralmente come un forte, devastante «urto» o «colpo», termine che rende immediatamente anche da un punto di vista onomatopeico la violenza dell'impatto, e indica in ambito medico uno stato di ipoperfusione d'organo (i tessuti e gli organi del corpo non vengono adeguatamente irrorati) ovvero un'insufficienza circolatoria acuta rispetto ai bisogni metabolici, con una conseguente disfunzione e morte cellulare. Tale condizione di disfunzione circolatoria si verifica infatti quando il sistema cardiovascolare non è più in grado di garantire un adeguato apporto di ossigeno e di nutrienti agli organi periferici. Ogni ferito politraumatizzato, ossia un individuo che presenta una o più lesioni traumatiche a organi o ad apparati, con una potenziale compromissione delle sue funzioni vitali, è da considerarsi in via cautelativa in probabile *shock* emorragico, fino a dimostrazione contraria.

Esistono diverse cause che possono determinare lo *shock*, ma per quanto riguarda i fattori traumatici, due sono gli eventi principali che lo possono generare:

1. la perdita di sangue, definita ipovolemia;
2. gravi traumi vertebro-midollari.

In entrambi i casi la conseguenza diretta è una diminuzione dell'irrorazione sanguigna e, quindi, un insufficiente apporto di ossigeno alle cellule dei vari organi e dei tessuti.

Nella fase iniziale tali effetti sono reversibili, ma se non si interviene prontamente ad arrestare l'emorragia massiva si avrà un progressivo peggioramento delle condizioni del ferito, con un successivo danno irreversibile e quindi il decesso.

Tra le varie cause che provocano la morte, quale conseguenza di un'emorragia massiva, vi è sicuramente l'arresto cardiaco traumatico (*Traumatic Cardiac Arrest*), che è caratterizzato dalla cessazione dell'attività meccanica cardiaca e dalla cessazione di un'efficace circolazione ematica.

La rianimazione in presenza di un *TCA* dovrà pertanto essere focalizzata sul trattamento tempestivo delle cause reversibili, il cui trattamento assume la priorità rispetto alle compressioni toraciche che non dovranno ritardare il trattamento delle cause reversibili del *TCA*.

Non intervenire con tempestività su un'emorragia severa determina uno stato di ipossia cardiaca (una carenza di ossigeno a carico dei tessuti dell'organismo) che ha come conseguenza la comparsa di aritmie disorganizzate, leggi contrazioni-dilatazioni irregolari del cuore, e quindi inefficaci, con il manifestarsi della fibrillazione ventricolare, cioè contrazioni molto rapide dei ventricoli del muscolo cardiaco, determinata da impulsi elettrici caotici. La fibrillazione ventricolare provoca l'alterazione della eccito-conduzione dello stimolo (impulsi elettrici), con la conseguente interruzione dell'attività del cuore.

Il tipo di *shock* a cui porre attenzione in presenza di un'emorragia massiva è lo *shock* ipovolemico che, secondo la definizione comune, è la conseguenza diretta della riduzione o della perdita di volume del sangue circolante nell'organismo in un lasso di tempo molto ridotto, con una conseguente riduzione acuta della pressione arteriosa sistolica a valori inferiori a mmHg 90 circa e una scarsa ossigenazione dei tessuti. La perdita severa di sangue può portare rapidamente alla cosiddetta *triade letale* costituita da una genesi multifattoriale data da 1) ipotermia, 2) coagulopatia e 3) acidosi metabolica, determinando una serie di eventi che portano rapidamente al degrado fisico. I tre elementi che la costituiscono, con il trascorrere del tempo, instaurano un ciclo vizioso che si autoalimenta in maniera direttamente proporzionale, fino a condurre alla morte. Il soccorritore che opererà in emergenza, una volta arrestata l'emorragia, cercherà di controllare, o quanto meno di contenere, l'ipotermia del ferito al fine di mantenere la temperatura corporea entro i 36°-37° circa, facendo in modo che non si abbassi, così da spezzare il circolo della *triade letale.*

L'emorragia massiva diminuirà il trasporto di ossigeno per il sangue perso e genererà l'ipotermia, così da determinare la coagulopatia, alimentando ulteriormente l'emorragia, con l'alterazione della cascata coagulativa cioè quel processo in grado di attivare delle proteine specifiche, conosciute come fattori di coagulazione. L'assenza dell'ossigeno determinerà che le cellule passeranno a un metabolismo anaerobico, determinando il rilascio in circolo di acido lattico, di corpi chetonici e di altre sostanze acide che come conseguenza abbasseranno significativamente il ph sanguigno, determinando l'acidosi metabolica.

Dato che l'organismo deve mantenere un equilibrio costante tra introduzione, produzione ed eliminazione di acidi, uno sbilanciamento di tale equilibrio determinerà l'acidosi, intesa quale eccesso di acidi.

Sarà proprio l'aumento dell'acidità a danneggiare i tessuti e gli organi, e ridurre la resa del miocardio, compromettendo ancora di più il trasporto di ossigeno nell'intero sistema circolatorio.

Poiché, come precedentemente detto, un adulto ha un volume di sangue corporeo di litri 5,0 litri circa, lo *shock* ipovolemico si manifesterà a cominciare dalla perdita del 20 % circa dell'intero volume ematico, cioè pari a 1,0 litro di sangue, a cui seguirà progressivamente, ma inesorabilmente, se non si arresterà l'emorragia, la perdita di coscienza, il deterioramento delle funzioni vitali e infine la morte.

Si è visto che in presenza di un'emorragia massiva, in ragione della gravità dell'emorragia, determinata dall'ampiezza della lesione, dal calibro del vaso sanguigno coinvolto, etc, si potrà avere anche una perdita di ½ litro di sangue in soli 30 secondi. Pertanto ne consegue che in soli 3,0 minuti si avrà una perdita di 3,0 litri di sangue, pari al 60 % dell'intero volume ematico, un'emorragia massiva che condurrà alla morte del ferito.

La conseguenza diretta sarà che il cuore non sarà più in grado di pompare nel corpo la quantità sufficiente di sangue richiesto e che il sistema dei vasi sanguigni subirà una marcata riduzione del tono del sistema simpatico, che interviene nel controllo delle funzioni corporee involontarie, con una modifica del diametro e una ridotta efficienza dei vasi sanguigni.

Proprio per evitare che l'apporto di sangue diventi insufficiente, con le infauste dirette e indirette conseguenze che ciò determinerà, sarà indispensabile arrestare l'emorragia il più rapidamente possibile.

Il trattamento dell'emorragia potrà essere tanto più efficace quanto più precocemente si interverrà a bloccarla rispetto all'evento che l'ha determinata.

Lo *shock* ipovolemico dovrà quindi essere prevenuto e andrà trattato, una volta arrestata l'emorragia, da parte del personale medico intervenuto, con la somministrazione di liquidi, con del sangue e con la somministrazione di vasopressori (quelle sostanze che agiscono per causare una vasocostrizione dei vasi sanguigni) al fine di correggere lo squilibrio.

In determinate circostanze, del tutto eccezionali, laddove vi sia stata una significativa perdita di sangue da parte del ferito e quest'ultimo si trovi isolato per più ore prima dell'arrivo dei soccorsi sanitari, si potrà eventualmente propendere alla somministrazione di liquidi al ferito anche per via orale, secondo quelle che sono le indicazioni della medicina tattica e dell'emergenza, essendo impossibilitati a ricorrere a infusioni venose in tempi brevi.

Diversamente è sempre previsto che il ferito non ingerisca assolutamente liquidi di nessun genere nel proprio organismo, così da non alterare un equilibrio già precario.

### *Come reagisce il corpo allo shock*

Ma quali sono gli elementi, gli indicatori, che possono aiutare un potenziale soccorritore a capire che da lì a poco dal manifestarsi dell'emorragia massiva ci sarà il pericolo che si manifesti lo *shock* ipovolemico a danno del ferito?

I segnali di *shock* ipovolemico, che possono variare in ragione della quantità di sangue perso, sono sicuramente difficili da riconoscere, anche da parte degli addetti ai lavori e potrebbero non manifestarsi immediatamente fino a che lo *shock* non progredisca in modo evidente quando sarà ormai irreversibile, rendendo conseguentemente ormai tardiva, se non inutile, la sua identificazione. Solitamente una persona che stia andando, o sia già in stato di *shock,* si presenterà in stato confusionale, non collaborativa o agitata, con difficoltà da parte del soccorritore a rapportarcisi. La pelle della persona sarà cianotica, pallida (per la riduzione della perfusione), fredda, umida e caratterizzata da una forte sudorazione. Riguardo al pallore della pelle, elemento che potrà comunque variare ed essere non sempre facilmente percepibile, la trattatistica medica raccomanda di verificare l'aspetto del labbro inferiore del ferito che in condizioni normali si presenta di colore rosso acceso, ma nelle persone in stato di *shock,* virerà in un colore più chiaro. Al di là di quanto evidenziato, basterà la presenza di un'emorragia massiva quale segno visibile ed evidente da prendere immediatamente come riferimento per mettere in guardia il soccorritore circa il pericolo dello *shock* ipovolemico incombente. Ai fini del soccorso da prestare anche in questo caso, poco importa di andare a verificare e indagare sulla presenza o meno dello *shock*, in quanto tali valutazioni nulla hanno a che vedere con l'attivazione e l'intervento da parte del *first responder.*

Viene riportata una schematizzazione delle principali alterazioni che si presentano nell'organismo in presenza di un'emorragia massiva, i cui effetti sono direttamente proporzionali alla quantità di volume sanguigno perso rispetto al tempo trascorso. Tali alterazioni compaiono in un breve lasso di tempo dall'insorgere dell'emorragia e sono strettamente concatenate tra loro, in particolare si ha l'alterazione:

- dello stato mentale;
- del polso radiale (interno del polso in prossimità del pollice);
- della frequenza cardiaca;
- degli atti respiratori.

Quando infatti il ferito presenta un'emorragia massiva importante, si cominciano a manifestare delle alterazioni dello stato psico-fisico, con un progressivo peggioramento di tutte le funzioni, secondo gli schemi di seguito evidenziati che, come già indicato, mettono in correlazione diretta l'alterazione delle funzioni vitali in ragione del volume di sangue perso.

Il soccorritore che interverrà, al di là delle condizioni in cui verserà la persona da soccorrere, che potrebbe essere anche priva di conoscenza a seguito dell'emorragia, non avrà alcuna competenza per poter determinare se la persona che si accingerà a soccorrere sia effettivamente viva o morta, si dovrà preoccupare solo di mettere in atto le indicazioni previste per arrestare l'emorragia.

A tal proposito si chiarisce che la morte clinica va intesa come sospensione delle funzioni vitali, che possono riprendere in seguito a un appropriato trattamento di rianimazione, mentre la morte biologica va intesa come cessazione irreversibile delle funzioni vitali dell'organismo a causa di un danno irreparabile degli organi e delle cellule che lo compongono.

Solo il medico può stabilire la morte biologica di un individuo.

Condizioni normali in assenza di emorragia,
con volume di sangue pari a 5,0 litri

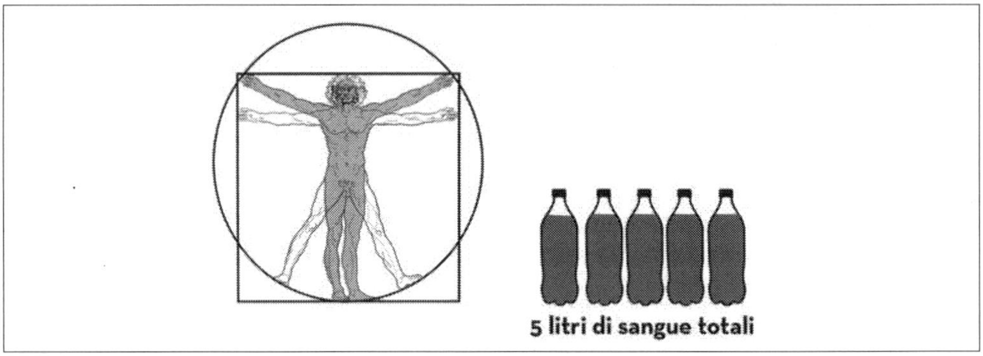


*Immagine dell'uomo Vitruviano di Leonardo da Vinci in condizioni normali.Alterazioni psico-fisiche assenti.*

| | |
|---|---|
| Stato mentale | Vigile |
| Polso radiale | Pieno |
| Frequenza cardiaca | Normale, 80 bpm |
| Atti respiratori | Regolari, 12-16 arm |
| Rischio per la vita | No |

Emorragia, con la perdita di 1,0 litro di sangue,
pari al 20% dell'intero volume

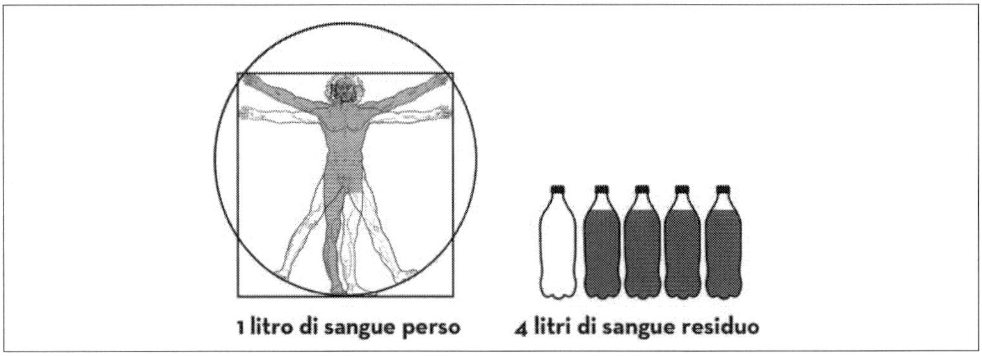


*Immagine dell'uomo Vitruviano di Leonardo da Vinci con un'emorragia massiva in atto. Alterazioni psico-fisiche conseguenti alla perdita di 1,0 litro di sangue.*

| | |
|---|---|
| Stato mentale | Vigile/ansioso |
| Polso radiale | Pieno |
| Frequenza cardiaca | Accelerata, 100 bpm |
| Atti respiratori | Regolari, 12-16 arm |
| Rischio per la vita | No |

Emorragia, con la perdita di 1,5 litro di sangue,
pari al 30% dell'intero volume

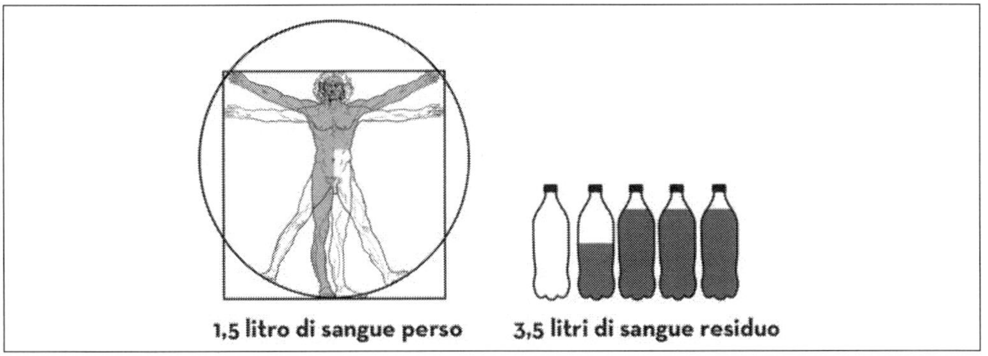


*Immagine dell'uomo Vitruviano di Leonardo da Vinci con un'emorragia massiva in atto. Alterazioni psico-fisiche conseguenti alla perdita di 1,5 litri di sangue.*

| | |
|---|---|
| Stato mentale | Ansioso/agitato |
| Polso radiale | Debole |
| Frequenza cardiaca | Accelerata, oltre 100 bpm |
| Atti respiratori | Aumentati, oltre 16 arm |
| Rischio per la vita | Possibile |

Emorragia, con la perdita di 2,0 litri di sangue,
pari al 40% dell'intero volume

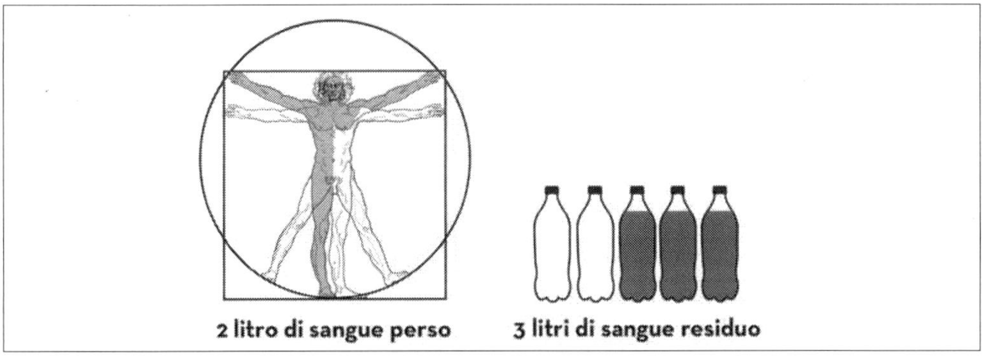


*Immagine dell'uomo Vitruviano di Leonardo da Vinci con un'emorragia massiva in atto. Alterazioni psico-fisiche conseguenti alla perdita di 2,0 litri di sangue.*

| | |
|---|---|
| Stato mentale | Confuso/incosciente |
| Polso radiale | Debole |
| Frequenza cardiaca | Accelerata, oltre 120 bpm |
| Atti respiratori | Aumentati, fino a 30 arm |
| Rischio per la vita | Sì |

Emorragia, con la perdita di 2,5 litri di sangue, pari al 50% dell'intero volume

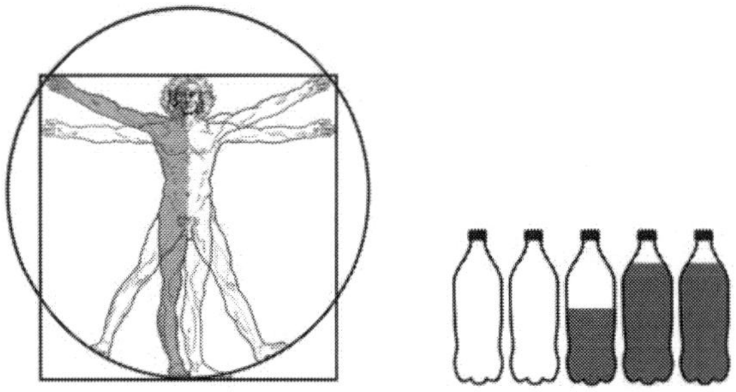


*Immagine dell'uomo Vitruviano di Leonardo da Vinci, con un'emorragia massiva in atto. Alterazioni psico-fisiche conseguenti alla perdita di 2,5 litri di sangue.*

| | |
|---|---|
| Stato mentale | Incosciente |
| Polso radiale | Assente |
| Frequenza cardiaca | Accelerata, oltre 140 bpm |
| Atti respiratori | Aumentati, oltre 30 arm |
| Rischio per la vita | Sì |

**Le emorragie massive su cui poter intervenire**

Si è parlato di emorragia in forma generica, distinguendo sostanzialmente in emorragie esterne e in emorragie interne, in ragione della loro sede.

Il *focus* del presente Manuale, come anticipato, riguarda le modalità per arrestare alcune emorragie esterne definite in ragione della loro localizzazione rispetto al nostro corpo, essendo le uniche emorragie massive su cui si può intervenire con successo per salvare la vita del ferito, secondo le indicazioni del corso dell'*ACS*.

In particolare, i distretti del corpo sui quali poter intervenire sono:

- gli arti superiori (braccia) e gli arti inferiori (gambe);
- le aree giunzionali del busto, in particolare:
  - l'area del collo;
  - l'area delle ascelle;
  - l'area dell'inguine.

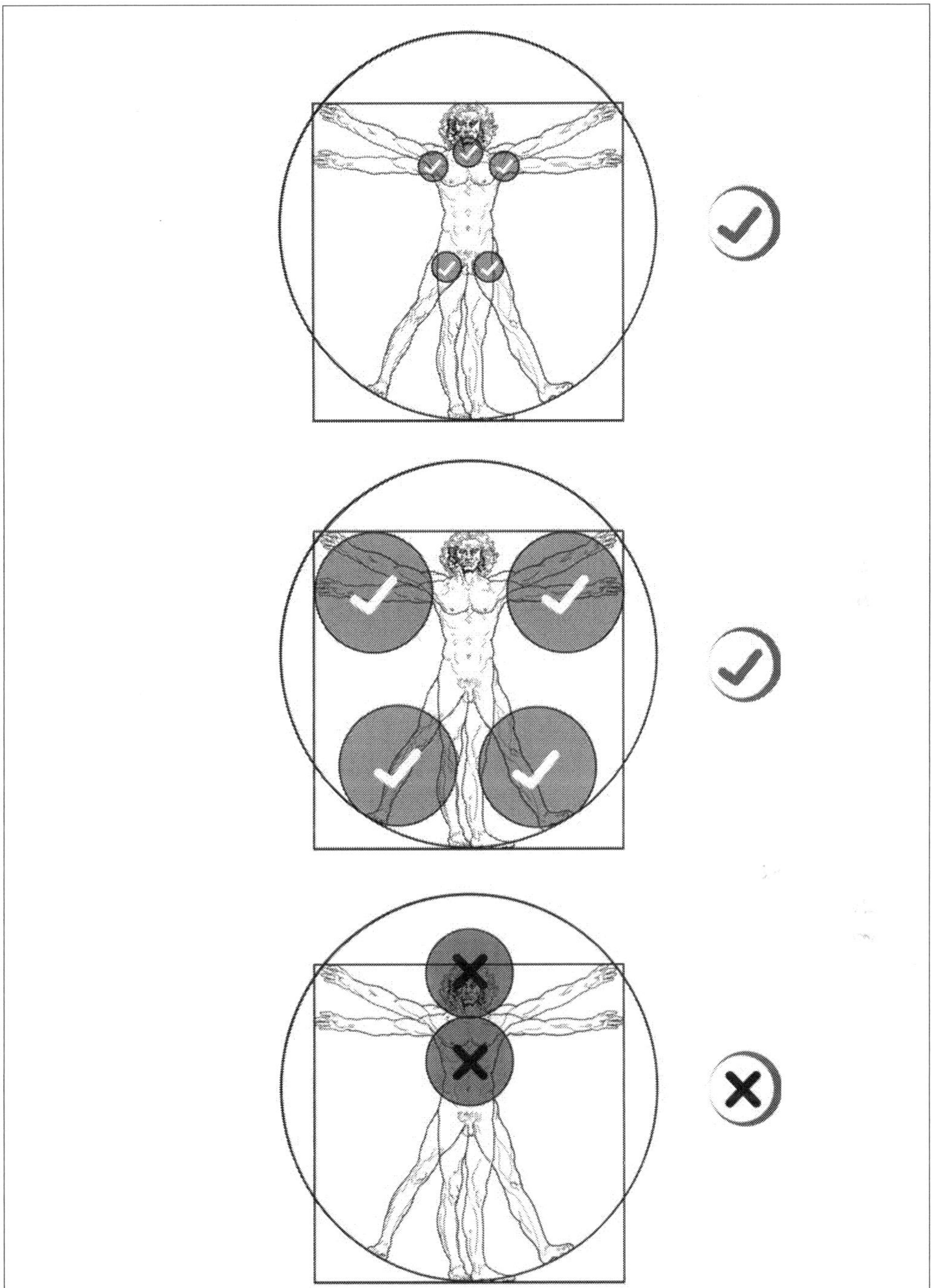

*Aree del corpo dove poter effettuare efficacemente le manovre di compressione e dove risultano non efficaci.*

Le emorragie che interessano gli arti superiori e inferiori, sono quelle che provocano percentualmente il maggiore numero di morti.

Tali emorragie devono essere trattate applicando un *tourniquet*, dispositivo medico a cui è dedicato il capitolo successivo, o applicando una compressione diretta con le mani sulla ferita, se non è disponibile o possibile utilizzare il *tourniquet*.

Le emorragie che interessano le aree l'area del collo, delle ascelle e dell'inguine invece devono essere trattate esercitando una compressione diretta con le mani sulla ferita, una volta che quest'ultima sarà stata coperta o, se necessario, zaffata.

Diversamente, le emorragie che interessano la testa e il busto non potranno essere trattate non essendo indagate dal corso dell'*ACS* che raccomanda in tali circostanze il trasporto tempestivo del ferito presso una struttura ospedaliera, comunicando al personale sanitario a cui si chiede di intervenire la priorità di trattamento.

Le emorragie interne, a seguito del travaso di sangue fuoriuscito che non raggiunge l'esterno e rimane all'interno del corpo, raccogliendosi nelle cavità naturali (emorragie endocavitarie) o nello spessore dei tessuti circostanti la lesione (emorragie interstiziali), provocheranno degli ematomi o dei rigonfiamenti sottocutanei, i quali sono percepibili anche alla vista e al tatto.

Un caso particolare è quello di ferite penetranti che interessano l'apparato respiratorio, cioè i polmoni, con gravi ricadute di tipo cardio-respiratorio per le nefaste conseguenze che ciò determinerà sulla salute del ferito, il pneumotorace.

Tale tipo di ferite è stato trattato nel corso sul *BCon* dell'*ACS* previsto esclusivamente per lo Stato del Texas, dove le leggi sulle armi sono tra le più permissive degli Stati Uniti d'America, per completezza affrontate successivamente.

## Il pneumotorace

Per pneumotorace (pnx), patologia che è trattata in maniera speditiva nel corso *STOP THE BLEED Course* del Texas in cui si forniscono solo alcune indicazioni di base su come intervenire per contenerne gli effetti, si intende la presenza di aria nello spazio pleurico (spazio costale compreso tra gli strati pleurici che rivestono il polmone e la parete toracica), aria che può provocare un collasso parziale o completo del polmone interessato e gravissimi problemi respiratori, con le conseguenze devastanti che ciò comporta, fino a provocare la morte.

Secondo la fisiopatologia si hanno tre forme di pneumotorace: il pneumotorace chiuso, aperto e iperteso.

Il pneumotorace di interesse per le nostre finalità, è il pneumotorace traumatico, secondario a traumi contusivi o penetranti, caratterizzato dalla presenza di aria nello spazio pleurico.

Per capire le problematiche a cui si vuole far fronte, semplificando di molto, possiamo immaginare di avere un pneumatico composto da un copertone all'esterno e da una camera d'aria al suo interno, gonfia d'aria.

Tra il copertone e la camera d'aria non vi è spazio, ma se qualcosa forerà o taglierà il pneumatico, la camera d'aria inevitabilmente si sgonfierà provocando la fuoriuscita dell'aria tra il copertone e la camera d'aria.

Nel momento in cui il polmone viene forato o tagliato, l'aria fuoriuscita dal polmone si raccoglierà tra il polmone e la parete toracica, e man mano che l'aria si accumulerà, spingerà sul polmone facendolo collassare, limitando e bloccando la respirazione, e riducendo la quantità del sangue che ritornerà al cuore.

Quando l'aria spinge sul polmone si parla di pneumotorace iperteso che, se non trattato correttamente, può portare alla morte.

Lo spazio pleurico è uno spazio molto sottile compreso tra la pleura viscerale, la membrana sierosa che aderisce alla parete polmonare esterna e la pleura parietale, la membrana sierosa che riveste la cavità toracica dall'interno e la faccia superiore del diaframma.

In ambito di primo soccorso sanitario, per ricercare la presenza di un pneumotorace, il personale intervenuto provvederà, nel corso della valutazione del respiro, a effettuare il cosiddetto OPACS, acronimo di: Osservo (i movimenti del torace), Palpo (il torace), Ascolto (i rumori respiratori), Conto (la frequenza respiratoria) e Saturazione (controllo la saturazione), rintracciando la ferita su cui dovrà intervenire secondo le modalità in seguito riportate.

## Le amputazioni parziali e totali

Una trattazione a parte meritano le amputazioni traumatiche, parziali (sub amputazioni) o totali (complete) e le conseguenti emorragie.

È importante evidenziare come agli occhi del soccorritore che interverrà, e dello stesso ferito se cosciente, le amputazioni esercitano emotivamente un impatto molto forte, che sicuramente si tradurrà in un'ulteriore difficoltà psicologica da superare da parte di entrambi.

In presenza di amputazioni il ferito si potrà presentare in uno stato confusionale, poco collaborativo o anche privo di sensi.

Le amputazioni solitamente vengono distinte in ragione della porzione del corpo che è stata interessata, dalla meno invasiva, che interesserà un dito della mano o del piede, alla più invasiva, che interesserà l'intero arto, in ragione di come si presenteranno i bordi dell'amputazione, definiti o sfrangiati, e in ragione della gravità delle lesioni, con le conseguenze che ciò potrà comportare per un eventuale intervento ricostruttivo.

Un'amputazione parziale è quella nella quale parti delle ossa, dei muscoli, dei tendini e dei tessuti mantengono la porzione amputata ancora attaccata al corpo.

Diversamente un'amputazione totale è quella nella quale si avrà un distacco completo della sezione amputata dall'estremità del corpo.

Proprio in presenza di tali circostanze si raccomanderà l'utilizzo del *tourniquet* da posizionare immediatamente sul braccio e sulla gamba e di adottare tutte le misure per evitare o contenere l'insorgere dello *shock* solitamente associato a un'amputazione totale o parziale.

In presenza di amputazioni complete, si dovrà recuperare l'arto o il dito amputati, avvolgerli con un tessuto (possibilmente sterile) e conservarli in una busta o in un contenitore, quindi riporli e trasportarli all'intero di un'altra busta o di un contenitore possibilmente con del ghiaccio o, se non disponibile, con prodotti congelati, facendo attenzione che l'arto o il dito non vengano mai a contatto diretto con il ghiaccio al fine di non lesionarli.

Anche se potrà sembrare superfluo, è molto importante specificare che l'arto o il dito distaccato, che saranno stati recuperati, vengano trasportati insieme al ferito, attivandosi affinché questo venga effettuato.

Le amputazioni raccomandano un intervento tempestivo da parte del soccorritore, evidenziando che nell'immediatezza dell'evento possano anche non sanguinare o possano sanguinare in maniera ridotta.

Questa circostanza è dovuta al collasso dei vasi sanguigni che tendono naturalmente a ritirarsi nel tessuto stesso, impedendo e ritardando l'insorgere dell'emorragia massiva.

Tale reazione fisiologica tenderà a mutare con il trascorrere del tempo, così da attivare l'emorragia, conseguente al successivo rilascio dei tessuti, degenerando in un'abbondante emorragia massiva.

Capitolo Terzo

# Il tourniquet

*L'uomo può salvarsi solo attraverso la conoscenza delle cose e non attribuendo a interventi divini ciò che non riesce a capire.*

Lucrezio

## La storia: ritorno al passato

Le origini del *tourniquet*, inteso come una fascia applicata su un arto, a monte di una ferita sanguinante, messa in trazione tramite la rotazione di un verricello che agisce direttamente sulla fascia così da poterla stringere per arrestare la circolazione sanguigna dell'arto, vengono fatte risalire già all'epoca dell'antica Grecia e dell'Impero romano.

Si tratta di uno strumento che era utilizzato originariamente soprattutto per arrestare la circolazione sanguigna nel corso delle amputazioni agli arti.

Infatti si adottavano già all'epoca dei rudimentali strumenti sanitari, assimilabili a una sorta di *tourniquet*, per cercare di contenere le emorragie agli arti, anche se spesso risultavano poco efficaci e si provvedeva piuttosto a cauterizzare le ferite sanguinanti con un ferro rovente.

Il *tourniquet* era impiegato altresì nel corso degli scontri armati in cui il numero di feriti e di morti per dissanguamento agli arti, a seguito di colpi inferti con armi da taglio, da punta o da impatto, era elevatissimo in ragione delle modalità particolarmente cruente e ravvicinate con cui avvenivano i combattimenti all'epoca.

Vi sono infatti testimonianze raffigurative e descrizioni scritte di sistemi costrittivi applicati sugli arti, prototipi dell'attuale *tourniquet*, realizzati con stringhe di cuoio o con corde di canapa, da posizionare su braccia e gambe, con un doppio cappio o con un anello metallico in cui inserire un'asta da girare su se stessa, solitamente di legno o di metallo, corrispondente all'attuale verricello in polimeri o leghe metalliche.

L'utilizzo documentato di una sorta di *tourniquet* viene fatto risalire addirittura al 600 a.C. ad opera del medico Sushruta, riportato nel testo sanscrito di medicina Sushurta Samhita.

Nel I secolo d.C. è Celso, rinomato studioso dell'antica Roma che, nel *trattato De re medica* sulle conoscenze mediche, riportando gli strumenti da utilizzare per operare gli arti, descrive qualcosa di molto simile a un *tourniquet.*

Nel II secolo d.C. sono i chirurghi Archigene e Eliodoro, in alcuni scritti a noi giunti frammentari, a citare l'impiego di strumenti costrittivi da utilizzare nel corso di amputazioni agli arti, paragonabili a un *tourniquet.*

Nel XVI secolo d.C. è il medico francese Ambroise Parè, con i suoi studi sulla chirurgia e sull'arresto delle emorragie, tra i primi che utilizza la legatura dei vasi sanguigni in maniera programmatica, al posto del cauterio rovente, per arrestare le emorragie.

Nel 1517 è il medico tedesco Hans Von Gersdorff, nel libro *Feldtbueh der Wundtartzney*, che descrive una sorta di *tourniquet* adatto ad arrestare il flusso sanguigno nel corso di amputazioni degli arti.

Successivamente, nel 1574 il medico italiano Girolamo Fabrici d'Acquapendente (1537-1619), nel testo *Opera chirurgica*, rappresenta per la prima volta un *tourniquet*, molto simile a quelli attuali, costituito da una fascia e da un martinetto utilizzato per metterla in tensione, realizzato appositamente per arrestare le emorragie.

A distanza di pochi anni, nel 1593 il medico tedesco Fabry Wilhelm (1560-1634), allievo del Fabrici, nella *Monografia sulla cancrena*, fa riferimento a un *tourniquet,* da impiegare nel corso di amputazioni agli arti.

Nel 1628 il medico inglese William Harvey (1578-1657), della corte del Re Carlo I di Inghilterra, nel trattato *Exercitatio anatomica de motu cordis et sanguinis in animalibus*, cita esplicitamente il metodo di un laccio messo in tensione sugli arti per arrestare la circolazione sanguigna.

Nel 1653 il medico tedesco Johannes Scultetus (1595-1645), nel testo postumo *Armamentarius Chirurgicum*, illustra l'impiego di un *tourniquet* tra i vari strumenti da utilizzare per effettuare operazioni e amputazioni agli arti.

Al 1674 viene fatto risalire il primo uso di un *tourniquet* sul campo di battaglia durante la guerra Franco-Olandese, nel corso dell'assedio di Besancon, ad opera del medico francese Etienne J Morel, realizzato con una fascia nella quale era inserito un verricello per metterla in tensione.

Nel 1749 il medico francese Henry Le Dran, nel testo *The Operation in Surgery*, raccomanda l'impiego di un *tourniquet* come dotazione *standard* da utilizzare sul campo di battaglia per soccorrere i feriti emorragici.

Ma è nel 1790 che il medico francese Jean Louis Petit (1674-1750), nel trattato postumo *Traité des maladies chirurgicales et des operations qui leur conviennent*, utilizza per la prima volta proprio il termine *tourniquet*, attribuito allo strumento costrittivo di sua invenzione ivi descritto.

Questo nome traeva origine dal verbo francese *tourner* «girare» riferendosi all'azione esercitata attraverso il meccanismo a vite utilizzato, girandolo su se stesso, per mettere in trazione e stringere la fascia posizionata sull'arto, in sostituzione del verricello.

Molto interessante è inoltre quanto riportato nel 1785 dal medico inglese Gilbert Blane (1749-1834), nel testo *Observations on the diseases incident to seamen*, in cui si raccomanda che ogni marinaio appartenente alla *Royal Navy* (Marina Reale) Britannica abbia al seguito un *tourniquet*, definito come una «giarrettiera» idonea ad arrestare l'emorragia su un arto, così da evitare il decesso per dissanguamento, proprio come era avvenuto al suo amico capitano Bayne della *Royal Navy* Britannica a seguito di una ferita riportata a un arto nel corso di un combattimento navale.

Nella metà del 1800 è il medico tedesco Johann Friedrich von Esmarch (1823-1908) a introdurre l'uso di un laccio elastico in caucciù per ischemizzare gli arti da amputare e di un laccio (*garrot*) associato a una sorta di verricello per effettuare l'emostasi degli arti, laccio che faceva parte di un *kit* personale fornito ai soldati sul fronte.

L'interesse che Esmarch attribuiva al soccorso e agli strumenti per operare è sicuramente rintracciabile in alcuni trattati medici tradotti in più lingue quali: *Contributi alla chirurgia pratica*, *Il Manuale di tecnica chirurgica di guerra, Il primo soccorso in caso di incidenti improvvisi* e *La tecnologia chirurgica*.

È il medico inglese Joseph Lister (1827-1912), divenuto famoso per i suoi studi sulla antisepsi (per la distruzione degli agenti infettivi), a sperimentare alcuni modelli di *tourniquet* per comprimere i vasi sanguigni, tra cui anche uno strumento specifico realizzato per comprimere l'aorta addominale.

Nel 1867 vengono pubblicati alcuni articoli che trattano i suoi metodi di cura delle ferite, rispettivamente sul *Lancet Journal* e sul *British Medical Journal*.

Nel corso della Prima Guerra Mondiale (1914-1918) e della Seconda Guerra Mondiale (1939-1945) il *tourniquet,* così come lo conosciamo oggi, comincerà ad essere utilizzato da diversi eserciti coinvolti nei conflitti, con giudizi a volte contradditori e discordanti circa la sua efficacia e circa i rischi connessi al suo utilizzo, in particolare quelli relativi a presunte conseguenti amputazioni degli arti.

Durante la Guerra del Vietnam (1955-1975) vi sarà nuovamente un significativo utilizzo del *tourniquet*, fornito in dotazione ad alcuni Reparti d'*elite* dell'Esercito degli Stati Uniti d'America impiegati nel conflitto.

Attualmente la maggioranza delle Forze Armate e dei belligeranti delle nazioni utilizzano il *tourniquet* come dispositivo medico salvavita da impiegare in presenza di ferite emorragiche lungo gli arti.

Inoltre, il *tourniquet* comincia ad essere impiegato in maniera diffusa a livello internazionale anche in ambito civile da parte del Soccorso pubblico in emergenza, essendone stata riconosciuta l'importanza e l'utilità nel salvare vite.

## Il tourniquet: la soluzione

Il *tourniquet* è un dispositivo medico che, a seconda delle caratteristiche che lo contraddistinguono, può essere utilizzato in ambiente ospedaliero (pneumatico), per occludere il flusso sanguigno di un arto nel corso di procedure chirurgiche oppure in ambiente *extra* ospedaliero (meccanico), in situazioni di emergenza per arrestare un'emorragia massiva su un arto.

Nell'ambito del soccorso in emergenza il *tourniquet* è ormai divenuto uno strumento iconico in virtù della sua capacità riconosciuta di coniugare facilità di impiego, funzionalità ed efficienza.

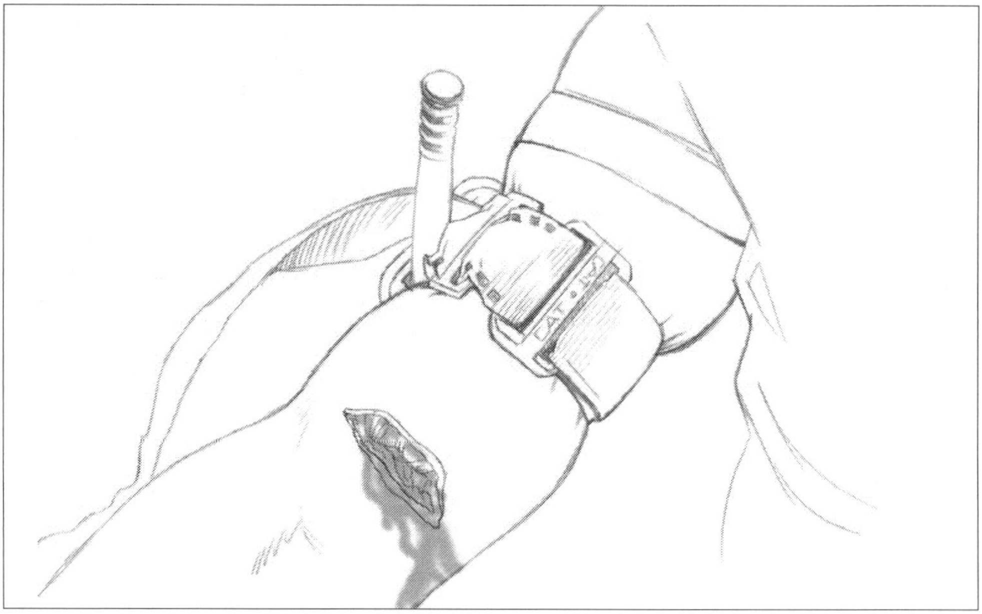

*Il tourniquet, correttamente posizionato sull'arto ferito, è in grado di arrestare completamente un'emorragia massiva in atto.*

Le caratteristiche costruttive di questo dispositivo sono improntate sulla facilità di utilizzo, sulla resistenza, sulla rapidità di applicazione e sull'efficacia nell'arrestare un'emorragia importante su un arto.

Il *tourniquet* va avvolto intorno all'arto su cui è presente l'emorragia, posizionato sempre e comunque tra la ferita e il cuore, indicazione quest'ultima alla base del suo impiego.

Il *tourniquet* dovrà esercitare una compressione in grado di contrastare e bloccare la pressione sistemica dell'arto interessato.

Infatti, una volta che il *tourniquet* verrà correttamente applicato, posizionato perpendicolarmente all'arto, messo in trazione e serrato, il flusso sanguigno si arresterà a monte della ferita dell'arto interessato, e visivamente si interromperà il sanguinamento dalla ferita.

Tramite l'impiego del *tourniquet* si eviterà, quindi, che il ferito possa perdere ulteriore volume ematico, andare in *shock* e morire.

Circa le nuove indicazioni per il suo utilizzo, secondo la trattatistica medica e le ultime linee guida ormai consolidate, supportate dai numerosissimi casi clinici esaminati, così come ampiamente documentati, il *tourniquet* può essere mantenuto sull'arto del paziente per un tempo continuativo di 2,0 ore circa dalla sua applicazione senza che si verificheranno danni gravi e irreparabili.

Una volta trascorso questo lasso temporale, cominceranno a verificarsi i primi effetti negativi a danno del ferito, che saranno direttamente proporzionali al trascorrere del tempo.

Questo periodo consente, comunque, un largo margine di impiego in sicurezza in contesti «normali», considerando che, ad esempio, in ambito urbano i soccorsi sanitari sopraggiungono sul posto in cui si trova un ferito entro un tempo stimato di molto inferiore a tale limite temporale.

Superato tale intervallo di tempo interverrà il rischio di incorrere in significativi danni neurologici, ischemia o sindrome compartimentale dell'arto interessato, i cui effetti potrebbero rendere necessarie, con il protrarsi del tempo trascorso, le fasciotomie (intervento chirurgico che coinvolge le fasce muscolari) o l'amputazione dell'arto coinvolto.

Potranno altresì cominciare a manifestarsi lesioni significative agli organi sistemici e paralisi transitorie o permanenti a danno del ferito.

È importante evidenziare che, una volta posizionato sull'arto, il *tourniquet* non dovrà assolutamente essere rimosso se non esclusivamente in ambito ospedaliero ed esclusivamente da parte di personale medico specializzato.

Rimuovere e allentare anche di poco il *tourniquet*, volutamente o accidentalmente, è altrettanto dannoso, se non ancor più pericoloso, che mantenerlo nel tempo.

Entrambe le operazioni infatti comporteranno il sicuro insorgere di patologie che potranno portare anche alla morte del paziente, per le ragioni che si specificheranno in seguito.

Non è un caso che alcuni *tourniquet* di nuova generazione siano stati realizzati con l'impiego di fibbie autobloccanti e sistemi di serraggio che rendono difficoltoso sbloccarlo una volta posizionato o che il *tourniquet* possa inavvertitamente allentarsi o sganciarsi.

Il forte dolore provocato dall'applicazione del *tourniquet*, che si manifesterà quasi immediatamente dopo pochi minuti dalla sua applicazione, che aumenterà con il passare del tempo, potrà spingere il ferito a chiedere insistentemente di volerlo allentare, di rimuoverlo o di riposizionarlo, portandolo a volte anche ad atteggiamenti violenti nei riguardi del soccorritore, che dovrà fare di tutto perché il *tourniquet* non venga spostato e, tantomeno, rimosso.

A tal proposito, il ferito dovrà essere informato in maniera immediata e chiara del motivo per cui verrà utilizzato il *tourniquet* e del forte dolore che gli provocherà, raccomandandogli di sopportarlo e di non rimuoverlo assolutamente per non incorrere nelle gravissime conseguenze che ciò può determinare.

Un forte dolore lamentato dal ferito non deve quindi indurre erroneamente a credere che il *tourniquet* sia stato posizionato in maniera sbagliata, sia stato posizionato troppo stretto o che debba essere riposizionato.

## La sindrome compartimentale

Come precedentemente illustrato, il *tourniquet* può essere indossato per un ragionevole periodo di tempo senza particolari conseguenze sulla salute del ferito, vale a dire che può essere mantenuto sull'arto per il periodo di tempo compreso entro le 2,0 ore.

Gli effetti clinici della prolungata pressione esercitata dal *tourniquet* sull'arto su cui è posizionato, in particolare sui vasi e sui muscoli coinvolti, sono assimilabili a quelli conseguenti alla sindrome compartimentale, conosciuta come rabdomiolosi post-traumatica o sindrome da schiacciamento (*crush syndrome*), tipica patologia che si riscontra in occasione di terremoti a seguito di crolli di fabbricati o di strutture, quando un ferito rimane ad esempio con un arto schiacciato, solitamente a seguito della pressione esercitata dal peso di travi, putrelle, tronchi, etc.

Il prolungato schiacciamento, a seconda dell'entità di occlusione dei vasi sanguigni coinvolti, con il trascorrere del tempo determinerà la degenerazione linfatica, lo *shock* ipovolemico e l'insufficienza renale acuta delle aree del corpo interessate. In tale situazione subentrano diversi fattori, quali la miolisi diretta, l'ischemia e il travaso di sangue, che hanno come effetto ultimo l'insorgere di un edema, ossia un accumulo di liquidi.

Il sangue, rimanendo bloccato all'interno delle fasce muscolari, genererà un gonfiore che tenderà ad aggravare la pressione dei tessuti di uno spazio fasciale chiuso, determinando così l'ischemia tessutale, ossia una riduzione della quantità di ossigeno nel flusso sanguigno.

Si avranno fenomeni di necrosi (morte) delle cellule del tessuto e di ipovolemia (diminuzione del sangue in circolo), e l'innalzamento del rischio di *shock* per il ferito.

L'aspetto più pericoloso della rabdomiolisi *post* traumatica è costituito comunque dal cd danno da riperfusione, ossia il danno che deriva dal ritorno in circolo del flusso sanguigno nell'arto in cui si era provocato l'arresto, se non controllato.

I danni della rabdomiolisi *post* traumatica si manifestano quando viene ripristinata la circolazione sanguigna del ferito dopo un periodo continuativo di ischemia.

Pertanto quando il sangue, che era trattenuto nell'arto dal *tourniquet* che verrà erroneamente allentato, riposizionato o rimosso, sarà rimesso in circolo, in gravissima inosservanza delle linee guida, verranno rilasciate nel sistema circolatorio tutte le sostanze conseguenti alla rabdomiolisi.

Vale a dire, verranno liberate tutte quelle sostanze tossiche (radicali, superossidi e idrossilici) che derivano dalla distruzione delle cellule muscolari e organiche conseguenti all'ischemia determinatasi a valle della compressione, mettendo seriamente a rischio la vita del ferito.

Le sostanze rilasciate nel torrente sanguigno possono essere costituite da acido urico, calcio, creatina, mioglobina, etc, tutte altamente tossiche, tali da provocare un'insufficienza renale e altre gravi patologie.

Va altresì considerato che l'insorgere dell'insufficienza renale determina conseguentemente l'ischemia corticale e la necrosi acuta dei tubuli renali.

Un'ulteriore aggravante del quadro clinico è determinata dall'improvviso travaso ad alti flussi di significative quantità di liquido ematico, ad esempio nell'arto che era stato compresso, che comporterà una conseguente repentina diminuzione di liquido ematico in circolo nelle altre sezioni del corpo.

In conclusione, la riperfusione, cioè il ripristino del flusso sanguigno, se non effettuata con le opportune cautele e accortezze, può determinare gravissime conseguenze a danno del paziente.

Si ribadisce che le operazioni di movimentazione del *tourniquet* potranno essere effettuate esclusivamente in un ambiente protetto quale è una struttura ospedaliera, e solo da parte del personale medico specializzato.

Tali evidenze, che risultano vitali per la salute del ferito, devono quindi essere ben comprese in fase di apprendimento delle modalità di soccorso per la gestione di un'emorragia massiva.

Similarmente sarà compito del soccorritore far comprendere al ferito che si soccorrerà, come detto, non sempre collaborativo dato il comprensibile stato di agitazione in cui verserà e per il fortissimo dolore che sentirà, l'importanza che il *tourniquet* non sia assolutamente spostato una volta posizionato.

Il soccorritore dovrà cercare di tranquillizzare, per quanto possibile, il ferito sulla circostanza che il *tourniquet* provochi molto dolore e rassicurarlo sul fatto che i soccorritori sanitari che sopraggiungeranno provvederanno a iniettargli degli appositi antidolorifici.

**Descrizione del tourniquet**

I *tourniquet* oggetto di questo Manuale sono quelli di tipo meccanico, da utilizzare in ambito *extra* ospedaliero.

Il *tourniquet* è costituito da una fascia in tessuto sintetico (nylon o poliestere) di lunghezza variabile, solitamente compresa tra i cm 90-110 circa e di una larghezza compresa tra i cm 3,5-4,0 circa, con un estremo provvisto di passante o fibbia (in leghe di alluminio o in polimeri) e con l'altro estremo della fascia predisposto per poter essere infilato nel passante o nella fibbia, per poterla serrare e bloccare.

Per esercitare la pressione necessaria a occludere i vasi sanguigni contenuti dalla fascia che avvolge l'arto, vi è il verricello o l'asta di torsione, (in leghe di alluminio o in polimeri), con una lunghezza variabile tra i cm 12-15 circa, che è fissato alla fascia, solitamente con una fettuccia di tessuto, così da trasferire la forza generata dalla sua rotazione in pressione circonferenziale sull'arto.

Solitamente, in corrispondenza del punto di fissaggio del verricello con la fascia, vi è una piastrina (in polimeri) per assicurare una migliore ripartizione della forza trasmessa lungo l'intera fascia.

La fascia verrà messa in tensione attraverso l'azione della rotazione del verricello intorno al punto fisso, stringendo in questa maniera l'arto man mano che verrà ruotato, garantendo di conseguenza l'arresto dell'emorragia.

Raggiunta la tensione della fascia intorno all'arto necessaria per bloccare (comprimere) i vasi sanguigni responsabili dell'emorragia massiva, il verricello verrà inserito all'interno di un sistema di blocco (in leghe di alluminio o in polimeri), posto in prossimità del passante-fibbia, solitamente costituito da un gancio, da un anello o da una *clip,* a seconda del modello di *tourniquet*.

Sulla fascia vi è una targhetta in tessuto, un genere di colore bianco o grigio, recante la dicitura *TIME* (orario) oppure un pittogramma raffigurante un orologio, una clessidra, etc, sul quale il soccorritore dovrà annotare l'ora dell'applicazione del *tourniquet* sull'arto, informazione che sarà fondamentale per il personale sanitario che interverrà successivamente in soccorso del ferito, una volta ricoverato presso la struttura ospedaliera.

La fascia dei *tourniquet* è solitamente di colori diversi in ragione del tipo di utilizzo e del personale che li impiegherà.

Così l'ES, i VVF e la PC impiegano per convenzione *tourniquet* con fasce di colore arancione o rosso, scelti di questo colore perché facilmente visibili e identificabili anche a distanza una volta posizionati sul ferito, diversamente le FFO e le FFAA impiegano *tourniquet* con fasce di colore nero, sabbia o verde, scelti di questo colore perché a bassa visibilità e adeguati al colore dell'uniforme del personale che li trasporterà e impiegherà.

Per le attività di *training* vengono invece di solito impiegati *tourniquet* con fasce di colore blu, colore scelto per convenzione a livello internazionale per realizzare oggetti da addestramento, colore immediatamente distinguibili rispetto ai colori delle fasce utilizzate per i *tourniquet* «operativi», i quali non dovranno assolutamente essere mai utilizzati in un soccorso reale.

È importante evidenziare che i *tourniquet* riportano solitamente un codice per indicare il lotto di produzione del prodotto ed eventualmente la data di costruzione-scadenza (a volte espressa con dei pittogrammi), oltre ad alcune marcature stampigliate sulle parti che li compongono per dimostrarne l'originalità.

Alcuni *tourniquet* hanno scadenza «illimitata» ma il buon senso consiglia comunque di sostituirli dopo un ragionevole numero di anni essendo realizzati con materiali che tendono inevitabilmente a deteriorarsi.

### *Modelli di tourniquet*

Sul mercato sono reperibili diversi modelli di *tourniquet* realizzati da molteplici società costruttrici, in costante evoluzione, sempre aggiornati con successive «generazioni» che si susseguono nel tempo, ma il principio di funzionamento, le caratteristiche e le modalità di utilizzo, in linea generale, risultano invariate e sovrapponibili per tutti i modelli.

Tra i vari *tourniquet* che si sono distinti per qualità ed efficacia, tra i primi ad essersi affacciati sul mercato, e maggiormente utilizzati da parte delle FFO, delle FFAA e dagli operatori sanitari, si hanno:

- il *Combat Application Tourniquet (CAT)*, caratterizzato da una fascia in tessuto liscio e con una porzione in velcro, da una fibbia con un passante e da un verricello;
- lo *Special Operation Forces Tactical Tourniquet-Wide (SOFTT-W)*, caratterizzato da una fascia in tessuto liscio, da una fibbia auto-bloccante sagomata e un gancio, e da un verricello.

Per le loro caratteristiche principali, i sopra citati *tourniquet* sono sostanzialmente accomunabili ai diversi modelli reperibili e, pertanto, verranno successivamente illustrati in dettaglio, così da comprendere quelle che sono le proprietà e specifiche che caratterizzano in generale i vari modelli.

Verrà altresì illustrato un modello di *tourniquet* di nuova generazione, il *SAM XT Extremity Tourniquet*, che presenta caratteristiche e soluzioni tecniche innovative, in particolare per la fibbia autobloccante a scatto.

Il *CAT* e il *SOFTT-W*, già certificati dal *Food and Drug Administration (FDA)*, l'ente del Governo degli Stati Uniti che si occupa della regolamentazione dei prodotti alimentari e farmaceutici, sono stati i primi *tourniquet* ad essere raccomandati a cominciare dal 2004 da parte del *CoTCCC* che, si ricorda, ha partecipato alla stesura del corso sul *BCon* dell'*ACS*.

Successivamente, nel 2018, il *CoTCCC* ha effettuato una nuova indagine volta a identificare i *tourniquet* che meglio rispondevano a determinati requisiti qualitativi tali da elevarne le proprietà, adottando i seguenti criteri di valutazione:

1. occlusione arteriosa;
2. tempo di applicazione;
3. semplicità di applicazione;
4. pressione esercitata;
5. specifiche tecniche;
6. problemi e contro indicazioni;
7. vantaggi sull'impiego;
8. costo.

Tra i numerosi *tourniquet* disponibili sul mercato, ne sono stati selezionati e testati 19, di cui solamente 8 hanno superato i *test*, alcuni caratterizzati da soluzioni tecniche innovative e migliorative, quali ad esempio utilizzare fasce realizzate con materiale molto confortevole, utilizzare un cricchetto per tendere la fascia o utilizzare un sistema di blocco automatico.

Vengono di seguito riportati i nuovi 8 modelli raccomandati dal *CoTCCC*, proprio quei modelli che sono stati riportati nel *STOP THE BLEED Course* dell'*ACS*:

- *Combat Application Tourniquet (CAT), Generation 6 (fibbia a due passanti)*
- *Combat Application Tourniquet (CAT), Generation 7, CAT (fibbia a un passante)*
- *Ratcheting Medical Tourniquet-Tactical (RMT-T)*
- *SAM Extremity Tourniquet (SAM-XT)*
- *Special Operation Forces Tactical Tourniquet Wide (SOF TT-W)*
- *Tactical Mechanical Tourniquet (TMT)*
- *TX2 Tourniquet RevMedx*
- *TX3 Tourniquet RevMedx*

Tra questi modelli, 3 *tourniquet* comparivano già nell'elenco precedente (*CAT* e *SOFTT-W*), a conferma, se ce ne fosse stato bisogno, dell'eccellenza delle caratteristiche che li contraddistinguevano e che continuano a contraddistinguerli.

È importante evidenziare che tali *tourniquet* sono tutti utilizzabili anche in autosoccorso, servendosi di una sola mano e in tempi molto contenuti che, a seconda del modello e dell'abilità dell'operatore, possono variare dai 15 secondi ai 25 secondi circa.

Anche se potrà sembrare scontato, si specifica come siano assolutamente da scartare e da non prendere in considerazione *tourniquet* di modesta qualità, di produzione scadente e di provenienza dubbia, tali da poter presentare durante il loro utilizzo malfunzionamenti, inceppamenti e rotture, così da pregiudicare irrimediabilmente l'esito finale del soccorso.

A conferma dell'inefficacia e della non affidabilità di *tourniquet* scadenti, di tipo economico, tali considerazioni sono state rimarcate dall'*HC* e dallo stesso corso sul *BCon* dell'*ACS*.

Qualora ci fosse necessità di un'ulteriore conferma, si è avuto modo di constatare in prima persona tali conclusioni grazie alle esperienze vissute con alcuni Reparti delle FFO e delle FFAA che, in attività di *training*, avevano utilizzato *tourniquet* «commerciali», durante le quali si sono riscontrati cedimenti e rotture di tali *tourniquet* non di qualità.

Fermo restando quanto finora esposto in ordine alla necessità di utilizzare unicamente *tourniquet* con riconosciute caratteristiche di qualità e affidabilità, vale a dire certificati, ogni categoria di soccorritore opterà per il *tourniquet* più idoneo al tipo di contesto e situazione in cui dovrà essere utilizzato, come del resto avviene per gli altri materiali e attrezzature da impiegare in ambito di primo soccorso e più in generale in ambito operativo.

L'impiego del *tourniquet* in ambito civile o militare, in ambito marittimo o montano, in un clima torrido o rigido, saranno tutti elementi da tenere in dovuta considerazione per determinare la scelta del *tourniquet* più confacente a cui affidarsi.

Una volta identificato il *tourniquet* che meglio risponderà alle specifiche esigenze dell'operatore, rapportate al contesto in cui opererà, sarà necessario impratichirsi con il suo utilizzo.

## *Impiego di tourniquet diversi*

Questo Manuale si è posto l'obiettivo di mettere il futuro *first responder* nelle condizioni di intervenire con successo nell'arrestare un'emorragia severa, analizzando le molteplici variabili e criticità che potranno influenzare il successo dell'intervento, compreso l'impiego di diversi *tourniquet.*

In ragione di tali considerazioni si è voluto prendere spunto da uno studio svolto nel 2018, su iniziativa di Justin C. McCarty, del *Gillette Stadium* e del *Longwood Medical Area* di Boston, Massachusetts, che ha indagato sull'apprendimento nell'impiego del *tourniquet* da parte di futuri soccorritori, che sono stati addestrati utilizzando un unico modello (monomarca) di *tourniquet*, esaminando le conseguenti criticità che tale scelta ha comportato nell'impiegarne successivamente altri.

In particolare tale attività di indagine ha evidenziato come il soccorritore sia significativamente legato alla marca-modello di *tourniquet* utilizzato nel corso di formazione che ha frequentato.

Si è notato come l'operatore si trovi in difficoltà nel momento in cui dovesse utilizzare un tipo di *tourniquet* diverso da quello impiegato in fase addestrativa o quando dovesse servirsi di un *tourniquet* improvvisato, con una significativa percentuale di conseguenti insuccessi nel suo impiego.

Si è infatti riscontrato un numero elevato di utilizzi impropri ed errato posizionamento di *tourniquet* «sconosciuti», rispetto a quello impiegato per la formazione, con conseguenti fallimenti nell'arrestare un'emorragia.

Tali insuccessi e incapacità di un corretto impiego sono sicuramente ascrivibili alle caratteristiche tecniche-costruttive che differenziano i molteplici modelli di *tourniquet* disponibili sul mercato che li differenziano per i materiali, i sistemi di serraggio, i tipi di blocco e altro, che non si conoscono e che non sono stati mai visti.

Il fattore emotivo inoltre inciderà sull'utilizzo di uno strumento, in questo caso un *tourniquet*, che non si «riconosce» e che non si è utilizzato in precedenza, che è percepito come un ulteriore ostacolo da affrontare nella già complicata fase del soccorso, un'ulteriore fonte di *stress* per il soccorritore che cerca istintivamente nella sua memoria sicurezze, certezze o semplicemente appigli per poter operare correttamente.

Alla luce di tali evidenze possono trarsi alcune considerazioni, o meglio spunti di riflessione, per eliminare o comunque contenere tali criticità che sembrano confermate da circostanze comparabili, quando si debba effettuare un intervento, non necessariamente solo in ambito di soccorso, in cui ci si trovi ad agire utilizzando strumenti o materiali che si credeva erroneamente di conoscere o ritenuti di facile impiego, che di fatto sono differenti.

Così anche la semplice operazione di aprire una borsa o uno zaino, piuttosto che effettuare una chiamata con un telefono mobile che non abbiamo mai avuto modo di vedere o di utilizzare in precedenza, potrà risultare un'operazione difficoltosa, che non è scontato riusciremo a compiere.

Similmente, gli stessi defibrillatori semi-automatici presenti sul mercato di tipologie, marche e modelli diversi, risultano di non scontato impiego da parte di un *professional first responder* sanitario che si trovi a doverlo utilizzare per la prima volta, avendo fatto esperienza durante il corso formativo solo su uno specifico modello.

Tali riflessioni mi hanno quindi convinto a illustrare, anche se brevemente, le caratteristiche e l'impiego di diversi *tourniquet*, compreso un *tourniquet* improvvisato tra i tanti realizzabili, così da preparare un futuro soccorritore ad avere una panoramica di riferimento a cui attingere, affinché sia predisposto mentalmente ad affrontare un'emorragia anche utilizzando *tourniquet* e strumenti assimilabili a un *tourniquet*.

In ragione di quanto fin qui detto, risulterà quindi utile in fase di addestramento maneggiare e impratichirsi con più *tourniquet*, differenti per modello e per tipologia, e realizzarne uno di fortuna.

## *Il Combat Application Tourniquet (CAT)*

Il *Combat Application Tourniquet-CAT (Generation 7)* è costituito da una fascia in nylon lungo la quale, su un lato, vi è del velcro maschio-femmina, e da un verricello.

La fascia ha a un'estremità una fibbia, costituita da un passante zigrinato (le versioni precedenti avevano un doppio passante), realizzata in polimeri e ha l'altra estremità lasciata libera, da infilare nella fibbia.

L'estremità libera è arrotondata e ha un leggero spessore, inserito tra la fascia e il velcro, così da irrigidirla per facilitare l'inserimento nel passante della fibbia e agevolarne la presa.

L'estremità libera, una volta infilata nel passante, andrà ripiegata su se stessa nel punto utile per determinare l'ampiezza del bracciale da posizionare intorno all'arto facendo aderire la porzione di velcro presente lungo la fascia per poterne così regolare il diametro in modo che stringa e aderisca perfettamente a un braccio o a una gamba, in ragione delle dimensioni.

Per stringere e tirare la fascia efficacemente, è consigliabile che l'estremità libera, tenuta in tensione, sia portata verso l'alto e quindi tirata in basso verso chi la starà posizionando, così da permettere che la fascia scorra nella fibbia e si stringa, facendo quindi aderire il velcro alla fascia.

La successiva ulteriore messa in tensione della fascia intorno all'arto avverrà tramite la rotazione del verricello realizzato in polimeri (acetile), provvisto di scanalature antiscivolo, che potrà essere girato indistintamente in senso orario od antiorario (si è naturalmente portati a girarlo in senso orario essendo il movimento naturale utilizzato per stringere/chiudere un rubinetto, una vite, etc).

Il verricello è collegato alla fascia tramite una fettuccia in *naylon* che passa in una feritoia realizzata al centro del verricello, fettuccia che è inserita e cucita all'interno dell'intera fascia, così da trazionare la fascia a seguito della rotazione, ripartendo la tensione circonferenziale intorno all'arto.

In corrispondenza del verricello, al di sotto della fascia, vi è una piastrina di distribuzione che ha la funzione di ripartire la forza esercitata dalla rotazione del verricello.

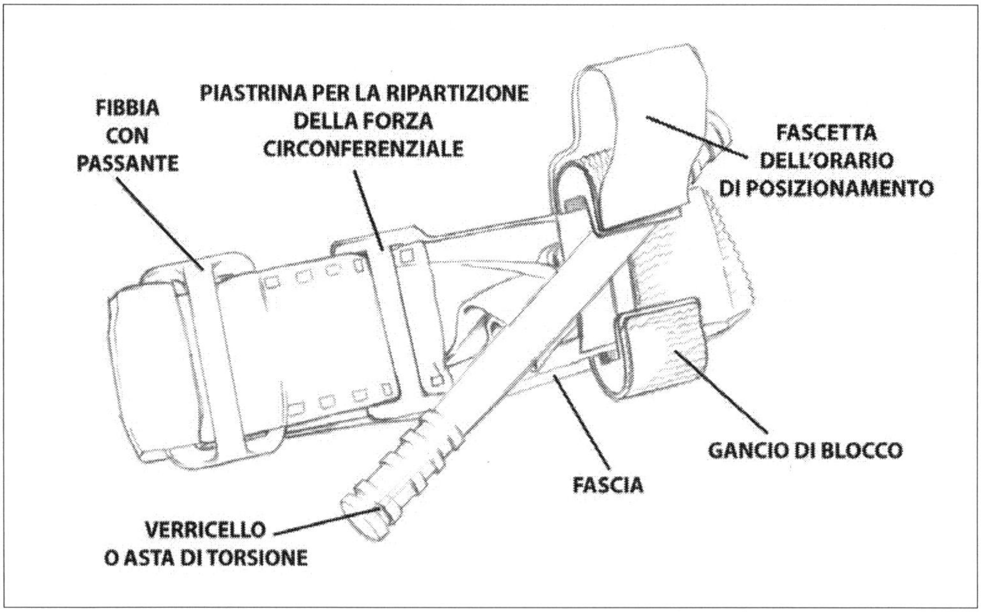


*Tourniquet Combat Application Tourniquet (CAT).*

Una volta raggiunto il serraggio tale da arrestare l'emorragia, il verricello verrà infilato e bloccato all'interno di un archetto (*clip*) in polimeri sintetici, che è strombato agli estremi così da agevolare l'inserimento e il blocco stesso del verricello.

Una volta incastrato il verricello, andrà inserita la fascia di trazione all'interno dell'archetto sopra il verricello, e l'archetto andrà successivamente chiuso con l'apposita fascetta, provvista di velcro, che è attaccata all'estremità dello stesso.

Su tale fascetta, di colore bianco o grigio, recante la dicitura *TIME* (orario), andrà scritta con un pennarello o una penna l'ora in cui è stato posizionato il *tourniquet* sull'arto del ferito.

Il *tourniquet* sarà predisposto all'impiego, tenuto piegato su se stesso tramite il velcro presente lungo tutta la sua fascia e non ci sarà quindi bisogno di elastici o altri mezzi di ritenzione.

Il *CAT*, caratterizzato da un'ottima fattura, risulta particolarmente facile da posizionare sia per l'auto-applicazione sia per l'impiego da parte di un soccorritore su un ferito, ed è intuitivo nell'utilizzo anche per soggetti meno esperti, necessitando di una pratica contenuta per assimilarne il corretto uso.

Inoltre, rispetto ad altri modelli di *tourniquet*, la presenza del velcro lungo la fascia risulta particolarmente funzionale ai fini del posizionamento e del fissaggio della fascia, evitando altresì che l'estremità libera del *tourniquet* possa essere di intralcio in fase di posizionamento.

Tra le criticità potenziali, vi è la circostanza che il tessuto in velcro possa imbibirsi di sangue o sporcarsi di terriccio, sabbia, etc nel corso del suo impiego, teoricamente a discapito della tenuta del velcro.

L'utilizzo esclusivamente di materiali sintetici, se da una parte è un vantaggio in termini di leggerezza, di funzionalità, etc, dall'altro può teoricamente renderlo più soggetto ad alterazioni o a rotture delle parti che la compongono rispetto ad altri materiali.

### *Lo Special Operation Forces Tactical Tourniquet-Wide (SOFTT-W)*

Lo *Special Operation Forces Tactical Tourniquet-Wide-SOFTT-W* (*Generation 4*) è costituito da una fascia in nylon che ha a un'estremità un gancio, realizzato in lega leggera metallica e l'altra estremità lasciata libera, infilata in una fibbia doppia autobloccante (*quick compression buckle*) realizzata in lega metallica anodizzata, che è sagomata per poter essere agganciata al gancio sopra citato, e da un verricello.

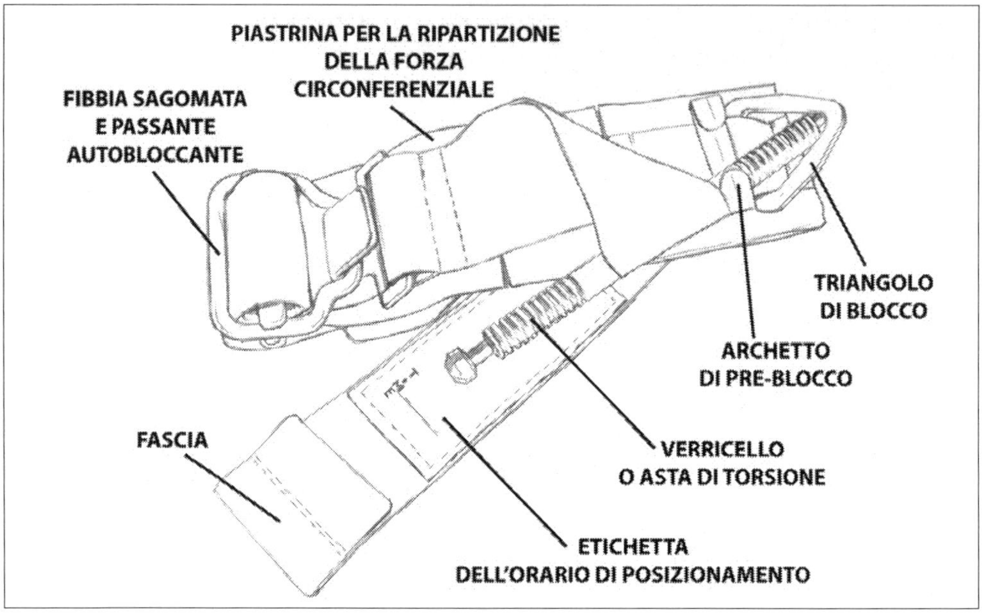


*Tourniquet Special Operation Forces Tactical Tourniquet-Wide (SOFTT-W).*

Lo svincolo della fibbia dal gancio avviene tramite la rotazione di 90° della fibbia stessa, mentre l'inserimento della fibbia nel gancio avviene infilandola direttamente nel gancio.

L'estremità libera che scorre nella fibbia permette di modificare il bracciale da posizionare intorno all'arto, per poterne così regolare il diametro in modo che stringa e aderisca perfettamente a un braccio o a una gamba, in ragione delle dimensioni.

Per poter stringere efficacemente la fascia tirando l'estremità libera, è importante che la fascia del *tourniquet* sia tenuta ferma al fine di evitare che giri impropriamente intorno all'arto anziché stringersi.

Per stringere e tirare fascia efficacemente, una volta che il *tourniquet* sarà stato bloccato, è consigliabile che l'estremità libera tenuta in tensione sia portata verso l'alto e quindi tirata in basso verso chi la starà posizionando, così da permettere che la fascia scorra nella fibbia autobloccante e si stringa.

La successiva ulteriore messa in tensione della fascia intorno all'arto avverrà con la rotazione del verricello realizzato in lega di alluminio anodizzato, provvisto di zigrinature antiscivolo, che potrà essere girato indistintamente in senso orario od antiorario.

Il verricello è collegato direttamente alla fascia che è inserita in una feritoia realizzata al centro del verricello e lo blocca alla fascia tramite una cucitura, così da trazionare la fascia a seguito della rotazione, ripartendo la tensione circonferenziale intorno all'arto.

In corrispondenza del verricello, al di sotto della fascia, vi è una piastrina di distribuzione che ha la funzione di ripartire la forza esercitata dalla rotazione del verricello.

Una volta raggiunto il serraggio tale da arrestare l'emorragia, il verricello verrà infilato inizialmente all'interno di un archetto di *pre*-blocco (*tourniquet retention assistance clip*), realizzato in polimeri (acetilene), che è stato aggiunto nella versione aggiornata per facilitare il blocco del verricello per l'autoapplicazione del *tourniquet* con una sola mano, e quindi definitivamente bloccato nel triangolo apposito (*tri-ring*) realizzato in polimeri.

Sull'estremità libera della fascia è cucita un'etichetta di colore bianco, su cui andrà scritta con un pennarello o una penna l'ora in cui è stato posizionato il *tourniquet* sull'arto.

Il *tourniquet* sarà predisposto all'impiego, tenuto piegato su se stesso tramite due elastici resistenti ai raggi UV, forniti in dotazione con il *tourniquet*, avvolti ai due estremi.

Il *SOFTT-W*, caratterizzato da un'ottima fattura, pur risultando intuitivo nell'utilizzo anche per soggetti meno esperti, richiede una certa pratica per l'impiego da parte del soccorritore e soprattutto per l'auto-applicazione nel stringerlo intorno all'arto.

Questo proprio per la circostanza, già menzionata, che la fascia tende a scivolare e girare intorno all'arto se non viene preventivamente bloccata.

Per limitare tale inconveniente di slittamento del bracciale in autosoccorso, a seconda di dove sarà posizionato il *tourniquet*, si potranno adottare i seguenti accorgimenti.

Se il *tourniquet* verrà posizionato su un braccio, si potrà bloccare la fascia tra l'interno del proprio braccio e il costato; diversamente, si potrà comprimere la fascia contro una superficie rigida quale un tavolo, un muro oppure, se verrà posizionato su una gamba, si potrà comprimere la fascia contro il pavimento se si è seduti a terra, così da bloccare il *tourniquet* tra l'arto e la superficie del terreno.

Tali accortezze nell'utilizzo richiedono quindi una costante attività addestrativa volta ad acquisirne e conservarne gli automatismi occorrenti per un efficace impiego.

Tra i pregi ascrivibili, vi sono sicuramente la qualità, la resistenza e la finitura dei materiali delle diverse parti che la compongono, alcune realizzate in lega metallica, oltre al vantaggio che, una volta ripiegato su se stesso, si presenti molto compatto, caratteristica da non sottovalutare ai fini del suo trasporto.

### *Il SAM XT (Extremity Tourniquet)*

Il *SAM XT Extremity Tourniquet* è costituito da una fascia in nylon, lungo la quale, su un lato, vi è del velcro maschio-femmina, su cui sono realizzati dei fori in serie accoppiati e da un verricello.

La fascia ha a un'estremità una fibbia costituita da un passante con sistema auto-bloccante con due perni a scatto, realizzata in polimeri, e ha l'altra estremità lasciata libera, da infilare nella fibbia.

L'estremità libera è arrotondata ed è ruvida al tatto per facilitarne la presa e l'inserimento nel passante della fibbia, ed è provvista di una linguetta a contrasto per facilitarne la visione notturna.

L'estremità libera, una volta infilata nel passante, andrà ripiegata su se stessa nel punto utile per determinare l'ampiezza del bracciale da posizionare intorno all'arto, andrà quindi trazionata con forza e con un movimento deciso, così da fare scattare i due perni della fibbia stringendo il braccio o la gamba in ragione delle dimensioni, impedendo che il *tourniquet* possa allentarsi o aprirsi una volta posizionato.

Per stringere e tirare la fascia efficacemente, è consigliabile che l'estremità libera tenuta in tensione sia portata verso l'alto e quindi tirata in basso verso chi la starà posizionando, così da permettere che la fascia scorra nella fibbia e venga bloccata automaticamente dal sistema *TRUFORCE buckle* attraverso i due perni a scatto che si infileranno nei fori presenti lungo la fascia, facendo quindi aderire il velcro alla fascia.

La successiva ulteriore messa in tensione della fascia intorno all'arto avverrà tramite la rotazione del verricello, realizzato in alluminio «aeronautico» 6061-T6, provvisto di zigrinature antiscivolo, che potrà essere girato indistintamente in senso orario o antiorario.

Il verricello è collegato direttamente alla fascia tramite l'asola cucita lungo la fascia e un rivetto passante, così da trazionare la fascia, ripartendo la tensione circonferenziale intorno all'arto.

In corrispondenza del verricello, al di sotto della fascia, vi è una piastrina di distribuzione *TruFlex* che ha la funzione di ripartire la forza esercitata dalla rotazione del verricello.

Una volta raggiunto il serraggio tale da arrestare l'emorragia, il verricello verrà infilato e bloccato all'interno di un archetto (*clip*) in polimeri sintetici.

Una volta incastrato il verricello, l'archetto andrà successivamente chiuso con l'apposita fascetta, provvista di velcro, che è attaccata all'estremità dello stesso.

Su tale fascetta, di colore grigio, recante il pittogramma di un orologio, andrà scritta con un pennarello o una penna l'ora in cui è stato posizionato il *tourniquet* sull'arto del ferito.

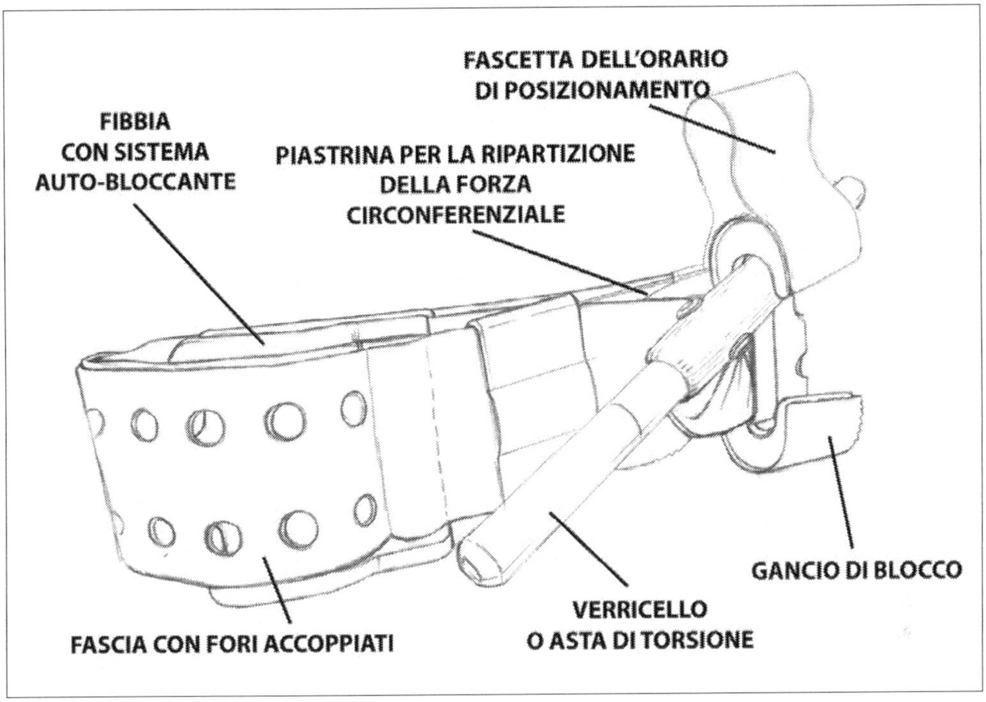


*Tourniquet SAM XT (Extremity Tourniquet).*

Il *tourniquet* sarà predisposto all'impiego, tenuto piegato su se stesso tramite il velcro presente lungo tutta la fascia e non ci sarà quindi bisogno di elastici o altri mezzi di ritenzione.

Il *SAM XT*, caratterizzato da un'ottima fattura, risulta particolarmente facile da posizionare sia per l'auto-applicazione sia per l'impiego da parte di un soccorritore su un ferito ed è molto intuitivo nell'utilizzo anche per soggetti meno esperti, necessitando di una pratica contenuta per assimilarne il corretto uso.

Inoltre, il fissaggio e la tenuta della fascia sono completamente indipendenti dal velcro grazie al sistema a scatto della fibbia in grado di bloccare la fascia trazionata.

Tra le criticità potenziali vi è la circostanza che il tessuto in velcro possa imbibirsi di sangue o sporcarsi di terriccio, sabbia, etc. nel corso del suo impiego, teoricamente a discapito dell'aderenza del velcro, circostanza comunque non rilevante ai fini della tenuta del *tourniquet.*

L'utilizzo misto di materiali sintetici e in lega metallica risulta un ottimo binomio in termini di peso e di resistenza.

### *Perché utilizzare il tourniquet*

Come si è già avuto modo di evidenziare, tra gli innumerevoli vantaggi nel servirsi del *tourniquet* in presenza di un'emorragia massiva che interessa gli arti, ci sono la facilità di impiego, la possibilità di utilizzo da parte di personale addestrato in tempi brevi e da parte di personale non sanitario (non trattandosi di un dispositivo medico invasivo di esclusiva competenza del personale medico od infermieristico), la velocità nel posizionamento e, soprattutto, l'efficacia nell'arrestare un'emorragia massiva.

Il *tourniquet* ha inoltre il pregio di poter essere utilizzato indistintamente sia da parte di un soccorritore su un ferito e sia in autosoccorso, servendosi di una sola mano, compiendo in sequenza una serie di azioni elementari prestabilite, che verranno illustrate nel dettaglio in seguito, attenendosi comunque rigorosamente a quanto previsto dalle indicazioni sul *BCon* circa l'utilizzo.

Va evidenziato, inoltre, che l'impiego del *tourniquet*, poiché non richiede che il ferito o il soccorritore debbano essere impegnati a esercitare una pressione costante sulla ferita per arrestarne l'emorragia, come invece avverrebbe in mancanza di un *tourniquet* dovendo utilizzare le mani in maniera continuativa per comprimere l'emorragia, presenta l'indubbio vantaggio di permettere al soccorritore e al ferito di poter effettuare altre operazioni.

Così, ad esempio, nel caso di un soccorritore che abbia già posizionato il *tourniquet* su un ferito, lo stesso potrà continuare a prestargli altre cure, prestare soccorso ad altri feriti o dedicarsi ad altre attività.

In presenza quindi di un'emorragia severa che abbia interessato un arto, l'utilizzo del *tourniquet* da parte del soccorritore sarà sempre la prima opzione a cui ricorrere per controllare e arrestare l'emorragia.

### *Trasporto del tourniquet da parte degli operatori dell'Emergenza Sanitaria*

Le procedure sul *BCon* divulgate dal corso dell'*ACS* stanno trovando sempre maggior consenso e diffusione a livello internazionale e, in particolare, il *tourniquet* anche grazie alle ridotte dimensioni, alla leggerezza e alla maneggevolezza, è entrato sempre di più a far parte della dotazione degli operatori appartenenti al personale dell'ES, delle FFO, delle FFAA, dei VVF, etc, i quali adottano ciascuno modi e sistemi specifici per il suo trasporto in relazione alle proprie esigenze operative.

Gli operatori dell'ES trasportano solitamente più tipologie di *tourniquet* all'interno del proprio zaino di primo soccorso (*medical bag*), insieme ad altri dispositivi medici, solitamente custoditi in apposite confezioni protettive, a volte provviste di «finestre» trasparenti così da renderne visibile il contenuto, e con sistemi di apertura rapida «a strappo».

I *tourniquet* vengono solitamente stipati nell'apposito comparto dedicato all'arresto delle emorragie massive, posizionati appena si aprirà lo zaino, in maniera tale da poter essere estratti immediatamente, insieme ai primi dispositivi medici da utilizzare.

Il numero, la tipologia e le dimensioni dei *tourniquet* a disposizione permetteranno all'operatore del soccorso di utilizzare il modello che meglio risponderà alle esigenze dell'emergenza a cui dovrà fare fronte in ragione del tipo, della posizione, della profondità della ferita emorragica da arrestare e del numero di persone da soccorrere.

I *tourniquet* utilizzati dal personale del soccorso hanno solitamente la caratteristica di avere la fascia colorata con tinte accese, come già anticipato, così da facilitarne l'identificazione in fase di ricerca per l'impiego immediato e di consentirne successivamente l'identificazione indosso al ferito, anche da parte di personale che non è stato coinvolto direttamente nella prima fase del soccorso o che si trovi a distanza dal ferito.

### *Trasporto del tourniquet da parte delle Forze dell'Ordine e delle Forze Armate: sempre in vista*

A livello internazionale, per le FFO e per le FFAA, il *tourniquet* è ormai parte integrante della dotazione individuale, oltre a essere inserito nei *kit* di primo soccorso, negli *Individual Fist Aid Kit* (*IFAK*), etc previsti per il personale impiegato sul territorio nazionale e all'estero.

In contesti di polizia o militari il *tourniquet*, in ragione delle modalità di impiego, verrà trasportato fissandolo direttamente addosso all'operatore secondo prassi consuetudinarie circa la posizione e il sistema di fissaggio, per permetterne un immediato impiego. Si è assistito infatti a una sorta di standardizzazione sulle modalità per traportare il *tourniquet* in ambito operativo.

Indossando un giubbotto antiproiettile (*plate carrier*), un *gilet* tattico (*modular vest*), un *chest rig*, etc, il *tourniquet* verrà posizionato in corrispondenza della parte superiore del «*tactical vest*», frontalmente o lateralmente lungo gli spallacci, affinché possa essere afferrato velocemente, indistintamente con entrambe le mani dall'operatore che lo porta, e possa essere identificato facilmente ed essere afferrato anche da parte di terzi in caso di ferimento di chi lo trasporta, se si rendesse necessario. In questo caso si è volutamente utilizzato il termine afferrare, perché la rapidità e la dinamicità nel prendere il *tourniquet* sono strettamente legate all'ubicazione e alla modalità di posizionamento dello stesso: dovrà infatti essere raggiungibile facilmente e velocemente.

Dovrà essere potenzialmente raggiungibile utilizzando anche una sola mano, indistintamente la destra o la sinistra, in autosoccorso in caso si fosse feriti o impediti nell'utilizzare una delle due mani.

Il posizionamento del *tourniquet* bene in vista e in un'area del corpo facilmente accessibile risponde all'esigenza che il soggetto con un'emorragia massiva su un arto possa essere raggiunto e soccorso da qualsiasi altro collega e individuo che sia presente, anche se privo di un *tourniquet*.

Il soccorritore sopraggiunto potrà quindi utilizzare quello in dotazione al ferito, proprio perché facilmente visibile e raggiungibile anche se il ferito fosse in stato di incoscienza, e avvolgerlo sull'arto del ferito.

In questa maniera si eviterà inoltre che il soccorritore intervenuto debba privarsi del suo eventuale *tourniquet,* non rimanendone quindi sprovvisto.

Oltre ad essere ben visibile, il *tourniquet* dovrà essere facilmente e immediatamente identificabile, leggi rintracciabile da parte di terzi.

Tale obiettivo potrà essere garantito non tanto dal colore acceso o a contrasto del *tourniquet*, ma piuttosto dal suo posizionamento e dal supporto utilizzato per fissarlo sull'operatore, marcato solitamente con una croce colorata (rossa, bianca, etc) o con l'acronimo *TQ* (*tourniquet*).

Quando si indossa un giubbotto antiproiettile o un gilet tattico, si dovrà evitare quindi di posizionare il *tourniquet* diversamente da come sopra descritto, perché tale scelta non risponderebbe alla posizione *standard* convenzionalmente utilizzata in ambito di operatori delle FFO e delle FFAA e, inoltre perché posizionarlo lungo la vita potrebbe essere d'intralcio all'operatore.

Le FFO, quando operano in uniforme, ma in assenza del giubbotto antiproiettile eventualmente indossato sotto l'uniforme, e quando operano in borghese, sono solite posizionare il *tourniquet* lungo la vita, lungo il cinturone o la cintura.

Se trasportato lungo la vita, sarà consigliabile che venga posizionato sempre nella medesima posizione frontalmente, non oltre i fianchi, al fine di far acquisire un riflesso condizionato all'operatore nel trovarlo istintivamente in caso di un intervento in soccorso o in autosoccorso.

Una scelta, quella della posizione da adottare, che dovrà essere uniformata per tutto il personale appartenente al medesimo Corpo, Reparto, Squadra, etc, così che possa essere agevolmente trovato e utilizzato eventualmente in caso di bisogno da tutti gli operatori e i colleghi del medesimo *team*.

Si ribadisce che il *tourniquet* trasportato lungo la vita non dovrà mai essere posizionato posteriormente, e soprattutto non in corrispondenza della colonna vertebrale.

In particolare il *tourniquet*, in caso di caduta sulla schiena dell'operatore:

1. sarebbe difficilmente raggiungibile dall'operatore in caso di autosoccorso e sarebbe difficilmente visibile e raggiungibile dagli altri colleghi eventualmente sopraggiunti a soccorrerlo.
2. potrebbe provocare delle lesioni alla colonna vertebrale;

In sintesi, il trasporto del *tourniquet* dovrà soddisfare i seguenti requisiti tali da poterlo effettivamente utilizzare in caso di necessità:

- essere posizionato lungo l'area frontale del busto;
- essere facilmente identificabile;
- essere afferrabile con una sola mano in autosoccorso;
- essere posizionato sempre nella stessa posizione *standard*.

### *I sistemi per fissare il tourniquet da parte delle Forze dell'Ordine e delle Forze Armate*

Circa i sistemi di fissaggio del *tourniquet* sono disponibili sul mercato molteplici tipologie di custodie, foderi e porta *tourniquet* caratterizzati da foggia, materiali e sistemi di fissaggio diversi.

Se, da una parte, l'utilizzo di custodie caratterizzate da materiali molto resistenti e da forme particolarmente avvolgenti, assicurano una protezione maggiore e un rischio limitato che il *tourniquet* si possa lesionare o sfilare una volta fissato al giubbotto antiproiettile, al cinturone, alla cinta, etc, di contro alcune custodie ne limitano la facilità e la rapidità di estrazione, caratteristiche che risultano comunque determinanti in presenza di un'emorragia massiva in cui i secondi contano, soprattutto in condizioni di autosoccorso.

Pertanto sarà cura dell'operatore, o meglio del *team* a cui si appartiene, valutare il livello di protezione richiesto dalla custodia, rapportato alla funzionalità e alle condizioni di impiego del *tourniquet*, trovando il giusto compromesso rispetto alle proprie specifiche esigenze.

La necessità di rendere facilmente individuabile il *tourniquet* da eventuali soccorritori terzi ha fatto sì che alcune delle custodie disponibili sul mercato, come detto, presentino parti o scritte caratterizzate da colori accesi o permettano che il *tourniquet* rimanga completamente esposto e in vista, così da poterlo facilmente identificare.

Non sarà inoltre inusuale vedere o imbattersi in immagini che ritraggono operatori con *tourniquet* fissati sul giubbotto antiproiettile semplicemente con elastici, con fascette di plastica o con ganci, privi di custodia.

In linea di principio si sconsigliano tali sistemi di fissaggio, essendo possibile che il *tourniquet* si sganci o che subisca danni e alterazioni dovute a fattori esterni, rendendolo quindi inutilizzabile e inefficace nel momento del bisogno.

Se comunque si opterà per tale scelta, si raccomanda di avere l'accortezza di effettuare una costante verifica circa lo stato di fissaggio, oltre che sullo stato di conservazione e di usura del *tourniquet* stesso.

Il buon senso, ricerche in tal senso e l'esperienza diretta hanno evidenziato come l'esposizione del *tourniquet* a fattori ambientali, primo fra tutti l'azione dei raggi ultravioletti del sole o l'eventuale sfregamento, determinino un'alterazione o un deterioramento delle caratteristiche delle parti che lo compongono, solitamente in polimeri, di fatto pregiudicandone le prestazioni.

Alla luce di tali evidenze andrà quindi ben considerata e valutata l'ipotesi di lasciare il *tourniquet* completamente privo di custodia per il trasporto piuttosto che utilizzare una custodia, anche in ragione dell'ambiente in cui si andrà a operare e delle caratteristiche rapportate al clima, alla temperatura o all'umidità.

Una volta identificato il sistema di trasporto prescelto, quest'ultimo non andrà più modificato o variato così da sviluppare nell'operatore delle FFO o delle FFAA che lo adotterà, una consolidata memoria motoria nel trovare e nell'afferrare il *tourniquet.*

### *Come predisporre il tourniquet: pronto all'impiego*

Come è stato già illustrato, il fattore tempo, inteso come velocità di intervento, risulta determinante in presenza di un'emorragia massiva, quindi anche impiegare 10 o 15 secondi in più per srotolare e predisporre il *tourniquet* all'utilizzo vuol dire sprecare secondi preziosi a discapito della vita di chi si vuole salvare.

Ecco che allora il *tourniquet* dovrà essere approntato e predisposto nel modo migliore in termini di rapidità, di efficienza e di funzionalità di impiego tattico sia in soccorso di un ferito che in autosoccorso.

Il *tourniquet*, rispetto alla sua confezione originaria, andrà scartato, completamente srotolato e verificato con attenzione in tutte le parti che lo compongono per accertarsi che non siano presenti alterazioni, difetti o falli, nonché andranno lette le istruzioni sull'impiego che solitamente sono presenti nella confezione.

Si dovrà quindi provare a utilizzarlo, impiegandolo rispettivamente su un braccio e su una gamba, così da testarne il corretto funzionamento o eventuali criticità nell'uso.

Infine andrà ripiegato su se stesso con metodo e accuratezza in maniera tale che possa essere immediatamente e facilmente utilizzato in caso di bisogno.

La ripiegatura del *tourniquet* potrà variare da modello a modello, anche in ragione degli aggiornamenti nel tempo del medesimo modello.

La pratica e l'esperienza indirizzeranno l'operatore sul modo migliore per ripiegare il proprio *tourniquet*, non ultimo anche in ragione dello spessore e dell'altezza che si preferirà abbia il *tourniquet* rispetto alle proprie esigenze di trasporto.

Le attività di verifica e collaudo andranno sempre effettuate, soprattutto in presenza di modelli di *tourniquet* che hanno ganci o fascette di chiusura piuttosto che sistemi di ritenzione in velcro.

Infatti se tali sistemi di serraggio non saranno preventivamente approntati, ne potranno ritardare e rendere difficoltoso l'impiego, se non addirittura inficiarne l'utilizzo da parte del soccorritore.

Il *tourniquet* dovrà quindi essere sempre approntato nella configurazione pronto all'uso – ready to use – e in condizioni di facile utilizzo, ripiegato con cura, sempre predisposto a bracciale e con il verricello che non sia bloccato da alcun eventuale sistema di chiusura, secondo quanto raccomandato anche dal corso dell'*ACS*.

Eventuali nastrature, fascette o elastici di contenimento del *tourniquet* funzionali al suo trasporto, dovranno poter essere rimossi con estrema facilità e immediatezza, utilizzando una sola mano e anche indossando dei guanti (normali o sanitari), senza dover essere costretti a utilizzare forbici o coltelli per tagliarli.

Non andrà mai sottovalutata, in qualsiasi attività di soccorso, la circostanza che operazioni ritenute semplici o banali in condizioni di «normalità», quali dover andare a posizionare un *tourniquet* su un arto sanguinante, potranno complicarsi in condizioni di stress e debbano essere comunque provate più volte e nella loro interezza, senza dare nulla per scontato.

Le attenzioni e cautele adottate nel predisporre il *tourniquet* si riveleranno fondamentali nel momento in cui si dovrà utilizzarlo in un soccorso reale.

Pertanto sarà determinante, nel momento in cui si avrà a disposizione uno specifico *tourniquet* da utilizzare in futuro, in ragione del modello, verificare come possa e debba essere ripiegato per il suo trasporto.

Viene di seguito illustrato come ripiegare il *tourniquet CAT* e il *tourniquet SOFTT-W*, a cui poter far riferimento per ripiegare qualsiasi modello di *tourniquet*.

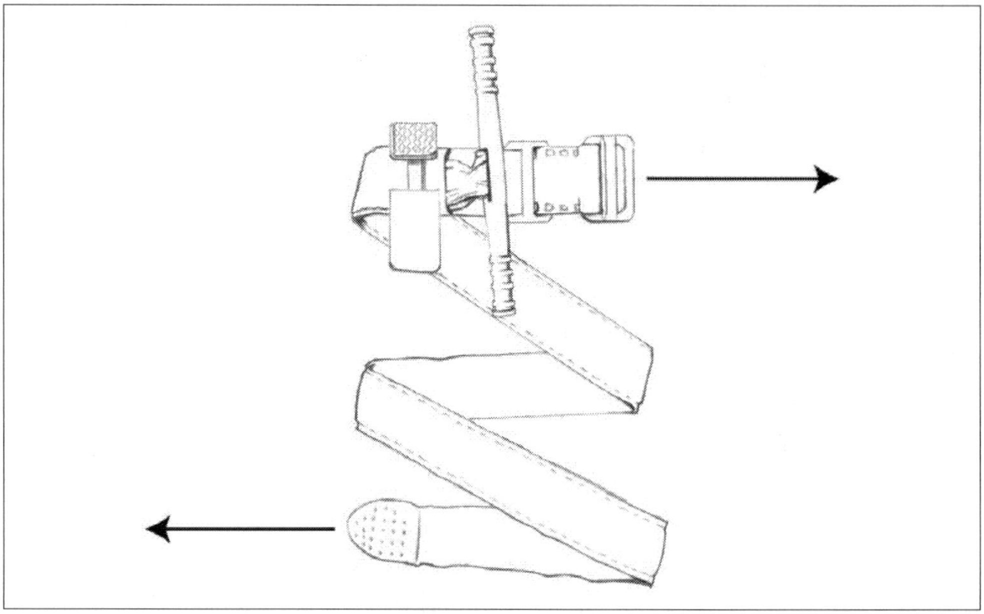

*Distendere completamente il tourniquet e tirarlo da entrambe le estremità per eliminare eventuali pieghe e/o grinze lungo la fascia.*

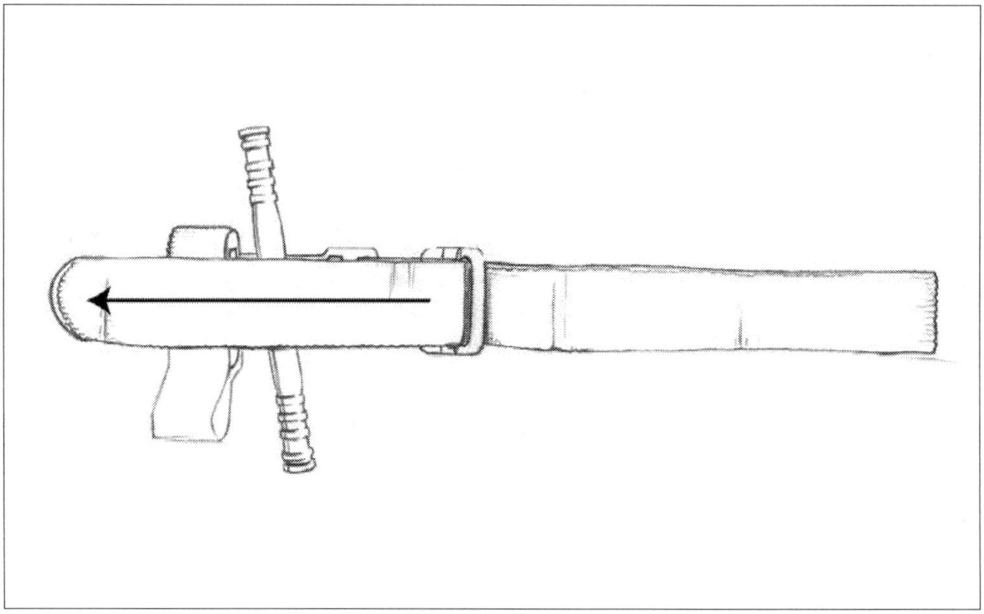

*Infilare l'estremità libera della fascia nella fibbia passante posta all'altra estremità del tourniquet e tirarla.*

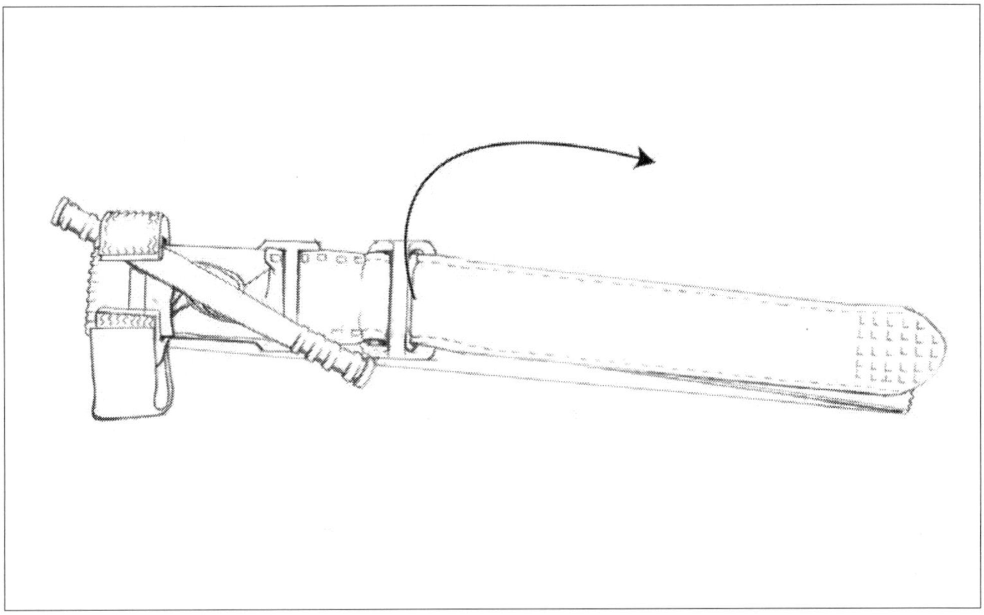

*Piegare l'estremità libera della fascia su se stessa ad 1/3 circa della lunghezza della fascia facendo aderire il velcro (dual lock) presente lungo un lato della fascia e bloccare il verricello inserendolo nell'archetto.*

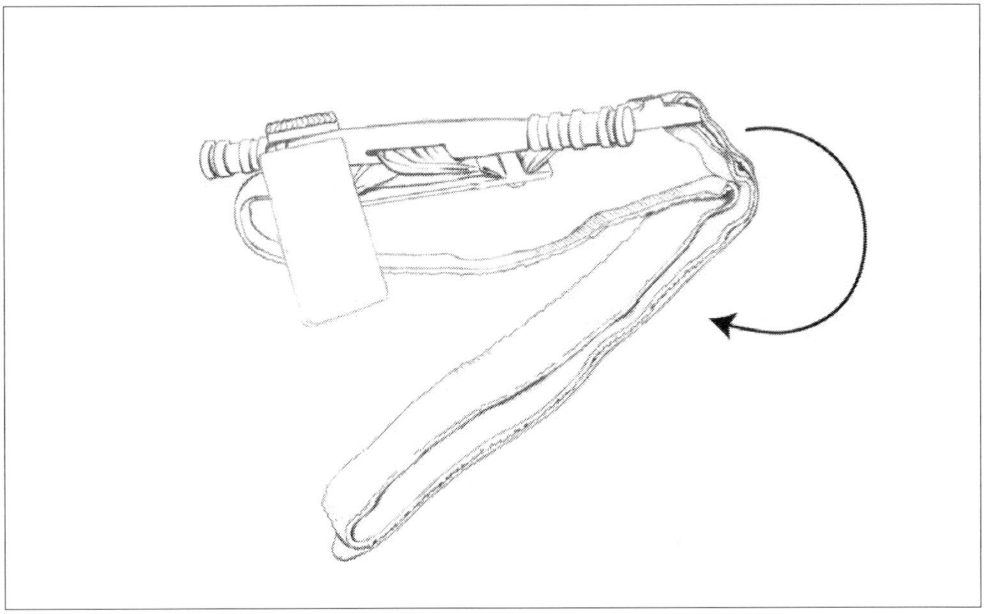

*Piegare su se stessa la fascia predisposta a bracciale in corrispondenza della fibbia.*

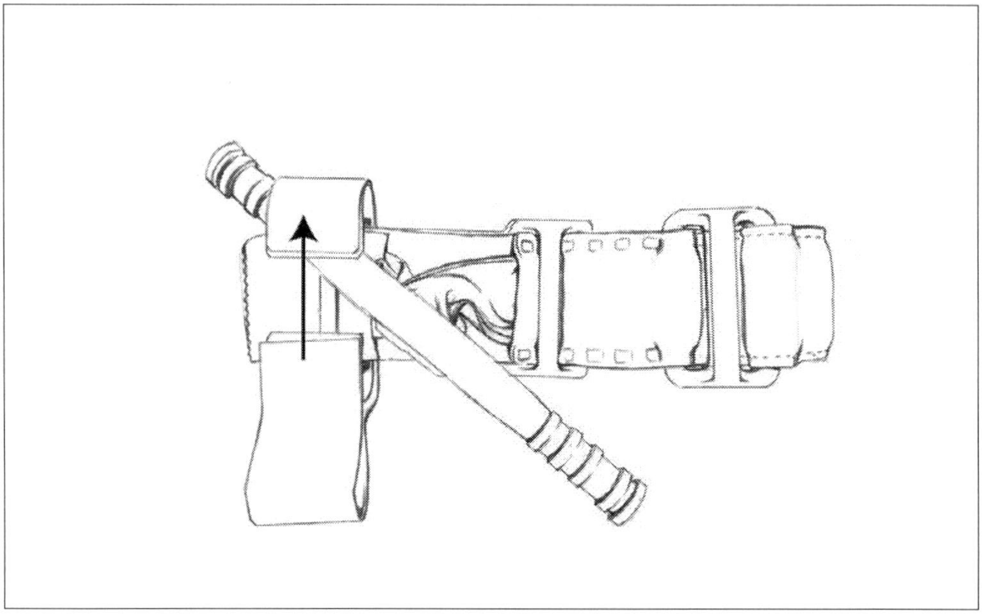

*Far aderire il velcro presente lungo la fascia per bloccare il tourniquet piegato in questa configurazione.*

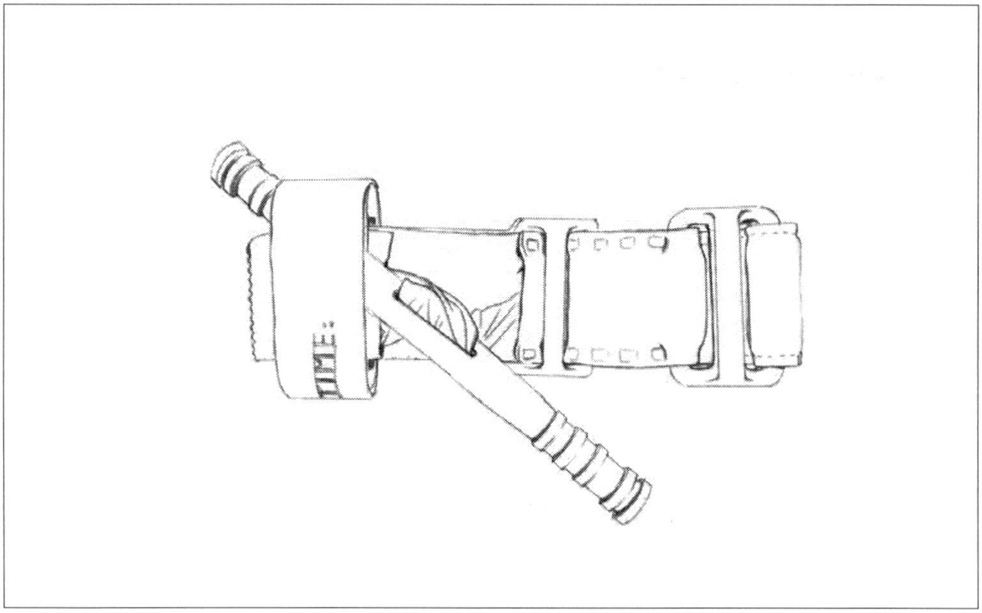

*Chiudere l'archetto con la fascetta dell'orario di applicazione del tourniquet.*

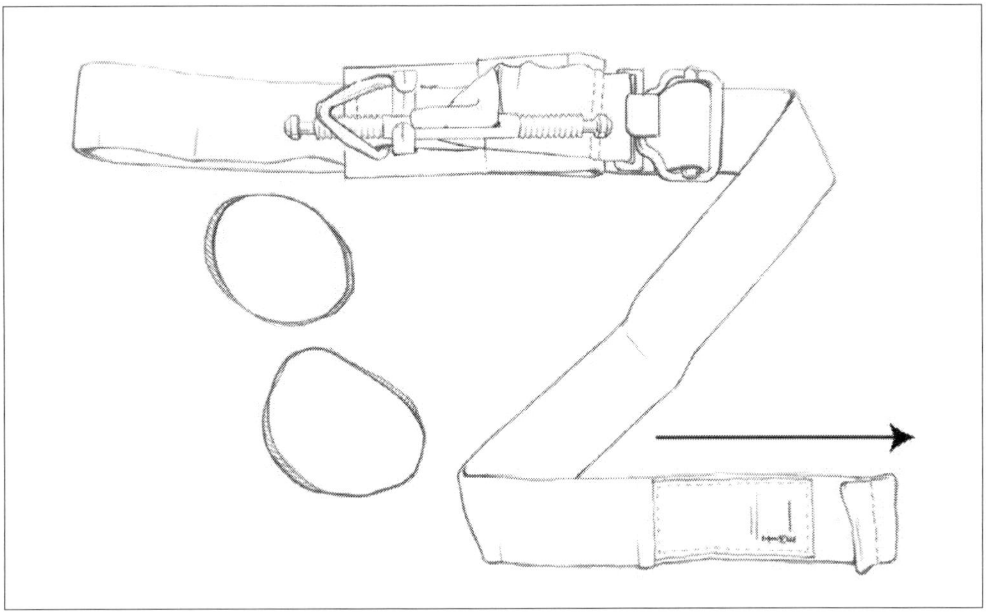

*Distendere il tourniquet predisposto a bracciale, sfilare il verricello dal triangolo di blocco (tri-ring) e dall'archetto di pre blocco (tourniquet retention assistance clip).*

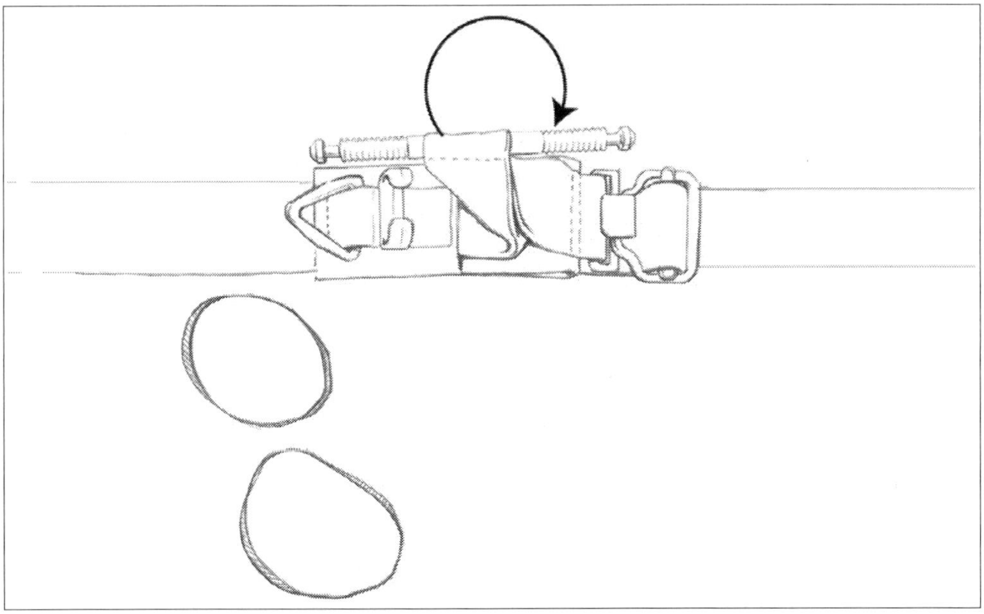

*Posizionare il verricello lateralmente e parallelamente alla fascia, avendo tirato leggermente e piegato su se stessa la fascetta che la fissa al tourniquet.*

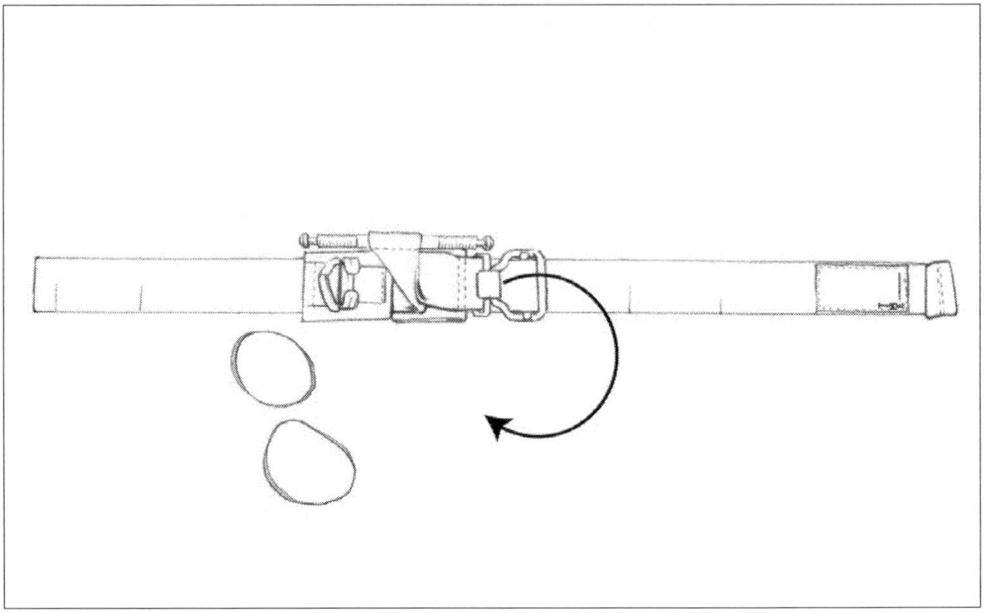

*Tirare l'estremità libera che scorre nella fibbia auto-bloccante (quick compression buckle) fino a una lunghezza pari alla fascia piegata sovrapposta che forma il bracciale, misurata dal gancio inserito nella fibbia sagomata.*

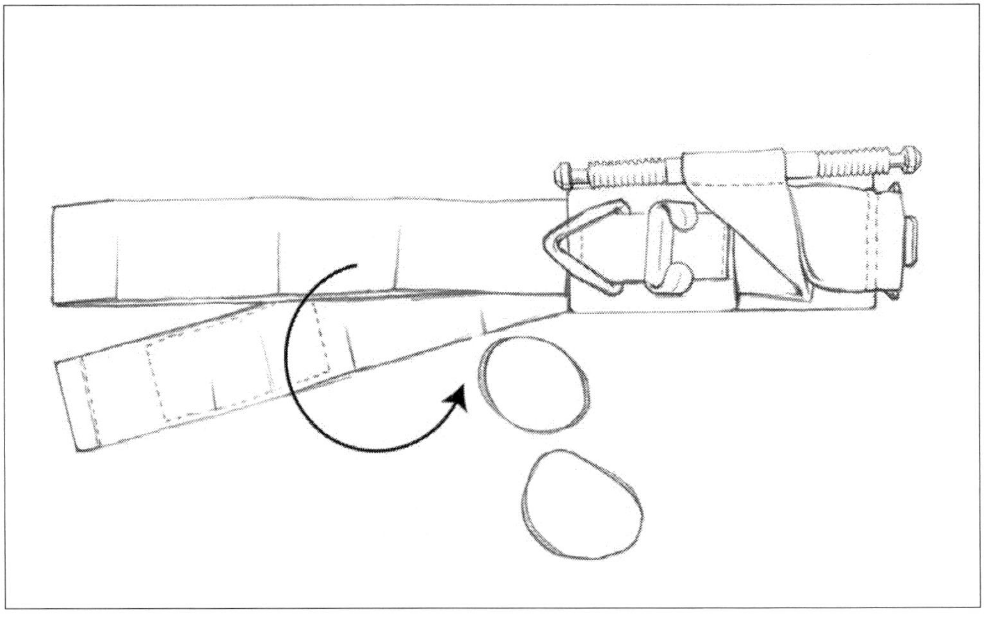

*Piegare la fibbia e l'estremità libera su se stesse in corrispondenza del gancio.*

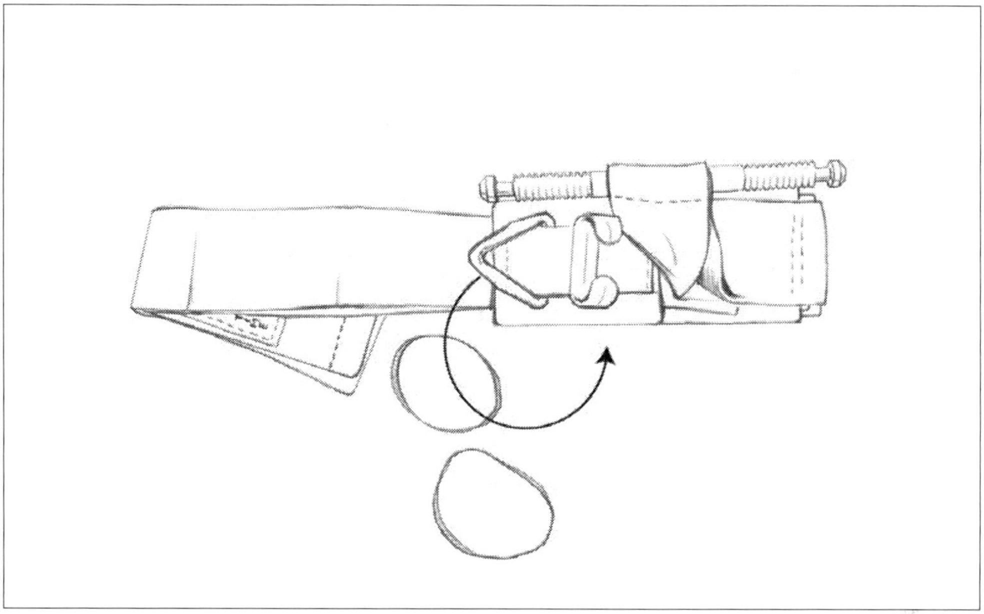

*Piegare l'estremità libera e la fascia a bracciale sovrapposte su se stesse verso l'interno per 1/3 e quindi ripiegare ancora per 1/3.*

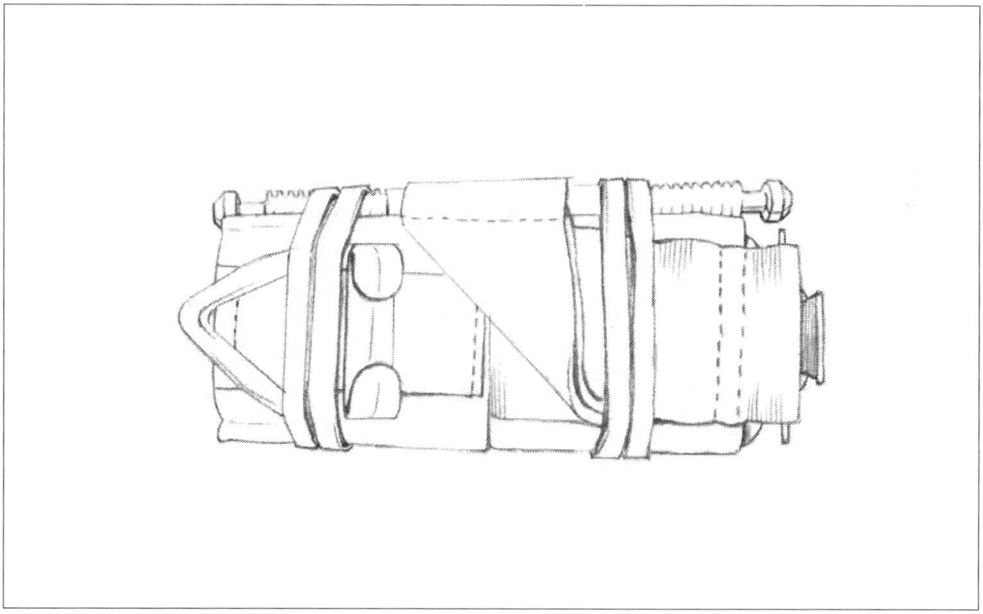

*Bloccare il tourniquet in questa configurazione tramite i 2 elastici forniti in dotazione, posizionati alle estremità.*

## I tourniquet anfibi

L'esperienza ha mostrato che anche in ambienti acquatici quali il mare, il lago e il fiume si possono verificare emorragie massive per accadimenti e incidenti avvenuti nel corso delle più disparate attività lavorative, ludiche, sportive, operative, etc o conseguenti ad attacchi di animali o di pesci.

In particolare, si è constatata una significativa incidenza di ferite emorragiche sugli arti, proprio a causa delle caratteristiche di alcune attività praticate in contesti acquatici.

Pertanto sarà opportuno che subacquei, marittimi, portuali, velisti, etc e tutti coloro che gravitano in tali ambienti abbiano a disposizione un idoneo *tourniquet* anfibio su quale poter fare affidamento per arrestare un sanguinamento massivo.

In particolare sommozzatori, apneisti e surfisti, sono quelli potenzialmente più esposti al pericolo di subire attacchi da parte di pesci siluro, squali o pesci predatori, soprattutto agli arti, rimanendo per lungo tempo immersi in acqua.

Vi sono sul mercato *tourniquet* pensati e realizzati appositamente per poter essere impiegati continuativamente in ambiente umido, con caratteristiche e finiture specifiche, tarati su questo particolare contesto.

Sono stati realizzati alcuni tipi di *tourniquet* con materiali, finiture e sistemi di impiego specifici tali da poter essere portati al seguito in acqua o comunque da poter essere conservati in ambienti con umidità, senza che il funzionamento ne sia pregiudicato in alcun modo, come invece avverrebbe per un *tourniquet* tradizionale.

Si segnalano in particolare due tipologie di modelli anfibi:

- il *tourniquet* tradizionale, realizzato appositamente con materiali resistenti all'acqua, alla salsedine e ai raggi ultravioletti, costituito solitamente da una fascia in neoprene, con sistema di fissaggio in velcro e con un sistema di tensione a cricchetto, di facile utilizzo, che sostituisce il verricello che mal si adatta a un impiego in acqua;
- il *tourniquet* con *leash* (laccio), costituito da una fascia a bracciale provvista di velcro regolabile e di un *leash* utilizzato per legare la tavola da *surf*, la *rescue board*, etc alla gamba del nuotatore, che, in caso di necessità, permette di sganciare il laccio dalla fascia e trasformare la fascia, regolandone il diametro, in un *tourniquet* tradizionale.

Avere la possibilità di usufruire di un *tourniquet* specifico pensato per ambienti acquatici, ha permesso di ampliare ancora di più la gamma di utilizzo di questo prezioso strumento.

## I tourniquet improvvisati

Per *tourniquet* improvvisati o di fortuna si intendono sistemi costrittivi improvvisati, assemblati con materiali reperiti sul momento, con l'intento di arrestare un'emorragia severa su un arto, sistemi che si basano sempre sul principio del *tourniquet* di bloccare il sanguinamento con la forza costrittiva esercitata da una fascia avvolta intorno all'arto lesionato e messa in tensione meccanicamente, attraverso l'inserimento di una leva nella fascia, girata su se stessa per stringerla.

Tali strumenti consistono solitamente nell'impiego di un legaccio costituito da una sciarpa, una corda, etc, posizionata sull'arto, che viene successivamente messa in tensione proprio tramite la sua torsione esercitata attraverso un'asta o un perno infilato tra il legaccio e l'arto ferito.

Il perno andrà girato su stesso e agirà direttamente sul sistema costrittivo di fortuna posizionato, così che possa essere stretto e serrato saldamente intorno all'arto al fine di arrestare l'emorragia massiva.

In linea di principio, e secondo la trattatistica tradizionale di settore, a cominciare dall'*ACS* e dalla *NAEMT*, è sconsigliata la realizzazione di *tourniquet* improvvisati, in quanto non vi sarebbero sufficienti studi o evidenze certe che ne raccomandino l'utilizzo, ne dimostrino l'efficacia e i danni che provochino.

Tale assunto si basa su diverse ragioni, a cominciare dall'oggettiva difficoltà nella realizzazione di un *tourniquet*, oltre che nella non riproducibilità fedele e nella certezza del funzionamento di un *tourniquet* improvvisato.

Pertanto, in presenza di emorragie severe sugli arti, in assenza della disponibilità di un *tourniquet*, ci si dovrà attenere a quanto previsto in tali casi dal corso dell'*ACS*, ossia bisognerà esercitare una pressione diretta con le mani sulla ferita emorragica che ha interessato l'arto, secondo le modalità successivamente illustrate in dettaglio.

Una eventuale deroga a quanto sopra vi potrebbe essere qualora ci si trovasse in presenza di un'emorragia massiva su un arto in cui la ferita si presenti particolarmente estesa e invasiva, non comprimibile con le mani e in presenza di un'amputazione parziale o totale dell'arto.

Nelle circostanze sopra evidenziate, in assenza della disponibilità di una *tourniquet*, nell'evidenza che la compressione con le mani sulla ferita non sarebbe risolutiva o possibile, potrebbe essere quindi necessario e utile fare ricorso a un *tourniquet* improvvisato.

Poter stabilire a priori l'efficacia o meno di un *tourniquet* improvvisato su un'emorragia massiva risulta concettualmente errato in quanto, evidentemente, non possono prevedere e conoscere a priori le caratteristiche, i materiali, etc con cui verrà realizzato questo sistema di ritenzione.

Inoltre risulta difficile effettuare comparazioni o statistiche su *tourniquet* di fortuna che siano stati utilizzati in circostanze e in contesti differenti e che presentano ognuno caratteristiche e materiali diversi proprio perché «di fortuna», che in quanto tali li rendono unici.

In via di principio, l'efficacia di un *tourniquet* di fortuna nel riuscire ad arrestare un sanguinamento massivo non può essere esclusa a priori, ma è del tutto evidente che numerosissime sono le variabili che possono condizionarne il successo o l'insuccesso.

Inoltre, pensare di poter realizzare un *tourniquet* improvvisato «distrarrà» il soccorritore nell'adottare le procedure che prevedono la compressione diretta della ferita, se non quale *estrema ratio*.

## *Come approntare un tourniquet improvvisato*

Anche in ambito sanitario ci si è posti il problema di come poter realizzare un *tourniquet* di fortuna, dal momento che un suo utilizzo è un'ipotesi che non può essere scartata aprioristicamente, che deve essere vagliata e considerata come un'opzione praticabile, una soluzione pertanto descritta in questo Manuale.

Del resto in diverse strutture dell'ES, a cominciare dal *EMS* degli Stati Uniti d'America, si insegna come realizzare, in situazioni di emergenza, un *tourniquet* improvvisato impiegando il laccio emostatico per prelievo venoso e la pinza *Kelly* (pinza sanitaria sottile in acciaio), strumenti presenti nelle dotazioni sanitarie di primo soccorso.

Un sistema improvvisato di ritenzione per arrestare un'emorragia massiva, qualora utilizzato, dovrà seguire quelle che sono le medesime indicazioni sull'impiego del *tourniquet*, a cominciare dal suo corretto posizionamento sull'arto dopo averlo esposto e identificata la ferita emorragica, da applicare a monte dell'emorragia, a una distanza di cm 5-8 circa (2-3 *inches*) dalla ferita emorragica e adeguatamente distanziato dalle articolazioni.

Sarà altresì fondamentale scrivere chiaramente l'orario in cui il *tourniquet* improvvisato è stato posizionato, segnandolo sull'arto del ferito, secondo quanto raccomandato dalla medicina delle catastrofi, se non addirittura sul volto.

Per realizzare un *tourniquet* improvvisato sarà preferibile utilizzare una fascia in materiale sintetico o in tessuto: si potrà utilizzare una benda, una sciarpa, una cravatta o un tovagliolo di stoffa ripiegato su sé stesso, così da comporre un legaccio alto cm 4,0 o 5,0 circa, per evitare che altezze inferiori possano provocare necrosi cutanee e danni agli strati profondi.

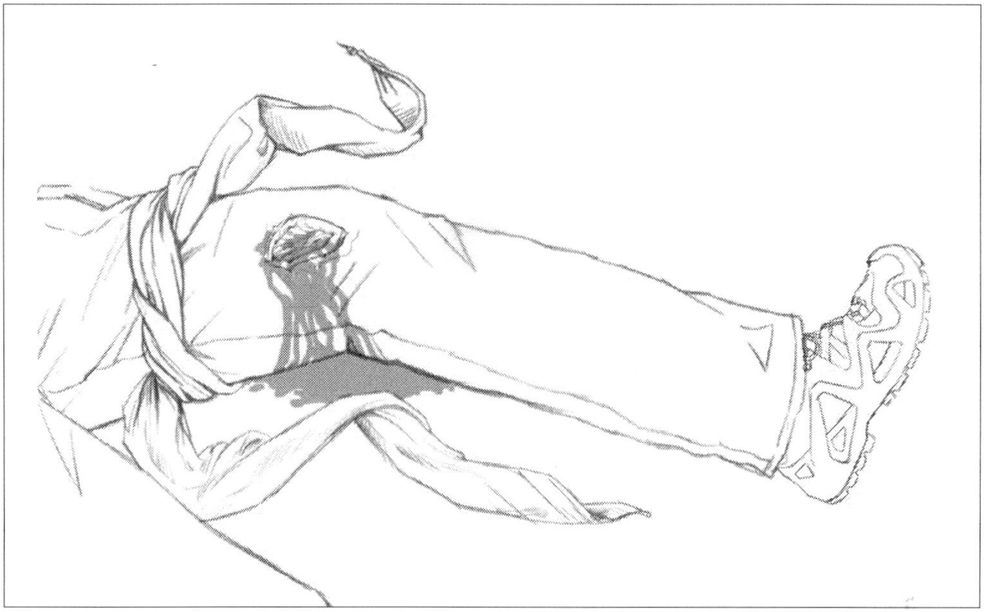

*Avvolgere una sciarpa, una cravatta, etc dopo averla ripiegata così da ottenere una fascia da posizionare intorno all'arto ferito, collocarla a monte dell'emorragia a una distanza di cm. 5-8 circa (2-3 inches) dalla ferita e stringerla con forza bloccandola con un primo nodo semplice.*

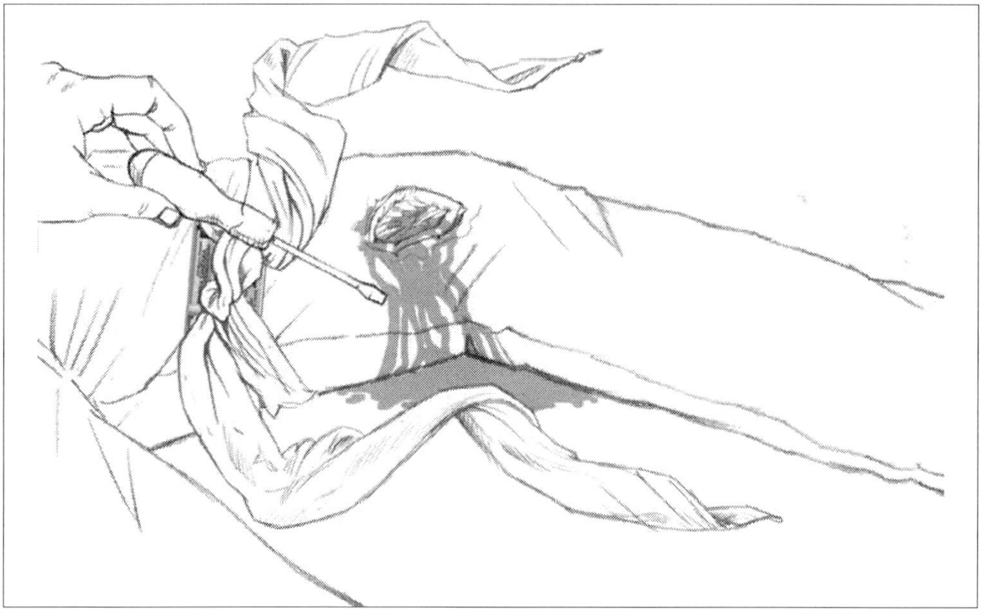

*Posizionare sul primo nodo un cacciavite, un perno, etc da utilizzare come verricello, bloccarlo con un secondo nodo semplice, posizionando al di sotto dei nodi una scheda plastificata, un pezzo di gomma, etc. per ripartire la forza che verrà esercitata in quel punto, girando il verricello.*

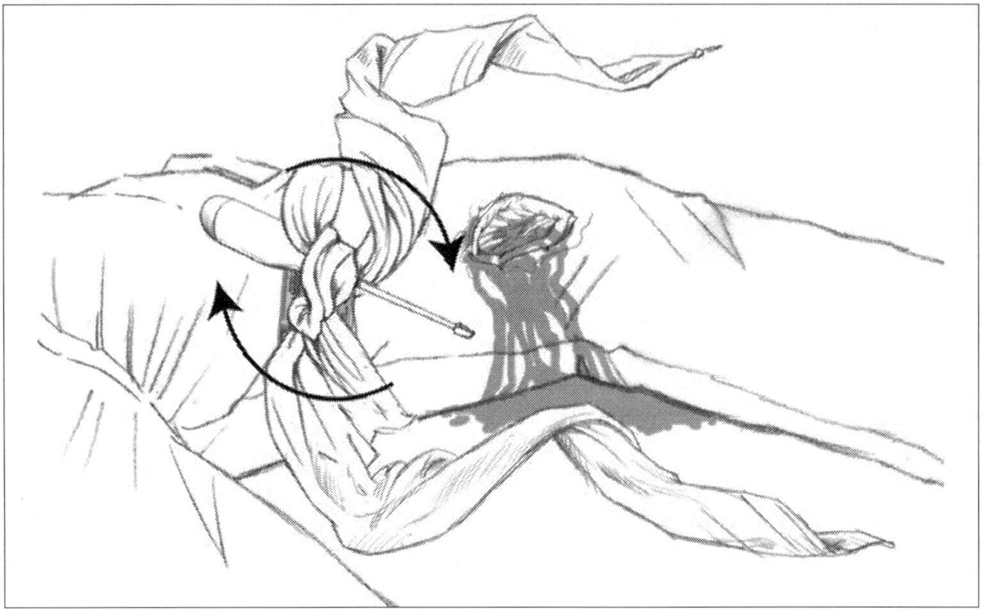

*Girare il verricello su se stesso più volte, fino a che non si arresterà completamente il sangue che sgorga dalla ferita.*

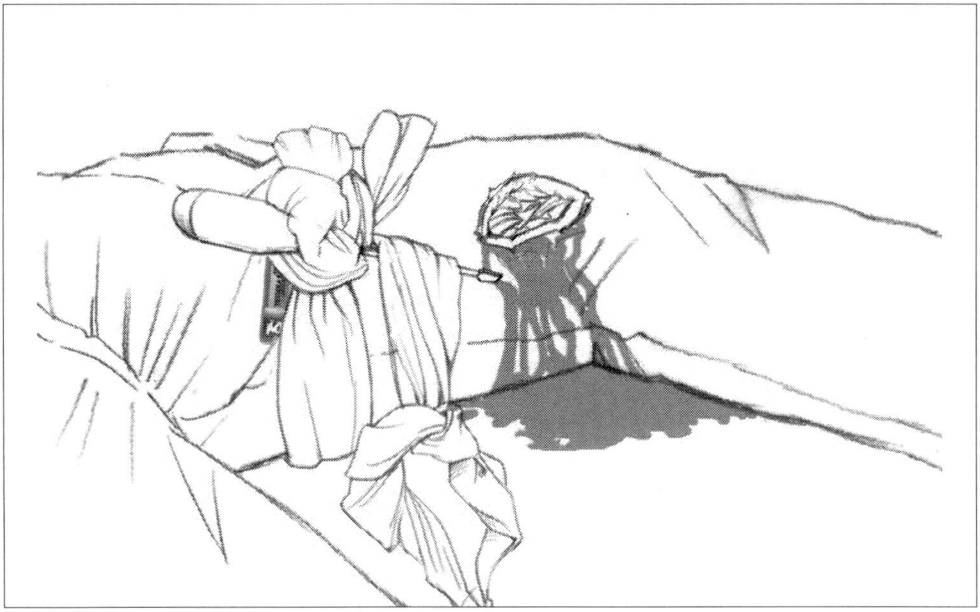

*Legare saldamente il verricello all'arto lesionato utilizzando le estremità della fasciatura lasciate libere o un'altra fascia per bloccarlo in questa posizione e scrivere l'orario di applicazione del tourniquet «improvvisato» sull'arto stesso o su un punto in vista del corpo.*

La fascia verrà bloccata con un nodo doppio intorno all'arto, con inserito un verricello improvvisato all'interno dei due nodi.

D'altra parte, l'impiego di fasce di fortuna con altezze maggiori e soprattutto realizzate con materiali rigidi impedirebbero di poter stringere efficacemente la fascia utilizzando un verricello di fortuna.

Si dovrà evitare di utilizzare cinte o fasce in cuoio, in quanto, essendo queste ultime rigide, difficilmente potranno essere attorcigliate su se stesse per metterle in tensione con un perno, non riuscendo quindi a esercitare la forza sufficiente in grado di trazionarle per arrestare l'emorragia severa.

Inoltre nell'utilizzare una cinta, come dimostrato dalle esperienze sul campo, si corre il rischio di commettere l'errore di avvolgerla intorno all'arto e di stringerla semplicemente tirandola con il capo libero infilato nella fibbia, come si è istintivamente portati a fare, non riuscendo in tale maniera ad esercitare quella forza circonferenziale che è necessaria per arrestare l'emorragia e, probabilmente, correndo anche il rischio di rompere la fibbia.

Sono altresì da evitare legacci realizzati con cavi elettrici, corde, etc in quanto il ridotto spessore potrebbe provocare gravi lacerazioni e lesioni interne all'arto.

Una volta che il verricello avrà messo in tensione la fascia di fortuna utilizzata, potrà essere bloccato tramite la stessa fascia o con un cordame o legaccio recuperato *in loco,* legato sull'arto. Come verricello sarà preferibile utilizzare un'asta, un cacciavite, un utensile di metallo con spessore ridotto, lungo cm 15-20 circa così che risulti agevole girarlo e successivamente bloccarlo.

Non sono assolutamente da impiegare come verricello pezzi di legno o di plastica perché, per la forza esercitata durante la torsione, potranno spezzarsi facilmente, come di fatto è spesso avvenuto nella realtà di soccorsi prestati in emergenza.

È raccomandato che la rotazione del verricello avvenga afferrandolo con entrambe le mani, al fine di facilitare e rendere più efficace la forza di rotazione.

Acquisire dimestichezza nel realizzare un *tourniquet* improvvisato e nel suo utilizzo, potrebbe rivelarsi molto utile per un futuro intervento, che si spera non debba mai presentarsi.

## La maratona di Boston del 2013

In merito all'efficacia o meno dei *tourniquet* di fortuna può risultare sicuramente interessante analizzare lo studio condotto dal *The Boston Trauma Collaborative* pubblicato sul *The Journal of Trauma and Acute Care surgery* nel marzo 2015, relativo all'utilizzo di *tourniquet* improvvisati che erano stati impiegati per arrestare le emorragie sugli arti conseguenti all'attentato dinamitardo messo in atto durante la maratona di Boston del 2013, nel quale hanno perso la vita 3 persone e ne sono state ferite 243.

Tale studio è particolarmente interessante perché ha permesso di analizzare gli effetti conseguenti all'impiego di numerosissimi *tourniquet* di emergenza assemblati e utilizzati contestualmente nello stesso evento per soccorrere numerosi feriti emorragici.

A seguito dell'attentato, infatti, in ragione del tipo di ordigni artigianali utilizzati, costituiti da due pentole a pressione riempite con materiale esplosivo, biglie e chiodi metallici e un *timer*, si è registrato un elevato numero di feriti, in maggioranza con lesioni gravi agli arti inferiori e in parte agli arti superiori.

Lo studio intrapreso ha preso in disamina da un punto di vista medico-scientifico l'attività di soccorso prestata, al fine di verificare come fossero state trattate le ferite in ambito preospedaliero, analizzando e confrontando a posteriori tutte le informazioni e i dati disponibili forniti dalle varie strutture ospedaliere di Boston che erano intervenute.

Sono stati indagati il tipo di pazienti, le prognosi dei pazienti, il tipo di lesioni, il sito delle lesioni, il tipo di medicazioni e anche il tipo di *tourniquet* utilizzati per arrestare le emorragie massive, tutte notizie raccolte in un unico *database*.

Tale indagine ha evidenziato come l'elevato numero di feriti avesse riportato emorragie, per la quasi totalità proprio agli arti inferiori (lesioni venose e arteriose), e che parte delle ferite emorragiche erano state trattate sul posto ricorrendo a un totale di 30 *tourniquet* improvvisati e documentati.

È probabile che il numero di *tourniquet* di fortuna utilizzati fosse superiore, ma purtroppo non vi sono altri documenti redatti o riscontri che ne documentino l'impiego in maniera certa.

Il medesimo studio ha riportato altresì che erano state effettuate, a seguito delle lesioni subite da alcuni feriti ricoverati presso le strutture ospedaliere, 17 amputazioni di arti.

L'indagine ha potuto riscontrare che, ad eccezione di un solo *tourniquet* di tipo professionale impiegato per arrestare l'emorragia su una gamba, tutti gli altri *tourniquet* erano di tipo improvvisato, realizzati dai soccorritori professionali o occasionali presenti sul posto, utilizzando delle cinte, delle fasce, delle corde e soprattutto dei lacci emostatici per prelievi, per un totale di 27 *tourniquet* di fortuna.

I lacci emostatici, nella maggioranza dei casi, erano stati messi in tensione utilizzando come verricello delle pinze in acciaio Kelly, secondo la procedura appresa dal personale sanitario da adottare in situazioni estreme in presenza di sanguinamenti massivi. Infatti, trattandosi di un evento sportivo, vi erano numerosi medici e infermieri a supporto della manifestazione.

Dalla lettura e analisi dei dati risulta che tutti i 243 feriti ricoverati negli ospedali, compresi quelli che avevano subito amputazioni e a cui erano stati applicati i *tourniquet* di fortuna, erano sopravvissuti.

Lo studio ha documentato in particolare che una significativa percentuale, pari al 45% circa dei feriti ricoverati nelle varie strutture ospedaliere, compresi i feriti a cui era stato applicato un *tourniquet* improvvisato, avevano effettivamente riportato ferite potenzialmente mortali per dissanguamento, evidenziando quindi indirettamente come le emorragie trattate con *tourniquet* artigianali (il valore percentuale riguarda anche i feriti che avevano subito amputazioni) fossero state arrestate efficacemente, e che i *tourniquet* artigianali erano stati efficaci.

La lezione che si può apprendere da tale studio, basato su dati oggettivi e verificabili, è che l'impiego di *tourniquet* improvvisati, in mancanza di *tourniquet* professionali, all'epoca non utilizzati normalmente in ambito sanitario, si è dimostrato vincente.

L'aver utilizzato *tourniquet* improvvisati, rispetto a *tourniquet* professionali, soprattutto in ragione degli spessori delle fasce o legacci di fortuna utilizzati, può sicuramente aver contribuito in alcuni casi a causare complicazioni a danno degli arti interessati, ma ha comunque evitato che vi fossero ulteriori morti.

È importante sottolineare, per inquadrare i risultati e gli insegnamenti conseguiti, che vi sono stati anche delle circostanze e dei fattori facilitatori che in parte possono aver contribuito al successo riconducibile all'impiego di *tourniquet* artigianali, tali da azzerare praticamente il numero di morti per emorragia massiva agli arti.

La maggior parte di coloro che hanno provveduto ad assemblare i *tourniquet* appartenevano al personale sanitario o erano *ex* militari: entrambe le categorie potevano, dunque, vantare esperienze dirette circa l'impiego di un *tourniquet* improvvisato o convenzionale.

Inoltre il tempo di percorrenza medio per il trasporto dei feriti dal luogo dell'esplosione ai vari ospedali in cui erano stati ricoverati, era stato contenuto, entro i 25 minuti circa, dal momento che la circolazione stradale della città di Boston era stata ridotta, leggi vi era assenza di traffico, in ragione della maratona in atto, così che i tempi di intervento da parte del personale sanitario ospedaliero intervenuto si erano sensibilmente accorciati.

## *La lezione appresa*

Lo studio pubblicato sul *The journal of trauma and acute care surgery* assume quindi un valore specifico per gli insegnamenti che si possono trarre dalla lettura dei dati raccolti sull'utilizzo dei *tourniquet* di emergenza.

Il primo dato che balza agli occhi è l'efficacia dimostrata dall'impiego di *tourniquet* improvvisati applicati sugli arti per arrestare un'emorragia.

Un ulteriore dato di interesse è la mancanza di effetti collaterali gravi conseguenti al loro impiego, nel momento in cui l'emorragia massiva arrestata è stata prontamente trattata in ambito ospedaliero.

Conseguentemente risulta evidente l'importanza di poter avere a disposizione un *tourniquet* professionale in caso di bisogno o, in mancanza di quest'ultimo, di avere acquisito le capacità per realizzarne uno di fortuna efficiente.

Un ulteriore elemento di riflessione è l'importanza di essere formati e addestrati all'utilizzo del *tourniquet* e in generale delle tecniche per l'arresto di un'emorragia massiva.

I fatti della Maratona di Boston hanno reso evidente come sia determinante che ci sia il maggior numero di persone in possesso di una formazione di base sull'utilizzo delle tecniche per arrestare un'emorragia severa, quella formazione posseduta da quei *first responder* fortunatamente presenti sul posto, professionali e non, che con il loro intervento hanno fatto la differenza proprio in ragione della formazione sanitaria civile e militare posseduta.

## Tourniquet ma non proprio tourniquet

Si segnala che sul mercato, oltre al *tourniquet* «tradizionale», vi sono altri dispositivi medici realizzati per arrestare le emorragie, indicati genericamente con il termine *tourniquet*, costituiti da fasce, cinghie elastiche, etc, ma con caratteristiche tali da non assicurare probabilmente la medesima affidabilità di successo nell'arrestare completamente un'emorragia massiva.

Tali dispostivi medici, comunque interessanti proprio per come sono stati realizzati e per le finalità, non si basano solitamente sul principio della rotazione di un verricello o di un'asta di torsione che agisce direttamente sulla fascia, tipico del *tourniquet standard*.

Tra i vari tipi disponibili, per le caratteristiche e peculiarità che li contraddistinguono, si riportano il *Rapid Application Tourniquet System (RATS)*, lo *Smart Tactical Application Tourniquet* (*STAT*), il *Mechanical Activated Tourniquet (MAT)* e lo *Stretch Wrap And Tuck (SWAT)*.

Il dispositivo *RATS* si compone di un elastico di gomma vulcanizzata, tale da conferirgli una elevata resistenza, contenuto all'interno di una calza in nylon che lo protegge da abrasioni o tagli, a un'estremità del quale è fissata una piastrina di bloccaggio metallico in cui ancorare e bloccare l'altra estremità dell'elastico, una volta che quest'ultimo sarà stato posizionato e avvolto intorno all'arto ferito.

Il dispositivo *STAT* si presenta come una fascetta in plastica, simile alle fascette utilizzate per bloccare i cavi elettrici, con la porzione zigrinata da inserire nel passante autobloccante posto all'altra estremità, così da poterla tirare e bloccare, una volta posizionata intorno all'arto ferito.

Tale fascetta inoltre è provvista di un *timer* (*timestrip*) privo di batteria per eliminare il rischio che possa scaricarsi, da attivare al momento dell'applicazione, così da registrare l'orario del posizionamento sull'arto.

Il dispositivo *MAT* è costituito da una fascia in materiale sintetico che ha a un'estremità un meccanismo di trazione provvisto di un gancio e, all'altra estremità, una fibbia per fissare il gancio.

La particolarità di tale sistema risiede proprio nel meccanismo di trazione che è costituito da un cricchetto, azionato tramite una leva a farfalla che viene ruotata su se stessa per mettere in trazione la fascia, bloccandola intorno all'arto ferito e su cui scrivere l'orario di posizionamento.

Il dispositivo *SWAT*, il cui nome è dato dall'acronimo delle fasi di posizionamento della fascia (*Stretch*, *Wrap* And *Tuck*) è una semplice fascia elastica in gomma, molto simile alle fasce elastiche da *fitness*, priva di qualsiasi sistema di trazione e blocco, sulla quale sono stampati, a contrasto, dei simboli a forma di ovale e di rombo.

La fascia elastica, una volta posizionata sull'arto ferito, viene allungata (*Stretch*), avvolta intorno all'arto (*Wrap*), e (*And*) infine infilata (*Tuck*) sotto la fascia che è stata avvolta, così da bloccarla.

L'allungamento della fascia elastica, con la conseguente stretta esercitata sull'arto, sarà ritenuto sufficiente per arrestare o meno un'emorragia sull'arto ferito, sino a quando i simboli a rombo e a ovale non si deformeranno in quadrati e in cerchi a seguito della trazione della fascia.

Capitolo Quarto

# Dispositivi medici pensati per il Bleeding Control

*C'è vero progresso solo quando i vantaggi di una nuova tecnologia diventano per tutti.*

Henry Ford

## I nuovi dispositivi

Al giorno d'oggi sono disponibili diversi dispositivi medici da utilizzare per facilitare l'arresto di un'emorragia massiva da parte dei soccorritori esperti o alle prime armi che operano in ambiente *extra* ospedaliero.

Alcuni tra questi sono stati validati e inseriti, per le caratteristiche che li connotano, nelle dotazioni previste per il soccorso in ambito delle FFAA degli Stati Uniti d'America e della *North Atlantic Treaty Organization* (*NATO*), alcuni raccomandati dal *CoTCCC,* dal *CoTECC* (*Committee for Tactical Emergency Casualty Care*) e dalla stessa *ACS-COT,* adottati a livello internazionale anche da parte di soccorritori impiegati in ambito civile e dell'ES.

La costante attività di ricerca e sperimentazione svolta nell'area della medicina tattica e del soccorso in emergenza ha fatto sì che tali dispositivi vengano infatti utilizzati con una sempre maggiore frequenza.

Tali strumenti vengono impiegati principalmente dai *professional first responder* al fine di agevolare e ottimizzare l'attività di soccorso in presenza di emorragie importanti in ambiente *extra* ospedaliero.

Si tratta di prodotti di diversa natura e modalità di impiego, adatti ad essere utilizzati in condizioni di emergenza o in condizioni ambientali avverse, idonei a facilitare di molto l'intervento dell'operatore nel trattamento delle ferite emorragiche.

Operare in condizioni di forte *stress,* quali quelle che caratterizzano un soccorso in emergenza, potrà condizionare in maniera significativa il successo o l'insuccesso del soccorso, pertanto poter fare affidamento su strumenti che aiutino e facilitino la modalità di intervento, risulterà determinante.

Alcuni presidi per l'arresto di un sanguinamento massivo, per le proprietà che li contraddistinguono e perché assimilabili a farmaci in ragione delle sostanze che rilasciano, possono essere impiegati esclusivamente dal personale sanitario, quali medici e infermieri.

Determinati soccorritori, comunque, pur non appartenendo alle sopra citate categorie quali i soccorritori militari, i para-medici, etc, in certi contesti e condizioni possono utilizzare tali dispositivi medici.

Verranno illustrati specifici strumenti di ultima generazione volti a facilitare e agevolare l'attività del soccorritore sul campo, la cui maggioranza è di derivazione squisitamente militare o trae origine dalla medicina delle catastrofi.

Dal momento che tali prodotti sono rivolti al personale sanitario specializzato, non vengono trattati nel corso dell'*ACS*, ma la loro conoscenza, anche se superficiale, è utile per acquisire una panoramica generale dei numerosi strumenti oggi a disposizione di un soccorritore.

La loro conoscenza ci aiuterà a comprendere come le nuove linee guida sul *BCon* abbiano a disposizione sempre nuove armi affilate per arrestare un'emorragia severa.

### *Garze e fasce emostatiche*

L'utilizzo di medicazioni emostatiche, oltre alle tradizionali fasce e bendaggi comunemente utilizzati per coprire e fasciare una ferita sanguinante, che andranno avvolte intorno alla porzione del corpo in cui vi è la ferita o inseriti al suo interno, è raccomandato dalle recenti linee guida dell'*European Resuscitation Council* (*ERC*) e dell'*American Heart Association* (*AHA*) che ne consigliano e raccomandano l'impiego per l'arresto delle emorragie massive, oltre che ribadito dallo stesso corso dell'*ACS*.

Si tratta solitamente di garze, bende, etc che rispetto alle tradizionali medicazioni, sono state trattate ovvero intrise di agenti emostatici-coagulanti topici, da applicarsi sopra o all'interno della ferita emorragica che a contatto con il sangue ne accelerano e facilitano il processo di coagulazione, formando un «tessuto» per sigillare i vasi sanguigni danneggiati.

Negli ultimi anni, riguardo alle sostanze coagulanti, vi è stata la tendenza a utilizzare agenti emostatici di tipo naturale, quali la zeolite (minerale di tipo vulcanico), il caolino (minerale silicato delle argille), il chitosano (polimero presente nei crostacei), con la finalità di eliminare gli effetti collaterali che si manifestano talvolta utilizzando agenti emostatici, che possono provocare reazioni allergeniche o topiche, tali da generare ad esempio calore o irritazioni della ferita con cui vengono in contatto.

Tali prodotti sono talvolta associati alla glicerina, una sostanza che favorisce il distacco-rimozione finale dei tessuti, evitando quindi il distacco del coagulo che si sarà venuto a formare quando verranno rimossi.

Circa le caratteristiche che contraddistinguono tali garze e bendaggi, si segnalano:

- le dimensioni, trama e forme variabili, tali da poter essere particolarmente versatili per proteggere la ferita e avere un elevato potere assorbente ed espansivo;
- le ripiegature delle fasce a «Z», a fisarmonica, anziché arrotolate, così da renderne agevole lo spiegamento e l'impiego sulla ferita, e l'inserimento all'interno della ferita;
- la presenza di marcatori radiopachi lungo la trama dei tessuti, così da poterli riconoscere e identificare ai raggi x nel corso del successivo ricovero ospedaliero;
- le confezioni, che sono realizzate con pellicole plastiche resistenti ed ermetiche, così da assicurarne impermeabilità e sterilità;
- le confezioni, che sono realizzate sottovuoto, così da preservarne le caratteristiche chimico-fisiche e contenerne al massimo le dimensioni per il trasporto.

Le scelte sul confezionamento, sul formato, sulla forma, sullo spessore, sulla tramatura e sulle ulteriori caratteristiche di tali dispositivi sono state dettate, inoltre, al fine di ottenere strumenti di facile, versatile e immediato utilizzo, ciascuno pensato con finalità specifiche.

Tra i vari prodotti reperibili sul mercato se ne ricordano alcuni proprio per le peculiarità che li contraddistinguono, quali il *Quik Clot Combat Gauze* (zeolite), il *Celox* (chitosano), la *Wound Clot Trauma Gauze* (cellulosa non ossidata), il *Quik Clot Advanced Clotting Sponge* (zeolite), la *H&H H-Bandage-Flat Fold Combat Compression Dressing.*

Si tratta di presidi che presentano le proprietà sopra riportate, approvati dalla *FDA* e inseriti tra i prodotti raccomandati dal *CoTCCC* e dal *CoTECC,* certi indicati anche dall'*ACS.*

Si evidenzia, in riferimento alla realtà italiana, che i prodotti che hanno al loro interno agenti emostatici e coagulanti, sono equiparabili ai medicinali e, pertanto, il loro utilizzo dovrebbe essere autorizzato esclusivamente da parte di figure sanitarie abilitate, quali medici e infermieri, comunque sempre nel rispetto delle normative vigenti nazionali.

Diversamente il loro impiego in ambito militare è previsto solitamente in presenza di contesti particolari e da parte di specifiche figure abilitate, ad esempio in missioni all'estero e da parte del Soccorritore militare, del *Combat Life Saver* (*CLS*) o di figure assimilabili.

Tali considerazioni e riflessioni sulle limitazioni nell'impiego di agenti emostatici, dovranno essere tenute nella dovuta considerazione da parte dei soccorritori in relazione al proprio *status* giuridico rapportato alle norme nazionali di riferimento per il loro utilizzo, al fine di non incorrere in violazioni delle leggi vigenti, oltre a non correre il rischio di mettere a repentaglio la salute della persona da soccorrere, che potrebbe essere soggetta a pericolose reazioni allergiche o contro indicazioni circa l'impiego.

### *La benda compressiva israeliana*

Tra gli svariati strumenti presenti sul mercato, va sicuramente menzionata la *benda compressiva israeliana (israeli emergency bandage)* per le caratteristiche e le qualità uniche nel suo genere ad essa riconducibili, ideata da Bernard Bar-Natan, ex militare dell'*Israeli Defence Force* (*IDF*), che si era dedicato ai soccorsi in emergenza, in ambiente *extra* ospedaliero.

Proprio l'esperienza svolta nelle FFAA ha infatti spinto Bernard Bar-Natan a interessarsi nel migliorare la dotazione sanitaria del personale militare israeliano così da poter meglio soccorrere i feriti sul campo, pensando e realizzando dei dispositivi medici in grado di rispondere in maniera efficace alle necessità richieste per un intervento di soccorso, in ragione delle condizioni che si potevano verificare in combattimento, anche e soprattutto da parte di un militare che non aveva competenze sanitarie ma che avrebbe comunque dovuto soccorrere un collega, se non se stesso.

In particolare, il suo merito è stato quello di riuscire a sostituire i presidi e i bendaggi comunemente utilizzati in emergenza per coprire le ferite esterne e le emorragie provocate da armi da fuoco, da taglio o da esplosioni, etc.

Le caratteristiche che hanno determinato il successo della benda compressiva israeliana, così come la conosciamo oggi, evidenziano in concreto gli obiettivi che Bar-Natan si era originariamente prefissato di raggiungere, e che ha conseguito, ossia la realizzazione di una benda sanitaria che combinasse contemporaneamente in un solo oggetto le caratteristiche di più dispositivi medici.

La benda compressiva israeliana è caratterizzata da:

- una fascia elastica per comprimere l'emorragia;
- una medicazione sterile per proteggere la ferita;

• un sistema di avvolgimento inverso della fascia, in grado di esercitare una significativa pressione sulla ferita;

• un sistema predisposto per fissare la benda e idoneo, eventualmente, per esercitare un'ulteriore pressione sull'emorragia;

• una versatilità tale da poterla utilizzare secondo più configurazioni dettate dalle diverse conformazioni anatomiche delle parti del corpo (testa, arti e busto).

Dopo alcuni prototipi, che si sono susseguiti negli anni, è intorno al 2000 che si è arrivati alla produzione e alla commercializzazione della benda compressiva israeliana «classica» così come la conosciamo oggi, avente le sopra citate proprietà, alla quale nel tempo sono stati apportati ulteriori miglioramenti e perfezionamenti in termini di:

• *packaging* ovvero un confezionamento che prevede una doppia confezione plastica in grado di proteggerla da fattori esterni e renderla sterile;

• contenimento delle dimensioni del confezionamento sotto-vuoto (larghezza, altezza e profondità), ai fini del suo trasporto da parte dell'operatore e la disponibilità in più formati, in ragione delle esigenze;

• aumento delle dimensioni superficiali della garza-medicazione sterile da posizionare sulla ferita da proteggere, così da poterla adattare a ferite di diversa estensione;

• qualità e resistenza del tessuto della fascia, in termini di elasticità e di tramatura;

• sistema di tenuta della fascia arrotolata, tramite l'utilizzo di impuntature intervallate per impedire lo srotolamento incontrollato della benda durante il suo srotolamento e applicazione.

La benda compressiva israeliana è costituita da una fascia in tessuto tramato elastico molto resistente, con una larghezza variabile da cm 8,0 circa a salire, e con una lunghezza variabile da cm 120 circa a salire.

Vi sono bendaggi di dimensioni e di formati maggiori, adatti per poter fasciare anche la zona pelvica e addominale.

La benda presenta, su un lato, una garza-medicazione da posizionare sulla ferita e, sull'altro lato, in corrispondenza della garza, un passante a forma di archetto in plastica, nel quale inserire la fascia per trazionarla efficacemene.

La garza-medicazione potrà avere caratteristiche e dimensioni variabili, e potranno esservi anche bende che presentano due garze-medicazioni sterili in sequenza da utilizzare in caso di ferita «passante», così che si possa posizionare una garza sul foro o taglio di entrata e una garza sul foro o taglio di uscita.

L'estremità finale della benda ha una barretta in plastica dura, munita agli estremi di due «uncini» in plastica predisposti per fissare l'estremità sulla fasciatura stessa, una volta arrotolata.

Circa l'utilizzo della benda compressiva israeliana, bisognerà cominciare con lo srotolarla parzialmente, posizionare correttamente la garza-medicazione sulla ferita, continuare ad avvolgere la benda intorno alla porzione del corpo, quindi metterla in tensione inserendo la fascia all'interno dell'archetto sopra citato, ripiegandola su se stessa, e tirarla nel verso contrario rispetto allo srotolamento della fascia, così da esercitare una pressione concentrata proprio sulla ferita.

Si continuerà ad avvolgere la benda, così da formare una fasciatura continua, costantemente serrata, fissando infine l'estremità della fascia mediante la barretta.

È altresì possibile utilizzare la barretta come verricello, una volta che gli uncini abbiano agganciato saldamente la fascia e sia girata su se stessa per stringerla ulteriormente in maniera circonferenziale.

La benda compressiva israeliana, proprio per le caratteristiche che la contraddistinguono, è adatta ad essere facilmente utilizzata anche da personale laico, una volta se ne sia assimilato il funzionamento, e offre inoltre il vantaggio di poter essere adoperata anche in autosoccorso, potendosi utilizzare con una sola mano.

Il suo impiego sarà raccomandato per intervenire su emorragie contenute o quando non sia possibile ricorrere agli strumenti e alle indicazioni raccomandate dal corso dell'*ACS*.

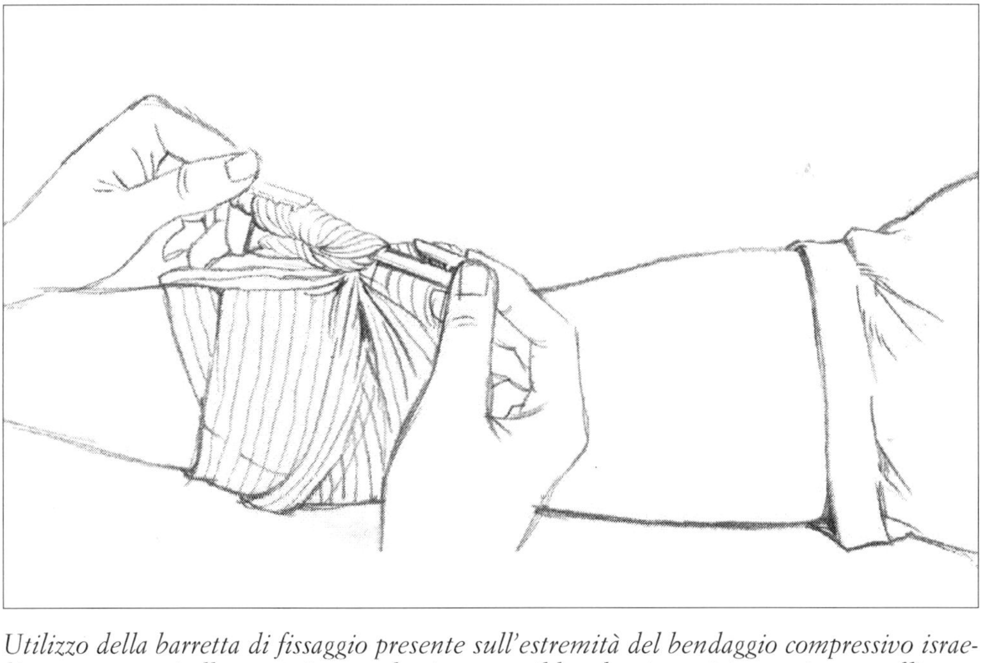

*Utilizzo della barretta di fissaggio presente sull'estremità del bendaggio compressivo israeliano come verricello per stringere ulteriormente il bendaggio posizionato intorno all'arto.*

***XSTAT***

Si tratta di un dispositivo medico di nuova generazione, utilizzato principalmente in interventi di primo soccorso in ambito militare, di polizia e recentemente anche in ambito civile, realizzato per il trattamento iniettabile di materiale espandibile all'interno di una ferita profonda, per arrestare un'emorragia massiva di grave entità causata da corpi penetranti, proiettili di grosso calibro, armi da taglio, schegge, etc presente lungo le aree giunzionali e gli arti.

Tra le sue caratteristiche principali, vi è sicuramente quella di permettere al soccorritore di arrivare in profondità alla ferita e riuscire a saturarla, e di essere utilizzabile anche in presenza di una ferita che esternamente si presenti stretta, difficile da trattare o con una lesione scomoda per poter effettuare la zaffatura, tecnica che verrà successivamente descritta in dettaglio.

In particolare, il sistema *XSTAT* è costituito da un applicatore-iniettore, assimilabile a una siringa, che contiene delle micro spugne da iniettare nella ferita.

Sono disponibili applicatori di diverse dimensioni per rispondere alle diverse esigenze dettate dall'estensione, dalla profondità, e dall'ubicazione dell'emorragia massiva a cui far fronte, permettendo di trattare ferite che, in determinate circostanze, sarebbero difficilmente raggiungibili.

L'applicatore è realizzato in materiale sintetico e viene utilizzato per iniettare nella cavità della ferita emorragica delle micro-spugne, che sono caratterizzate da dimensioni molto ridotte e da una rapida espansione.

Tali micro-spugne, infatti, a contatto con il sangue si dilatano nell'alveo della ferita in cui sono state iniettate e, così facendo, arresteranno l'emorragia massiva.

Si tratta di spugne realizzate in cellulosa, ricoperte di un coagulante e un anti-microbico, contrassegnate da marcatori visibili rappresentati da una x che può essere vista nelle radiografie, così da permetterne una facile identificazione per la rimozione in sede ospedaliera ed evitare che vengano lasciate inavvertitamente nel corpo del paziente.

Una volta che le micro-spugne saranno state iniettate e avranno saturato la ferita, si potrà provvedere a effettuare la pressione, la copertura o la fasciatura della ferita.

L'*XSTAT* ha il pregio di un veloce impiego, ma, di contro, le sue cratteristiche e il tipo di ferite su cui potrà essere impiegato raccomandano che l'utilizzo debba essere effettuato esclusivamente da parte di personale sanitario abilitato, specificatamene addestrato all'uso.

## *ITCLAMP*

L'*ITCLAMP* è un altro dispositivo medico che ha trovato recentemente una significativa implementazione del suo utilizzo ed è stato inserito tra i nuovi dispositivi raccomandati in interventi di primo soccorso.

Tale dispositivo permette infatti di arrestare un'emorragia lungo le estremità e i punti giunzionali, in alternativa quando possibile, alla pressione diretta esercitata dal soccorritore o all'utilizzo del *tourniquet,* oltre a poter essere impiegato per arrestare emorragie che interessino il cuoio capelluto o il viso.

È assimilabile a una vera e propria pinza di ridotte dimensioni, realizzata in materiale sintetico, costituita da due branche su cui sono intervallati degli aghi di ridotte dimensioni, ed è provvista di una molla di ritenzione che consente di mantenere serrata la posizione della pinza una volta chiusa la ferita sulla quale è stata posizionata.

Le due branche permettono infatti di ancorarsi saldamente ai bordi della ferita e di poterla richiudere.

Tale dispositivo ha quindi la capacità di sigillare i bordi della ferita avvicinando i lembi della ferita stessa, così da contenere completamente la perdita di sangue fino a quando la ferita non sarà successivamente trattata chirurgicamente.

L'*ITCLAMP* ha il pregio di un veloce impiego, ma, di contro, le sue caratteristiche e il tipo di ferite su cui potrà essere impiegato raccomandano che l'utilizzo debba essere effettuato esclusivamente da parte di personale sanitario abilitato, specificatamente addestrato all'uso.

## *Il Tourniquet Aortico Addominale e Giunzionale*

Il *Tourniquet* Aortico Addominale e Giunzionale o l'*Abdominal Aortic and Junctional Tourniquet* (*AAJT*) è un dispositivo medico che ha molteplici potenzialità di impiego adattandosi a essere utilizzato in diverse sezioni del corpo in ragione della dimensione e conformazione anatomica, indicato per arrestare le emorragie massive e per immobilizzare le fratture pelviche.

Tale strumento si rifà concettualmente all'utilizzo del *Resuscitative Endovascular Baloon Occlusion of the Aorta* (*REBOA*), dispositivo utilizzato in ambito ospedaliero, consistente in un sistema per il controllo delle emorragie interne non comprimibili direttamente, tramite il posizionamento di un catetere a palloncino che viene inserito direttamente nell'arteria femorale comune.

L'*AAJT* è un dispositivo medico salvavita di ultima generazione che può essere utilizzato in presenza di lesioni che interessano parti del corpo specifiche quali le aree giunzionali del busto (ascellari e inguinali), gli arti con amputazioni significative e in presenza di fratture pelviche.

Nel passato, in presenza di emorragie nella regione inguinale, il soccorritore provava a intercettare e a comprimere l'aorta posizionando un ginocchio sulla zona addominale del ferito per esercitare la maggior pressione possibile, operazione assai difficoltosa e spesso non risolutiva.

L'*AAJT* sostituisce idealmente quella che era la pressione esercitata dal ginocchio sull'aorta per arrestare l'emorragia, annullando, o comunque limitando, tutte le variabili e le difficoltà che una manovra del genere implicava, ottimizzando il risultato finale.

Una volta che la fascia pelvica dell'*AAJT* sarà stata posizionata e serrata in corrispondenza dei trocanteri, la tensione circonferenziale applicata provvederà a ridurre e a stabilizzare la frattura dell'anello pelvico.

Successivamente si eserciterà sul lato dell'arto interessato dalla lesione una notevole pressione sull'arteria sottostante utilizzando una «cuffia» a forma di cuneo, posizionata sotto la fascia pelvica, che verrà gonfiata tramite un dispositivo costituito solitamente da una pompa manuale, dispositivo che sarà azionato dal soccorritore e potrà così arrestare l'emorragia massiva.

Una tra le caratteristiche dei materiali in cui è realizzato l'*AAJT* consiste nell'essere, solitamente, radiotrasparente così da non avere problemi al momento del successivo ricovero del ferito presso la struttura ospedaliera nell'effettuare gli esami radiologici.

I tempi entro i quali poter mantenere posizionato l'*AAJT* sul ferito possono variare fino a un massimo di 60' circa sull'area addominale e fino a un massimo di 180'-240' circa sull'area del collo/ascelle.

L'*AAJT* è un dispositivo medico che, per caratteristiche e complessità di posizionamento, e soprattutto per il tipo e la gravità di lesioni su cui verrà applicato, può essere utilizzato esclusivamente da parte del personale sanitario abilitato, specificatamente addestrato all'uso.

### *Il cerotto per pneumotorace*

A conclusione di questa breve carrellata sui principali e innovativi dispositivi medici adatti ad arrestare un'emorragia massiva, si menziona anche il cerotto per pneumotorace (*chest seal*), disponibile di tipo ventilato e di tipo non ventilato.

Stiamo parlando di quel dispositivo occludente da applicare su ferite aperte presenti sul torace anteriore o posteriore, che determinano un pneumotorace aperto, conosciuto anche come ferita soffiante, in situazioni di emergenza *extra* ospedaliera quale soluzione per prevenire l'evolversi di un pneumotorace aperto in un pneumotorace iperteso.

Tale tipo di presidio è raccomandato dalle linee guida del *CoTCCC* e del *CoTECC*, che hanno esaminato le caratteristiche positive e negative ascrivibili all'impiego del cerotto per pneumotorace di tipo ventilato e di tipo non ventilato.

I diversi studi scientifici svolti in tal senso hanno indotto a far propendere per l'utilizzo del cerotto per pneumotorace ventilato.

Impiego del cerotto per pneumotorace è raccomandato e descritto anche dall'*ACS-COT*, come verrà in seguito illustrato.

Tale medicazione, da posizionare al centro della ferita, ha una valvola unidirezionale incorporata nella stessa medicazione per consentire la fuoriuscita dell'aria dallo spazio pleurico durante l'espirazione impedendo il rientro d'aria durante l'inspirazione.

Si è altresì giunti alla conclusione che il cerotto per pneumotorace non ventilato, cioè quello senza valvola, potrebbe causare lo sviluppo del pneumotorace iperteso, inteso quale accumulo di aria nello spazio pleurico sotto pressione, tale da comprimere i polmoni e diminuire il ritorno venoso al cuore, secondo quelle che sono le ultime interpretazioni.

In assenza di un cerotto per pneumotorace, trovandosi in presenza di questa patologia, in condizioni estreme, sarà possibile realizzare una medicazione di fortuna tramite una membrana di materiale plastico ritagliata a forma quadrata, di dimensioni adeguate tali da coprire la ferita, da fissare su tre lati con del nastro per sigillarla, lasciando il quarto lato libero, cioè non fissato, così da creare una sorta di valvola in grado di permettere l'apertura/chiusura della ferita durante gli atti respiratori in attesa dell'arrivo dei soccorsi avanzati.

Non vi sono evidenze mediche univoche che dimostrino con assoluta certezza come una medicazione improvvisata e fissata su tre lati sia effettivamente efficace nel riuscire a prevenire la mutazione di un pneumotorace aperto in un pneumotorace iperteso.

Tale medicazione di emergenza ha comunque la funzione di impedire l'ingresso dell'aria nella parete toracica in fase di inspirazione e consentire la fuoriuscita dell'aria in fase di espirazione.

Il cerotto per pneumotorace si presenta esternamente come un cerotto particolare, con forme diverse, caratterizzato dalla presenza o meno della valvola per consentire o impedire il passaggio di flusso d'aria, pensato per aderire al torace tramite una parte adesiva in *idrogel,* o sostanze similari, tali da garantirne un fissaggio sicuro anche in presenza di peluria, sangue e sudore.

Una volta identificata la ferita, bisognerà comunque accertarsi che non ve ne siano altre, così da poter intervenire in maniera mirata.

Pertanto, se si tratterà di una ferita da arma da taglio, sarà raccomandato di controllare se non vi siano altre coltellate o se invece si tratterà di una ferita da arma da fuoco, sarà raccomandato di verificare se non vi siano altri fori causati da più proiettili e che, oltre a un foro di entrata, non vi sia anche un foro di uscita.

Una volta rimossa la pellicola predisposta per proteggere la parte adesiva, andrà posizionato il cerotto per pneumotorace per coprire e sigillare la ferita.

La posizione corretta di applicazione sulla ferita è solitamente riportata sulla confezione o sul cerotto per pneumotorace stesso con un'immagine che ne facilita l'impiego.

Una volta posizionato il cerotto per pneumotorace bisognerà monitorare le condizioni del ferito che potrebbe comunque sviluppare un pneumotorace iperteso o problematiche respiratorie importanti.

In determinate circostanze in cui il ferito presenti gravi problemi respiratori è consigliato di rimuoverlo lasciando fuoriuscire l'aria e successivamente di posizionare un altro cerotto, decisione eventualmente presa da parte del personale sanitario.

Il cerotto per pneumotorace, pur essendo di facile e intuitivo impiego, vista la gravità della ferita su cui viene utilizzato, ne raccomanda l'impiego da parte di personale specificatamente addestrato e abilitato all'uso.

### *I kit per il Bleeding Control*

Il *kit* per il *BCon* è un *kit* di primo soccorso costituito da una raccolta mirata di dispositivi e materiali sanitari utili per poter intervenire in emergenza ad arrestare un sanguinamento massivo, operando in un ambiente *extra* ospedaliero.

Pertanto il *kit* sarà composto dalla dotazione minima di materiali per poter prestare il primo soccorso, risultando altresì indispensabile che i materiali che lo compongono abbiano poco ingombro e siano compatti, maneggevoli e leggeri così da poterli avere sempre a portata di mano da parte del soccorritore.

È chiaro che le sopra citate caratteristiche del *kit* non dovranno andare a discapito del numero, della qualità e della funzionalità dei materiali stessi.

#### *I kit STOP THE BLEED*

Al fine di assicurare il pronto impiego di dispositivi medici utili per prestare il primo soccorso in presenza di feriti con un'emorragia massiva, il Governo degli Stati Uniti d'America ha approntato una serie di *kit STOP THE BLEED* per il primo soccorso predisposti in ragione delle finalità e del numero di utenti a cui sono destinati, pensati grazie alla collaborazione del personale delle FFAA e dei principali produttori sanitari nel settore delle emorragie massive.

In particolare, i principali *kit STOP THE BLEED* di seguito descritti contengono il materiale raccomandato dal Dipartimento della Difesa degli Stati Uniti d'America, dal *CoTCCC* e dallo stesso *ACS-COT*:

- Il *Kit Personal STOP THE BLEED*;
- Il *Kit Premium Personal STOP BLEED*;
- Il *Kit Texas STOP THE BLEED*;
- La borsa di trasporto *STOP THE BLEED*;
- La cassetta a parete *STOP THE BLEED.*

### *Il kit Personal STOP THE BLEED*

Il *kit Personal STOP THE BLEED* è costituito da una confezione in plastica trasparente di dimensioni assai ridotte, che contiene:

n. 1 libretto di istruzioni su come comportarsi per arrestare un'emorragia massiva;
n. 1 *tourniquet CAT*;
n. 1 *QuikClot Bleeding Control Dressing*;
n. 1 pennarello;
n. 1 paio di guanti sanitari monouso;
n. 1 bendaggio compressivo;
n. 2 mascherine chirurgiche.

### *Il kit Premium Personal STOP THE BLEED*

Il *kit Premium Personal STOP THE BLEED* è costituito da una sacchetta sintetica, di dimensioni ridotte, che contiene:

n. 1 libretto di istruzioni su come comportarsi per arrestare un'emorragia massiva;
n. 1 *tourniquet CAT*;
n. 1 *QuikClot Bleeding Control Dressing*;
n. 1 pennarello;
n. 1 paio di guanti sanitari monouso;
n. 1 bendaggio compressivo;

n. 2 mascherine chirurgiche.

Vi è anche un *kit Premium Personal STOP THE BLEED* «potenziato» che contiene n. 1 cerotto per pneumotorace, n. 1 forbice di primo soccorso e n. 1 coperta isotermica.

*Il kit Texas STOP THE BLEED*

Il *kit Texas STOP THE BLEED,* a integrazione del *kit* «classico» *STOP THE BLEED*, contiene:

n. 1 libretto di istruzioni su come comportarsi;
n. 1 cerotto per pneumotorace;
n. 1 forbice da primo soccorso;
n. 1 coperta isotermica.

*La borsa da trasporto STOP THE BLEED*

La borsa *STOP THE BLEED*, idonea per il trasporto dei *kit,* contiene n. 8 *Personal STOP THE BLEED kit*, ciascuno dei quali include:

n. 1 libretto di istruzioni su come comportarsi per arrestare un'emorragia massiva;
n. 1 *tourniquet CAT*;
n. 1 *QuikClot Bleeding Control Dressing*;
n. 1 pennarello;
n. 1 paio di guanti sanitari monouso;
n. 1 bendaggio compressivo;
n. 2 mascherine chirurgiche.

Vi è anche un *kit borsa da trasporto STOP THE BLEED* «potenziato» che contiene n. 1 cerotto per pneumotorace, n. 1 forbice di primo soccorso e n. 1 coperta isotermica.

*La cassetta da parete STOP THE BLEED*

La cassetta per parete *STOP THE BLEED* è stata pensata per essere installata presso strutture pubbliche quali uffici, luoghi di culto, palestre, etc ed è solitamente installata in punti strategici che ne consentano la visibilità e il facile accesso da parte del pubblico in caso di necessità, solitamente in prossimità del DAE, se presente. A completamento della cassetta vi è un *poster* esplicativo, che illustra le procedure da seguire per effettuare l'arresto di un'emorragia massiva anche da parte di un soccorritore privo di qualsiasi formazione o esperienza sanitaria.

La cassetta, realizzata in materiale sintetico trasparente, comprende al suo interno n 8 *kit Personal STOP THE BLEED*, posizionati all'interno di una borsa per l'eventuale trasporto dei *kit*, se necessario.

Ciascuno dei *kit* contiene:

n. 1 libretto di istruzioni su come comportarsi per arrestare un'emorragia massiva;

n. 1 *tourniquet CAT*;

n. 1 *QuikClot Bleeding Control Dressing*;

n. 1 pennarello;

n. 1 paio di guanti sanitari monouso;

n. 1 bendaggio compressivo;

n. 2 mascherine chirurgiche.

Vi è anche un *kit cassetta da parete STOP THE BLEED* «potenziato» che contiene n. 1 cerotto per pneumotorace, n. 1 forbice di primo soccorso e n. 1 coperta isotermica.

## *Come assemblare un kit di primo soccorso per il Bleeding Control*

Oltre a utilizzare i *kit* già predisposti e messi in commercio da diverse organizzazioni, società e case produttrici del settore sanitario, pensati per essere posizionati all'interno di edifici pubblici e privati o per essere trasportati al seguito, è possibile approntare un *kit* per il *BCon* in funzione delle personali esigenze e in ragione delle competenze possedute da chi lo dovrà utilizzare.

Per la composizione di un *kit* specifico per l'arresto di emorragie severe si dovranno tenere in considerazione diversi fattori che ne determineranno conseguentemente l'approntamento.

Risulta intuitivo che vi sono alcuni dispositivi medici che dovranno essere parte imprescindibile della dotazione del *kit* necessario per eseguire le manovre previste sul *BCon.*

Il materiale di primo soccorso facente parte del *kit* sarà scelto in funzione del luogo in cui dovrà essere impiegato, delle attività da svolgere, della facilità di impiego, delle competenze di chi lo utilizzerà e delle normative vigenti sull'impiego dei prodotti. In ragione di quanto fin qui evidenziato, si ritiene che un *kit* di base dotrà prevedere al suo interno le seguenti dotazioni minime, con la premessa che bisognerà essere stati formati, secondo le linee guida sul *BCon,* per poterne utilizzare i materiali contenuti:

n. 1 libretto di istruzioni su come comportarsi per arrestare un'emorragia massiva;

n. 1 *tourniquet*;

n. 1 *benda emostatica*;

n. 1 benda israeliana compressiva;

n. 1 pennarello;

n. 2 paia di guanti sanitari monouso;

n. 1 bendaggio per proteggere ferite;

n. 1 bendaggio per la zaffatura;

n. 1 forbice di primo soccorso;

n. 1 coperta isotermica;

n. 1 occhiale di protezione;

n. 2 mascherine FFP2.

Per gli operatori di base delle FFO, delle FFAA, dei VVF, etc, in virtù del contesto in cui andranno a operare, dei compiti specifici a cui sono chiamati a rispondere e della propria specifica formazione personale, si ritiene che tale dotazione debba essere implementata almeno con:

n. 2 cerotti per pneumotorace;

n. 1 rasoio usa e getta (per l'eventuale rasatura del torace);

n. 1 confezione antidolorifici.

Per gli operatori del soccorso sanitario, in ragione del contesto in cui andranno a operare, dei compiti specifici a cui sono chiamati a rispondere e della propria specifica formazione personale, si ritiene che la dotazione sopra descritta debba essere implementata e arricchita con ulteriori e specifici dispositivi medici atti all'arresto delle emorragie massive, in uso unicamente al personale medico e infermieristico.

### *Manutenzione e trasporto del contenitore del kit per il Bleeding Control*

La sacchetta per il trasporto del *kit* per il *BCon* dovrà rispondere a requisiti di compattezza, resistenza e facilità di apertura, eventualmente con la possibilità di poterne vedere il contenuto senza doverla aprire, oltre a permetterne un rapido accesso.

Inoltre, dovrà avere la possibilità di essere fissata indistintamente su un giubbotto antiproiettile, su un cinturone, su un cosciale tramite passanti, asole, porzioni di velcro, sistemi di fissaggio *Modular Lightweight Load-carrying Equipment* (*MOLLE*), *All Lightweight Individual Carryng Equipment* (*ALICE*), etc.

Il trasporto della sacchetta del *kit BCon* potrà avvenire tramite il suo fissaggio sull'operatore, adottando le medesime modalità e cautele già raccomandate riguardo al fissaggio e al trasporto del *tourniquet* da parte di un operatore, consigliando sempre di fissare il *kit* lungo il busto, alla vita o su una gamba, tramite un cosciale, in una posizione facilmente raggiungibile con una sola mano.

Diversamente, se la sacchetta del *kit BCon* sarà trasportata all'interno di borse, di zaini, etc si raccomanda di posizionarla in maniera tale che possa essere afferrata per prima rispetto al resto del contenuto, così che si possa utilizzare tempestivamente il suo contenuto in presenza di emorragie massive.

Si dovrà tenere conto del fatto che il suo utilizzo avverrà in ambiente *extra* ospedaliero e all'aperto, pertanto il contenitore in cui sono contenuti i dispositivi medici dovrà essere impermeabile e avere possibilmente al suo interno un sistema di ritenzione e suddivisione per i materiali contenuti (elastici, fascette interne, etc), per evitare che gli stessi possano accidentalmente spostarsi, se non cadere, durante le fasi concitate del soccorso.

Bisognerà verificare con regolarità che le parti in materiale metallico e le cuciture della sacchetta del *kit BCon* non siano deteriorate o lesionate (*zip* incluse).

La sacchetta del *kit BCon* dovrà essere conservata adottando tutte le dovute precauzioni per preservarne il contenuto, previlegiando un luogo asciutto, non esposto ai raggi del sole e a fonti di calore, al fine di non alterare le caratteristiche dei presidi sanitari che contiene, controllando periodicamente che i prodotti non siano scaduti.

Capitolo Quinto

# Il primo soccorso: le modalità di intervento

*La saggezza consiste nel sapere cosa bisogna fare,*
*la destrezza consiste nel sapere come farlo,*
*e la virtù consiste nel farlo.*

David Starr Jordan

## Incidente di massa con vittime e feriti

Per Incidente di massa con vittime e feriti ovvero *Mass Casualty Incident* (*MCI*), si intende un qualsiasi «incidente» che abbia causato più vittime e feriti gravi, con un numero di feriti che supera il numero delle risorse normalmente disponibili per intervenire a soccorrerli e con la presenza di pericoli potenzialmente ancora attivi, in grado cioè di causare ulteriori danni alle persone.

Sarà irrilevante che l'evento sia naturale, intenzionale o non intenzionale, o che si sia verificato come conseguenza dei più svariati accadimenti, da un incidente stradale, a un atto terroristico o a un terremoto.

Quello che caratterizza un *MCI*, al di là della causa che lo abbia determinato, è proprio l'elevato numero di feriti tale da interrompere o pregiudicare il regolare funzionamento del sistema sanitario coinvolto nel soccorso.

Sarà pertanto necessario attivare misure di emergenza eccezionali in risposta all'evento potendo contare su strategie e programmi di risposta prestabiliti.

Le Autorità provvederanno a delimitare e isolare fisicamente l'area in cui è avvenuto l'evento e a stabilire l'ordine di trattamento dei feriti basato sulle priorità dei trattamenti secondo il *triage standard,* dando la priorità a chi presenta sintomi più gravi.

In caso di evento Chimico, Biologico, Radiologico e Nucleare (CBRN) si applicherà un ordine di trattamento per le persone coinvolte invertito, dando la priorità di cure a chi presenti sintomi meno gravi, avendo potenzialmente maggiori possibilità di sopravvivenza.

L'obiettivo alla base del *triage* in ambito ospedaliero è quello di adoperarsi per assicurare il massimo dei risultati per il singolo paziente.

Diversamente, l'obiettivo a cui mira il *triage* sul campo (*field triage*) è quello di raggiungere il massimo dei risultati per il maggior numero di pazienti.

L'area dove è avvenuto il *MCI* verrà perimetrata con «anelli» concentrici al fine di metterla in sicurezza cinturando, isolando e classificando le zone in ragione del livello di pericolo ancora attivo che le contraddistingue.

La determinazione geografica delle zone d'intervento, detta appunto zonizzazione, è uno degli aspetti fondamentali per la gestione di una situazione che comporti dei rischi e assume caratteristiche differenti in ragione della minaccia, leggi pericolo, che è presente.

All'interno di ogni zona potranno accedere e operare solo determinate categorie di figure professionali (*professional first responder*), legittimate ad agire in ragione del tipo di minaccia o pericolo presente.

Quando si verificherà un evento drammatico con la presenza di più morti e feriti, determinato dalle cause più varie, accidentali o dolose, la priorità di qualsiasi operatore facente parte dell'ES, delle FFO, delle FFAA, dei VVF, etc sarà quella di operare in sicurezza e in maniera coordinata, e mettere in salvo tutti i presenti a rischio.

In ragione del tipo di incidente, inteso in senso esteso, che si sarà verificato e delle caratteristiche che lo contraddistingueranno, quali un incendio, un'esplosione, un attacco armato, un evento CBRN, etc verranno definite la classificazione e l'ampiezza delle zone, sistema quest'ultimo ormai utilizzato a livello internazionale.

Il *dispositivo* che si metterà in atto sarà finalizzato quindi a delimitare fisicamente l'area in cui è avvenuto l'evento. Si utilizzeranno degli «anelli» con ampiezza di raggio e forma variabile, attribuendo un diverso colore a ogni zona rispetto al nucleo dell'evento e prevedendo un corridoio di proiezione e di esfiltrazione per gli operatori e le persone rimaste coinvolte.

### *Delimitazione delle zone in ragione dell'evento*

Vengono solitamente individuate dal sistema di risposta istituzionale, a livello internazionale, 3 zone «sensibili» a ciascuna delle quali è attribuito uno specifico colore in ragione del livello di rischio che le contraddistingue, rispettivamente: la Zona calda (*Hot zone*) o Zona rossa (*Red zone*), la Zona tiepida (*Warm zone*) o Zona gialla (*Yellow zone*) e la Zona fredda (*Cold zone*) o Zona verde (*Green zone*).

All'interno di ogni zona, come detto, potranno accedere solo specifiche categorie di operatori, sempre con l'obiettivo del contenimento dei danni alle persone e alle cose.

Le cause e le circostanze che avranno provocato l'evento influenzeranno il modo di avvicinarsi, di approcciare e di soccorrere i feriti coinvolti da parte degli operatori, oltre che fissare l'ordine di priorità nel soccorso da prestare ai feriti.

### *Zona rossa o Zona calda*

La Zona rossa, ovvero la Zona calda, è il centro (nucleo) dell'evento che ha provocato i feriti o le vittime, ed è caratterizzata dalla presenza di un pericolo ancora attivo, con un'alta probabilità che vi si possano avere morti e feriti.

Pertanto, ne è assolutamente precluso l'accesso ai soccorsi sanitari fintanto che la zona non sarà stata bonificata e resa sicura nella sua interezza, in maniera continuativa.

L'estensione della Zona calda può variare in funzione delle caratteristiche e dei pericoli determinati dai singoli eventi, secondo diversi fattori.

In particolare, nella delimitazione della Zona calda andranno considerati anche eventuali eventi incidentali, secondari, che potranno essersi verificati in ragione dell'evento primario scatenante, i cosiddetti danni da interferenza.

Così ad esempio si dovrà tener conto di potenziali danni strutturali o lesioni agli edifici determinati dall'onda d'urto di un'esplosione, per i conseguenti pericoli che potrebbero verificarsi in una zona posta anche a una distanza considerevole rispetto all'origine dell'esplosione.

### *Zona gialla o Zona tiepida*

La Zona gialla ovvero la Zona tiepida, posta a ridosso e a contatto diretto con la Zona rossa, è caratterizzata da potenziali criticità che potrebbero essere rischiose e pericolose per chi vi opera, ma che al momento presentano un rischio limitato e non presentano un rischio immediato e diretto.

È proprio in tale zona che possono accedere e operare i soccorritori sanitari e prestare le cure di primo soccorso ai feriti.

### *Zona verde o Zona fredda*

La Zona verde ovvero la Zona fredda, posta a ridosso e a contatto diretto con la Zona gialla, è considerata la zona sicura dove poter operare senza incorrere in pericoli e ha caratteristiche tali da permettere l'accesso al suo interno in condizioni di costante sicurezza.

In questa zona, ad esempio, è normalmente allestito il Posto Medico Avanzato (PMA) in cui interverranno i soccorritori sanitari nel prestare le cure sanitarie atte a stabilizzare e valutare i feriti.

La classificazione in zone rapportate alle azioni da mettere in campo sarà condivisa tra le diverse strutture delle Emergenze del soccorso che saranno coinvolte nelle attività di intervento al fine di armonizzare l'intero sistema di risposta istituzionale.

| | | |
|---|---|---|
| Zona calda - Zona rossa<br>*Hot zone - red zone* | Zona pericolosa | Soppressione<br>della minaccia attiva |
| Zona tiepida - Zona gialla<br>*Warm zone - jellow zone* | Zona parzialmente sicura | Arresto dell'emorragia<br>ed evacuazione dei feriti |
| Zona fredda - Zona verde<br>*Cold zone - green zone* | Zona sicura | Assistenza ai feriti e<br>trasporto in ospedale |

## Il protocollo THREAT

Diversi sono i protocolli e le procedure di intervento da poter applicare in presenza di eventi che abbiano provocato più feriti, con prevalenza di emorragie severe, adottati da soccorritori civili e militari, tutti strumenti sicuramente validi ed efficaci in ragione delle finalità che li hanno generati, contraddistinti ciascuno da determinate caratteristiche.

L'*HC*, che si rifà alle linee guida del *TCCC* e del *TECC*, prevede che un soccorritore che sopraggiungerà sul posto dove vi sia la presenza di più feriti debba essere parte attiva nel sistema di soccorso, rapportandosi alla realtà del contesto secondo una reazione integrata e programmata, conoscendone il *modus operandi* da adottare in tali circostanze.

Le azioni da eseguire in presenza di un evento che abbia causato più feriti o vittime, come già anticipato precedentemente, sono sintetizzate dall'acronimo *THREAT*:

**T**: *Threat suppression*: eliminazione della minaccia ovvero renderla inoffensiva

**H**: *Hemorrhage control*: arresto dell'emorragia massiva

**RE**: *Rapid Extrication*: allontanamento ovvero esfiltrazione rapida dei feriti

**A**: *Assessmet patient*: valutazione delle condizioni fisiche dei feriti

**T**: *Trasport*: trasporto in ospedale dei feriti

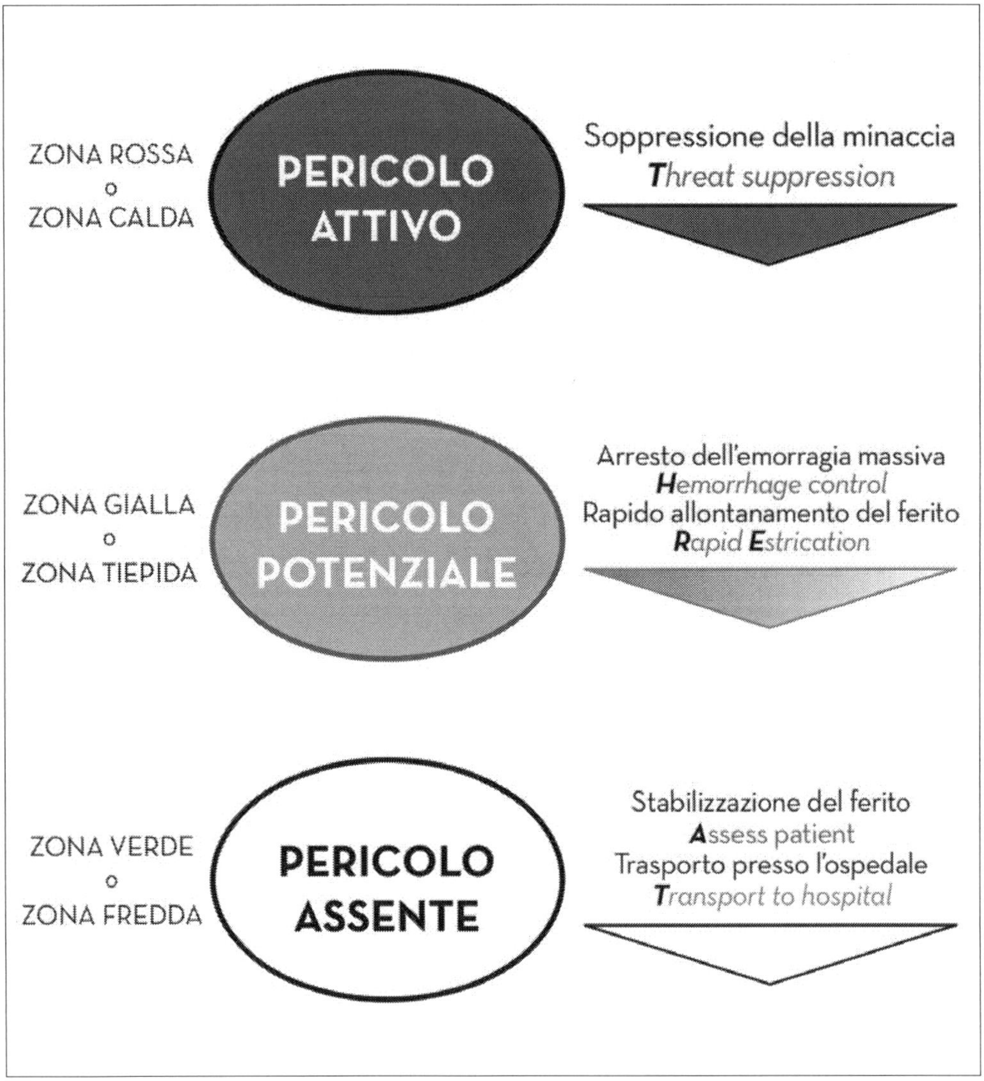


*Il protocollo THREAT* dell'*Hartford Consensus:* procedure *standard* previste per soccorrere più feriti.

*THREAT* corrisponde alla parola inglese *threat,* che tradotta in italiano vuol dire minaccia, facile da memorizzare, e che sintetizza tutti gli *step* operativi, cioè tutte le azioni, che bisognerà porre in essere.

The *Hartford Consensus IV: A Call for Increased National Resilience* (2016) ha ritenuto di migliorare le tempistiche nell'applicazione delle fasi di intervento da adottare rispetto al protocollo *THREAT*, così da aumentare le possibilità di salvare più vite. Nella sua rivisitazione vengono anticipate alcune azioni di soccorso sui feriti che diversamente potrebbero peggiorare o morire, secondo quella che è la nuova filosofia sul soccorso in emergenza.

Tale approccio operativo, per le caratteristiche che lo contraddistinguono, può essere impiegato anche in un contesto in cui si debbano soccorrere più feriti riconducibili non necessariamente a un atto doloso ma in presenza di un generico *MCI* quale una catastrofe naturale o una pandemia.

Basterà infatti considerare il primo termine dell'acronimo *THREAT*: *Threat suppression,* con un'accezione estensiva intendendo con «eliminazione della minaccia», l'eliminazione o la mitigazione di qualsiasi generica minaccia presente.

Si manterrà l'adozione degli altri *step* previsti nell'applicazione della sequenza del soccorso rapportata alle diverse Zone rossa, gialla e verde.

### *Il protocollo THREAT aggiornato*

Secondo il protocollo *THREAT*, facendo riferimento alla sopra citata distinzione in zone, l'area in cui si è generato l'evento e in cui sono presenti le vittime e i feriti, verrà cinturata e isolata fisicamente, classificandola come Zona rossa perché ritenuta ad alto rischio fintanto che la minaccia o il pericolo non saranno stati completamente eliminati, area interdetta ai soccorsi sanitari.

I soccorsi sanitari potranno intervenire solo nella Zona gialla, dove si potranno effettuare le manovre salvavita, quali l'arresto di emorragie severe, e successivamente provvedere al trasporto dei feriti nella Zona verde, ritenuta un'area sicura per l'assenza di pericoli attivi o potenziali, dove valuteranno le condizioni dei feriti e provvederanno al loro successivo trasporto in ospedale.

L'*HC*, nella versione aggiornata dell'applicazione dell'algoritmo *THREAT* rapportato alla zonizzazione, ha compresso e sovrapposto i bordi delle tre zone, al fine di ridurre le tempistiche per l'applicazione delle varie fasi di intervento.

In questa maniera è possibile soccorrere i feriti in corrispondenza del «bordo» sovrapposto della Zona rossa con la Zona gialla, quindi sul limite della Zona rossa dove la minaccia risulta più lontana dalla «zona calda», aumentando così le probabilità di sopravvivenza di un numero maggiore di feriti in ragione del contenimento dei tempi.

L'*HC* ha voluto in questa maniera anticipare l'esecuzione delle manovre salvavita da parte del *professional first responder*, con un approccio più aggressivo e proattivo da parte dell'operatore delle emergenze nei confronti dei feriti.

Tale aggiornamento sull'applicazione delle modalità operative *THREAT* permette quindi di anticipare il trattamento dei feriti praticamente sul limite della Zona rossa, che è in parte fusa con il limite della Zona gialla, essendo di fatto avanzata, così da garantire un intervento precoce sui feriti, accorciando i tempi del soccorso e innalzandone le probabilità di sopravvivenza, secondo il concetto di *improving survival* (aumentare la sopravvivenza).

In pratica, la Zona rossa e la Zona gialla sono state parzialmente «compresse», sovrapponendo la fase di Eliminazione della minaccia (*Threat suppression*) con la fase di Arresto dell'emorragia massiva (*Hemorrhage control*), così da anticipare la fase di Arresto dell'emorragia massiva.

Ugualmente, la Zona gialla e la Zona verde sono state parzialmente compresse, sovrapponendo la fase di Rapida estricazione (*Rapid Extrication*) con

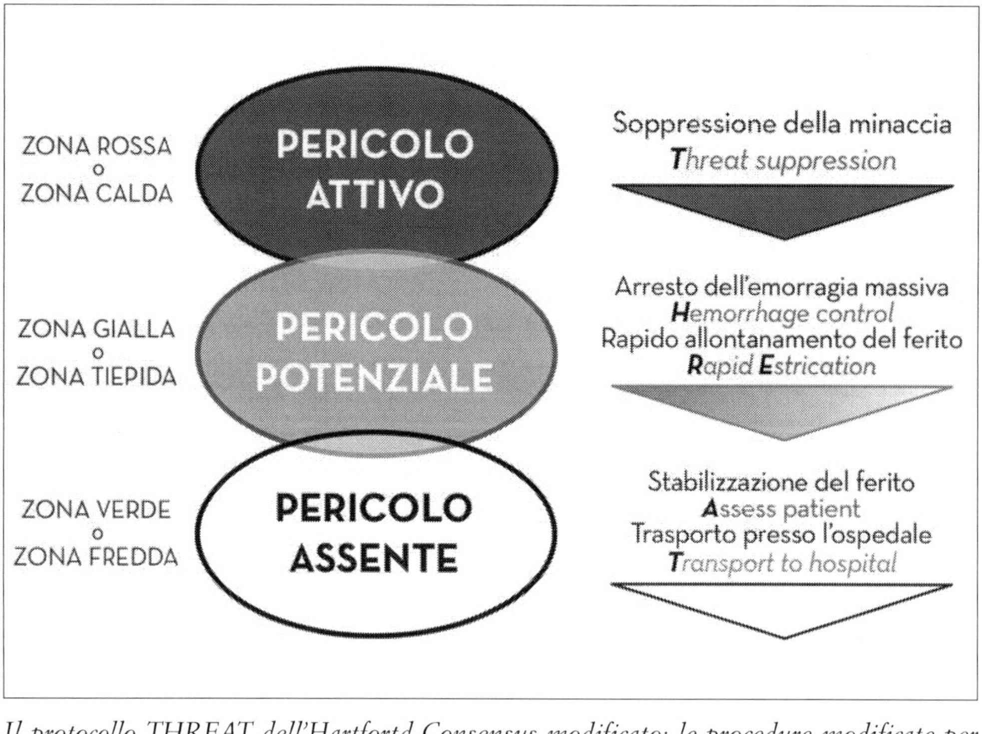


*Il protocollo THREAT dell'Hartfortd Consensus modificato: le procedure modificate per soccorrere più feriti tramite la compressione delle zone così da accorciare i tempi per prestare soccorso e implementare le possibilità di sopravvivenza dei feriti.*

la fase di Valutazione del ferito (*Assessment patient*), così da anticipare la fase di Valutazione del ferito, e poter successivamente provvedere alla fase di Trasporto in ospedale (*Transport to hospital*).

Sarà quindi necessaria e auspicabile, secondo le indicazioni dell'*HC,* un'attività di integrazione e di coordinamento tra le diverse figure di *professional first responder* diversamente coinvolte nell'attività di intervento (ES, FFO, FFAA, VVF, etc), e degli stessi soccorritori occasionali che si trovino coinvolti, così che tutte le figure facenti parte del dispositivo di soccorso da adottare ne comprendano i vantaggi.

## L'algoritmo MARCH: approccio al ferito

Se la finalità di questo Manuale è quella di apprendere le modalità per l'arresto di un'emorragia severa, non si può prescindere da quello che è l'obiettivo principale di tutti i soccorritori, ossia quello di cercare di soccorrere qualsiasi individuo potenzialmente in pericolo di vita.

Attraverso questo Manuale si vuole trasformare uno spettatore che si trovi in presenza di un sanguinamento massivo in un attore attivo preparato ad arrestare quell'emorragia massiva di cui è testimone.

Quello a cui si mira è che ogni cittadino non sia più un semplice e inerme spettatore difronte a qualcuno con un'emorragia massiva, il cui solo, e comunque apprezzabile, contributo sia limitato a chiedere aiuto rimanendo in attesa dei soccorsi con la speranza che possa avverarsi un miracolo per intervento divino, bensì divenga parte attiva nell'aiutare quel individuo in prima persona.

Trattando questo Manuale di emorragie, per la valutazione e la scelta di quale protocollo impiegare per soccorrere un ferito traumatizzato da parte di un *fisrt responder*, si è scelto di illustrare l'algoritmo *MARCH*: *Massive, Airway, Respiration, Circulation* e *Hypotermia*, di derivazione squisitamente militare, anche questo di facile memorizzazione.

Il *CoTCCC*, forte delle evidenze scientifiche acquisite utilizza infatti l'algoritmo *MARCH* in presenza di feriti traumatizzati a rischio vita, secondo una sequenza di azioni da mettere in campo in attesa dell'arrivo dei soccorsi sanitari.

L'algoritmo *MARCH* pertanto sostituisce il tradizionale algoritmo *ABC*: *Arway, Breathing* e *Circulation* utilizzato nelle emergenze dai soccorritori sanitari, e non solo, durante le prime fasi della valutazione e del trattamento del paziente.

Il *MARCH*, come anticipato, è un protocollo pensato in origine per soccorrere feriti nel corso di scontri armati in cui vi è un'alta probabilità che vi siano feriti emorragici, ma è altrettanto applicabile anche nel contesto della vita di tutti i giorni in ambito civile, in presenza di incidenti stradali, di incidenti sportivi, di collisioni, di esplosioni, etc in cui il ferito coinvolto, con buona probabilità, potrà essere politraumatizzato e aver riportato delle emorragie massive.

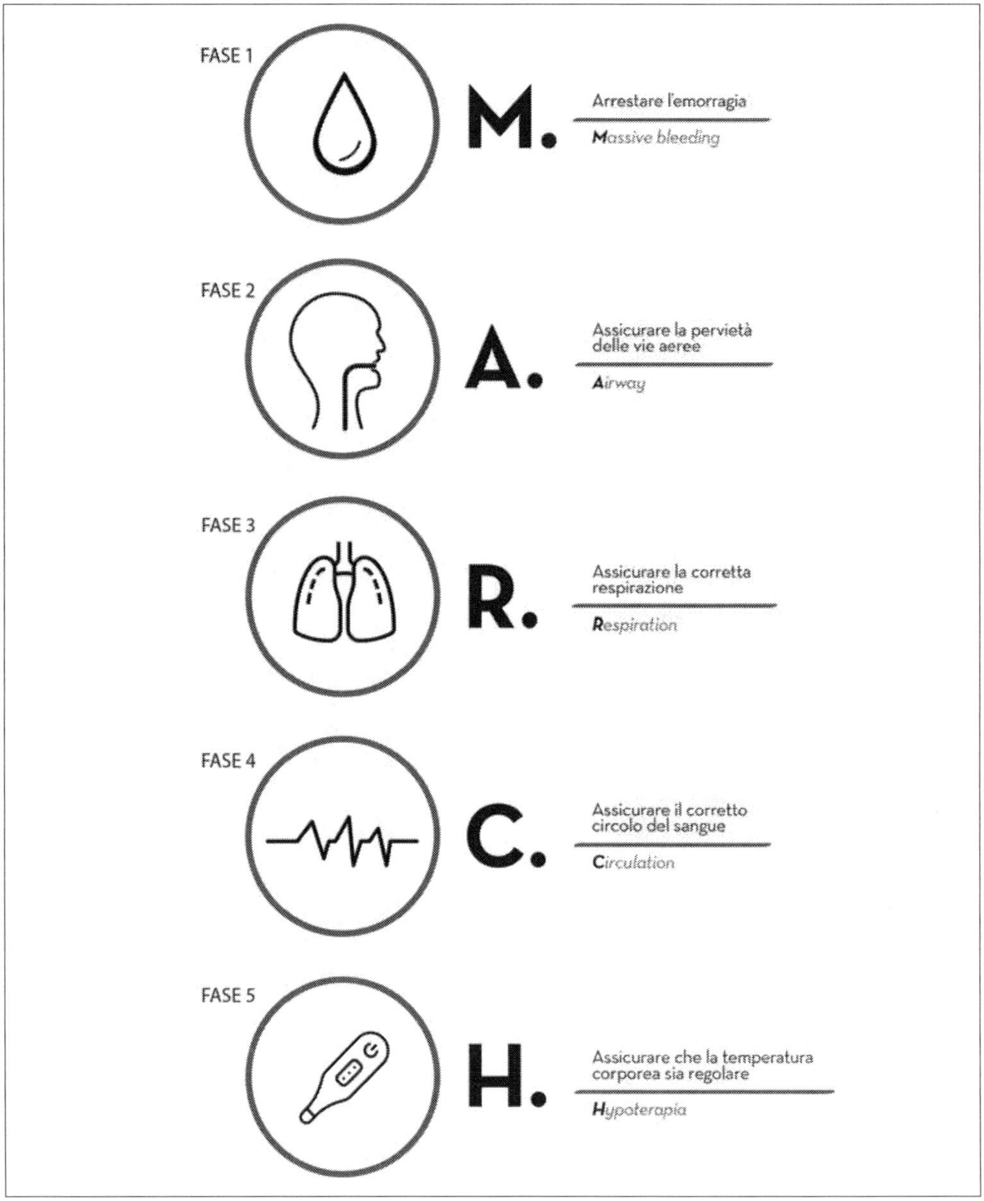


*Il protocollo MARCH per soccorrere un ferito.*

Il soccorritore, verificata prioritariamente la presenza delle condizioni per poter intervenire in sicurezza, dovrà procedere a soccorrere il ferito secondo la sequenza:

M: *Massive Bleeding*: ricercare la presenza di un'emorragia massiva;
A: *Airway*: assicurare la pervietà delle vie aeree;
R: *Respiration*: assicurare la presenza del respiro;
C: *Circulation*: assicurare la presenza del circolo sanguigno;
H: *Hypotermia*: mantenere la corretta temperatura corporea.

Pertanto, in ragione del contesto in cui starà operando, dovrà inizialmente andare a rintracciare la presenza di un'emorragia massiva e, se presente, applicare quanto previsto dalle linee guida sul *BCon*. Successivamente dovrà verificare la pervietà delle vie aeree, la presenza del respiro e del circolo sanguigno, provvedendo, se è il caso, a ripristinarle secondo le modalità previste.

Infine dovrà assicurarsi di mantenere stabile la regolare temperatura corporea del ferito coprendolo, al fine di impedire che la temperatura corporea si abbassi, in attesa dell'arrivo dei soccorsi sanitari.

## Come addestrarsi nel portare soccorso: esercitazioni realistiche portano a risultati reali

Come ogni attività, anche le manovre previste per arrestare un'emorragia massiva, per essere correttamente applicate e assimilate, necessitano di un'attività addestrativa e di formazione, a cui dovranno seguire con regolarità periodi di *retraining*.

Questo Manuale, i corsi e le conferenze sull'arresto delle emorragie severe, possono essere tutti mezzi validi per approfondire le indicazioni sul *BCon* e per mantenere costantemente aggiornata la preparazione.

L'esperienza personale maturata e le nozioni tratte da studi specifici sulle modalità di apprendimento per l'applicazione di attività operative dimostrano che quello che viene provato, assimilato e metabolizzato durante l'addestramento verrà successivamente trasferito e ripetuto nel momento in cui sarà necessario passare da un'esercitazione alla pratica reale.

Solo l'addestramento svolto con regolarità, ponendo attenzione a tutti i dettagli, permetterà di essere adeguatamente preparati, o forse sarebbe più corretto dire condizionati, a poter operare nella dura realtà di un soccorso.

Se ci si addestra male o in maniera parziale, questo comporterà che le criticità incontrate e non risolte in fase addestrativa verranno trasferite al soccorso reale e riemergeranno.

Durante le esercitazioni andranno provate materialmente tutte le sequenze dell'intervento da eseguire nella maniera il più possibile aderente alla realtà, operando e agendo in scenari che simulino in maniera quanto più verosimile possibile le situazioni con le quali ci si dovrà confrontare.

È quindi importante evidenziare che durante la fase addestrativa non sarà sufficiente dire cosa si dovrebbe fare e come farlo, senza metterlo in pratica durante l'esercitazione, dandolo per scontato, inutile ai fini dell'apprendimento.

A titolo di esempio, si evidenzia come in un'attività di addestramento in cui il soccorritore simulerà di intervenire su un ferito con un'emorragia massiva a un arto, sul quale posizionare il *tourniquet*, non sarà sufficiente che dica di aver infilato i guanti prima di applicare il *tourniquet* senza calzarli materialmente.

Sarà invece necessario che il soccorritore li indossi realmente e, solo una volta calzati i guanti, posizioni il *tourniquet* sull'arto, sperimentando nella realtà della simulazione come quei guanti intralcino il maneggiare il *tourniquet* o si rompano a causa di un maldestro infilaggio.

Allo stesso modo, in un'attività addestrativa in cui il soccorritore dovrà simulare di verificare che il contesto risulti sicuro prima di intervenire, non sarà sufficiente che dica di essersi accertato che la scena è sicura, ma sarà necessario che effettui realmente uno *screening* a vista e, solo successivamente, metta in atto le diverse fasi del soccorso.

Il ripetere più volte tutte le singole azioni in addestramento, secondo il concatenarsi di sequenze motorie previste, nel caso specifico in aderenza a quelle che sono determinate procedure e azioni stabilite, potrà essere una garanzia che in presenza di un reale intervento di soccorso saranno applicate correttamente tutte le previste sequenze.

Si acquisirà quindi non tanto quella che viene spesso erroneamente definita una «memoria muscolare» (*muscolar memory*) di riferimento, quanto piuttosto una «memoria motoria» (*motor memory*) a cui attingere.

Infatti non si avrà a che fare con una memoria che opera a livello muscolare, ma bensì con una memoria motoria che opererà a livello cerebrale sulla sequenzialità, correlazione e coordinazione delle azioni da compiere.

Si tratta della memoria «procedurale» che guida la corretta esecuzione dei movimenti, attivata in ragione della situazione, del compito e delle esperienze pregresse a cui poter attingere.

In pratica cioè, nel momento in cui si imparano un movimento, un'azione e una sequenza di azioni, le varie abilità motorie eseguite vengono memorizzate dal cervello.

La memoria motoria va intesa quindi come la memoria che gestisce l'esecuzione del movimento, adattata in base alla situazione, al compito, etc con cui si è avuto esperienza nel passato.

In questa maniera il soccorritore sarà in grado di mettere in campo uno *schema motorio* collaudato, dato dalla concatenazione, in sequenza, delle singole abilità motorie affinate durante la formazione.

Durante un soccorso, operando sotto *stress*, la memoria motoria sarà un valido aiuto a non essere rallentati, incerti o addirittura immobilizzati non sapendo come andare avanti, domandandosi cosa e come fare.

Le azioni potranno essere eseguite in maniera «automatica» e senza dover andare a cercare in maniera razionale nella nostra memoria, inserendo naturalmente il cosiddetto pilota automatico.

Al fine di ambientare e di preparare il futuro soccorritore allo scenario con cui si dovrà confrontare, l'attività addestrativa dovrà essere il più possibile aderente ai contesti che poi si incontreranno nella realtà, così che sia capace e preparato nel portare a termine con successo il soccorso, operando e affinando le abilità motorie in un ambito che gli sarà diventato ormai familiare.

Sarà così possibile acquisire dei riflessi condizionati, istintivi, tali da garantire che le azioni seguano in maniera naturale un percorso stabilito, che diversamente fattori esterni potrebbero facilmente alterare.

Durante la fase addestrativa bisognerà porre altrettanta attenzione al rischio di generare una cattiva o errata memoria motoria, interiorizzando, senza rendersene conto, azioni o movimenti errati, che verranno comunque assimilati, memorizzati, fatti propri e, quindi, reiterati anche in un soccorso reale.

Solo una pratica addestrativa aderente alla realtà e correttamente svolta, potrà essere la garanzia che «interferenze» fuorvianti o errori si possano evidenziare così da poterli correggere ed eliminare in tempo.

Si è avuto modo di osservare nella quotidianità l'esistenza di comportamenti «riflessi» o condotte «condizionate» acquisite durante le azioni svolte da soggetti che, essendo abituati nella vita di tutti i giorni a compierle regolarmente in maniera meccanica, hanno poi ripetuto erroneamente le medesime azioni anche vivendo situazioni di pericolo o di emergenza.

Tali comportamenti adottati in contesti ad alto rischio sono risultati del tutto incomprensibili o inutili, a volte pericolosi, e considerati irrazionali agli occhi di un osservatore esterno.

È il caso, ad esempio, dell'immagine riportata talvolta dai media, che avrà colpito l'attenzione di un osservatore attento, di chi fuggendo da un'alluvione o da un'esondazione, completamente zuppo d'acqua, camminando immerso fino alla vita nel letto di un fiume o in una strada allagata, utilizza inspiegabilmente un ombrello per ripararsi dalla pioggia per non bagnarsi, con il pericolo di essere travolto dalle acque in piena.

La spiegazione di tale condotta, assurda agli occhi di uno spettatore esterno, va ricercata proprio nella circostanza che quell'individuo, pur trovandosi in una condizione di grave pericolo, avendo sempre utilizzato un ombrello per ripararsi dalla pioggia, inconsapevolmente è stato intimamente condizionato ovvero addestrato a utilizzare sempre l'ombrello quando piove.

Questo avviene anche nella situazione specifica in cui si trova, immerso nell'acqua, dove non vi è alcun motivo razionale nell'utilizzarlo, anzi il suo utilizzo risulta addirittura pericoloso oltre che paradossale.

In pratica si compie un'azione inutile, definita nel linguaggio comune meccanica, ma riconducibile alla circostanza che quell'individuo è stato condizionato dall'abitudine di ripetere sempre la medesima gestualità, facendo venir meno la parte razionale.

In condizioni di forte *stress* emotivo e fisico quindi, il nostro agire si potrà concretizzare nel ripetere in maniera meccanica azioni che conosciamo e che abbiamo adottato più volte nel passato in circostanze percepite come simili, anche se in realtà completamente scollate dalla situazione specifica in cui ci troviamo.

La nostra attenzione e reazione istintiva si focalizzeranno sul problema che abbiamo già vissuto, e automaticamente sulla soluzione che era stata adottata nel passato per risolverlo: «Sta piovendo e quindi devo usare l'ombrello per non bagnarmi», escludendo completamente la parte cognitiva, la visione razionale di quali siano al momento il problema e le priorità: «Sono in pericolo, devo stare attento a non cadere in acqua, bagnarmi non è il problema».

Studi sull'efficacia dell'addestramento, sul condizionamento e sull'applicazione nella pratica di quello per cui si è stati addestrati, mettono in evidenza come un addestramento errato o viziato abbia una correlazione diretta e conseguenziale nell'applicare successivamente quello che si è appreso nella fase addestrativa.

Alla luce di quanto fin qui evidenziato risulta conseguenziale che l'esperienza nel ripetere un'azione, indistintamente in maniera corretta o in maniera errata, determinerà il modo nel quale si memorizzeranno le modalità nell'agire in futuro.

Diverso è il caso in cui si vadano a ripetere meccanicamente e inutilmente sempre le stesse azioni sbagliate, credendole corrette perché ormai memorizzate e immagazzinate. Tali azioni non potranno fare altro che darci sempre risultati errati fino a che non cambieremo e adotteremo invece le azioni corrette o differenti, adatte alla situazione specifica in cui ci troviamo.

Si tratta del cosiddetto *loop* disfunzionale, quel processo circolare e ridondante di azioni e comportamenti per cui, anziché risolvere un problema, rimuovere un ostacolo, psicologico o fisico che sia, si persiste nell'applicare la stessa soluzione che si è già dimostrata essere errata, sperando in un risultato diverso.

Tipico è l'esempio, in una condizione di pericolo ovvero di forte *stress* emotivo, di cercare di aprire una porta di emergenza tirandola ripetutamente a sé, anziché spingerla (trattandosi di una porta anti panico avrà il senso di apertura verso l'esterno), e insistere sempre nell'errore di tirarla perché abituati nella quotidianità ad aprire le porte sempre tirandole verso di noi.

Pertanto è fondamentale che il soccorritore conosca e si addestri ad applicare fedelmente le procedure e le tecniche da utilizzare per il *BCon,* così da non incorrere in tali irrazionali conseguenze.

Qualora sia possibile adottare più soluzioni per affrontare lo stesso problema nelle medesime condizioni, cioè quando sarà possibile scegliere tra diverse modalità di intervento, è preferibile che venga appresa un'unica tecnica di riferimento, così da poter sviluppare un'unica memoria motoria a cui attingere quando ve ne sarà la necessità.

La legge di Hick, riguardo al processo decisionale, afferma a riguardo che il tempo necessario a un individuo per prendere una decisione aumenterà in maniera logaritmica in funzione del numero e alla complessità di opzioni a sua disposizione.

Legge, quest'ultima, di interesse per qualsiasi attività formativa volta all'apprendimento di modalità di intervento, quali quelle che si vogliono trasmettere in ambito *BCon,* in cui vengono insegnate specifiche e semplici tecniche, a vantaggio del fattore tempo, determinante per il buon esito del soccorso.

## *L'addestramento al Bleeding Control*

«Più sudate in addestramento meno sanguinerete in battaglia», questa frase, pronunciata dal Generale Johannes Erwin Rommel, è illuminante per comprendere quanto sia premiante applicarsi con impegno all'addestramento per il conseguimento dei propri obiettivi, nel momento in cui si dovrà mettere in pratica quello per cui si è tanto sudato.

Il termine addestramento dovrebbe essere affiancato e sovrapposto al termine condizionamento in quanto proprio le esperienze maturate nei diversi ambiti della formazione hanno portato a rivedere e perfezionare le metodologie da adottare nella formazione al fine di incrementare le capacità di chi vuole raggiungere soddisfacenti *standard* di preparazione.

Il condizionamento deve essere inteso come l'apprendimento indotto che avviene per mezzo di associazioni di stimolo e di risposta, attraverso una riproduzione fedele delle situazioni con cui ci si dovrà confrontare, il più possibili aderenti alla realtà. Tanto più le situazioni ricreate saranno aderenti alla realtà che si dovrà affrontere, tanto migliori saranno le risposte fornite dal soccorritore nell'intervento reale.

La valutazione di un evento a cui si assiste e la reazione a quell'evento transitano attraverso un ragionamento che ci spinge a ricercare nella nostra memoria una situazione uguale o simile di riferimento e anche attraverso un monitoraggio sociale consistente nell'osservazione delle reazioni da parte delle altre persone che sono presenti all'evento, solitamente orientando le nostre scelte allineandole con quelle sociali.

Ecco che allora un accurato e consolidato addestramento-condizionamento, in cui si ricreeranno situazioni quanto più aderenti alla realtà che si dovrà affrontare, potrà essere di supporto circa le giuste scelte da adottare in futuro per soccorrere efficacemente chi è in pericolo.

Nelle attività addestrative volte a familiarizzare con le procedure, le tecniche e le modalità per arrestare un'emorragia massiva, risulterà quindi essenziale simulare accuratamente e nell'interezza la situazione da affrontare, l'attività di soccorso che si dovrà mettere in pratica.

Pertanto sarà sicuramente più premiante esercitarsi ad arrestare un'emorragia impiegando un figurante «in carne e ossa» piuttosto che un manichino, alternandosi i partecipanti all'attività formativa a rivestire il ruolo del soccorritore e del ferito.

Così, sempre al fine di rendere più efficace l'attività di formazione, il futuro soccorritore dovrà essere condizionato a ricercare sul figurante tracce di sanguinamento e a sopportare la vista di ferite massive create ad arte, come dovrà agire nella realtà di un soccorso.

Pertanto colui che simulerà il ferito dovrà avere realmente sul proprio corpo o in prossimità a terra, tracce di sangue perso dalla ferita emorragica.

Questo risultato visivo potrà essere raggiunto utilizzando degli idonei simulatori di ferite applicate sul corpo (alcuni simulatori hanno anche la possibilità di rilasciare del liquido di color rosso), utilizzando semplicemente del liquido rosso e dei tagli di tessuto rosso a forma di macchia sui vestiti o a terra in prossimità della ferita emorragica, così che venga raggiunto il duplice risultato di:

1. abituare il soccorritore a individuare la presenza di sangue per rintracciare un'emorragia su un ferito;
2. abituare il soccorritore a sopportare la vista di un individuo ferito e la presenza di sangue che cola dalla ferita.

La presenza di una persona reale a simulare il ferito, la stazza del ferito, gli abiti indossati dal ferito, il volto e le tante altre componenti che caratterizzano un individuo, e non invece la presenza di un manichino, permetteranno al soccorritore di acquisire durante l'esercitazione una naturale familiarità con quello che si troverà ad affrontare nella realtà, cioè un individuo in carne e ossa con un'emorragia massiva in atto.

Questo lo aiuterà a condizionarsi e rimuoverà preventivamente naturali blocchi psicologici che potrebbero presentarsi se dovrà intervenire e operare su una persona reale.

In fase addestrativa, il soccorritore dovrà abituarsi a posizionare il *tourniquet* sugli arti o esercitare la pressione diretta in corrispondenza dei punti giunzionali del busto o degli arti (in assenza del *tourniquet*) su una persona che impersonerà il ferito.

Come detto, al fine di rendere ancor più efficace l'attività addestrativa potranno essere utilizzati anche dei simulatori di ferite o dei marcatori rossi posizionati sul figurante così da provare le diverse tecniche previste per arrestare un'emorragia, successivamente esplicitate in dettaglio.

Applicare le diverse tecniche di soccorso su un individuo anziché su un manichino, aiuterà sicuramente il soccorritore ad acquisire confidenza in futuro con un ferito e con le manovre da applicare, un approccio metodologico che farà la differenza in presenza di un soccorso reale.

Impiegare dei figuranti permetterà inoltre che il soccorritore, oltre che acquisire un'adeguata preparazione tecnica nell'applicare le manovre, possa essere in grado di prepararsi a gestire la componente emotiva, determinante in un'attività di soccorso.

Infatti, l'esperienza personale maturata nella formazione di soccorritori in ambiti diversi, ha confermato la validità e l'efficacia dei risultati raggiunti in tal senso, quando si è cercato di rendere la scena addestrativa il più possibile sovrapponibile a uno scenario reale.

È accaduto infatti che alcuni discenti in fase di addestramento si siano immobilizzati o, incredibilmente, si siano ritrovati in lacrime nel vedere il figurante a terra con una ferita simulata sul corpo o con chiazze di sangue artificiale in prossimità del corpo.

In quel momento era scattato nei potenziali futuri soccorritori un *transfert* emozionale in cui la finzione addestrativa si sovrapponeva a quella che avrebbe potuto essere una futura realtà operativa, in cui il finto ferito da soccorrere diventava e veniva percepito come un reale ferito.

Vivere questa fusione tra simulazione e realtà ha permesso a quei futuri soccorritori di maturare la coscienza di quanto fosse necessario essere preparati ad affrontare una situazione di emergenza in cui un amico, un collega, un parente od uno sconosciuto avrebbero potuto trovarsi dinnanzi ai loro occhi a terra, feriti e sanguinanti, e ha fatto comprendere intimamente agli allievi l'importanza e la delicatezza del ruolo di soccorritore.

In quella situazione, per i potenziali soccorritori, vi è stata una presa di coscienza profonda nel sentire intimamente la responsabilità di dover intervenire correttamente in presenza di un'emorragia massiva, per non trovarsi «immobilizzati e in lacrime», incapaci di salvare una vita.

Di contro, l'utilizzo di manichini interi o di simulacri che riproducono porzioni del corpo quali busti, arti ovvero oggetti provvisti di incisioni o cavità che simulano ferite su cui esercitarsi, posizionati su tavoli o ripiani, come spesso avviene, risulterà poco efficace ai fini dell'apprendimento globale.

Il soccorritore che si addestrerà solo su manichini o su simulacri, comodamente seduto su una sedia, in una condizione e in una posizione completamente irreale rispetto a quella che si assumerebbe in un soccorso reale, si dedicherà a un esercizio poco efficace e utile nella realtà.

Tale attività potrà essere valida esclusivamente per affinare le modalità specifiche su come posizionare il *tourniquet,* effettuare la copertura o la zaffatura di una ferita, ma solo da un punto di vista di mera tecnica, scollata dalla realtà con cui ci si potrà confrontare un giorno.

## La sicurezza della scena

Un'attenzione particolare merita il tema della sicurezza, infatti in tutti gli interventi di soccorso in emergenza, avendo stabilito a priori che si è potenzialmente in pericolo, a prescindere dall'ambito e dal contesto specifico in cui si dovrà intervenire, la prima regola da seguire è quella di operare in sicurezza, sempre e comunque a garanzia della propria incolumità personale, condizione irrinunciabile e in mancanza della quale non si potrà intervenire, o meglio senza la quale non si dovrà mai intervenire.

Per operare in sicurezza, prima di prestare soccorso, bisognerà cercare di capire il più velocemente possibile cosa sia successo, lo stato attuale dello scenario e come potrà evolversi, così da identificare quale e se vi sia un potenziale pericolo e, solo successivamente, proiettarsi in aiuto.

I pericoli potranno essere costituiti da diverse «fonti» che dovranno essere preventivamente ipotizzate, identificate, valutate e costantemente monitorate, quali:

- strutture danneggiate o lesionate instabili;
- linee elettriche, gas, condutture danneggiate o lesionate;
- persone alterate mentalmente, armate, ostili;
- mezzi e veicoli in movimento;
- allarmi, segnali acustici o visivi, segni indiretti di pericoli.

Tali elementi fisici andranno costantemente monitorati per i pericoli potenziali che ne potrebbero derivare a discapito del soccorritore.

Si dovrà quindi valutare se sarà necessario allontanarci, creando una distanza di sicurezza tra noi e la fonte di pericolo, abbandonando eventuali borse o carichi che si stiano trasportando oppure metterci fisicamente al riparo, trovando una protezione solida e sufficientemente ampia dietro cui ripararci (cercare copertura).

Tale filtro potrà essere costituito da un muro, un albero, un'autovettura (la zona motore della macchina), sicuramente non assicurato da cassonetti in plastica per rifiuti, cartelloni stradali, etc.

La distanza interposta tra il soccorritore e la fonte di pericolo risulta comunque essere una scelta premiante da adottare per stare in sicurezza, essendo concettualmente la soluzione che meglio si adatta ai pericoli più diversi: esplosioni, crolli, contaminazioni, aggressioni.

Diversamente, non essendo possibile allontanarsi o ripararsi, trovandosi in uno spazio aperto o privo di schermature, sarà necessario stendersi a terra a pancia sotto, così da esporre la minor superficie possibile del proprio corpo, e riparando il capo con le braccia raccolte.

Trascurare la propria sicurezza, conseguentemente mettere a rischio la propria persona, ci trasformerà a nostra volta da soccorritori in vittime, mettendo quindi a rischio anche la sicurezza delle persone che avremmo potuto soccorrere.

Se vi è il sospetto o la certezza che nella scena dove stiamo per «infilarci» vi siano dei fattori di rischio non gestibili, bisognerà aspettare che le condizioni della scena mutino, passando da una condizione non sicura a una condizione sicura.

I fattori di rischio della scena potranno essere i più svariati, conseguenti, ad esempio, alla dispersione di sostanze pericolose, all'imminente crollo di parti o di carichi in sospensione, alla presenza di cavi elettrici sotto tensione non protetti, alla presenza di fiamme libere, al rischio di esplosioni imminenti, alla presenza di un *active shooter*.

Lo stesso approccio operativo improntato sulla cautela andrà seguito anche quando, nel corso dell'attività di soccorso prestata in aiuto a un ferito, in qualsiasi momento o per qualsiasi ragione, dovessero venire meno le condizioni di sicurezza per il soccorritore che sta intervenendo.

In tale situazione, il soccorritore dovrà immediatamente sospendere il soccorso e allontanarsi dalla scena, mettendosi in protezione fino a che non saranno ripristinate le condizioni tali da permettergli di tornare a operare in sicurezza.

Allo stesso modo, se nel corso dell'attività di soccorso prestato dovessero venire meno le condizioni di tutela per il ferito che si sta aiutando, se possibile quest'ultimo dovrà essere aiutato ad allontanarsi dal pericolo e messo in salvo o, diversamente, dovrà essere abbandonato fino a che non verranno ripristinate le condizioni tali da poter tornare a soccorrerlo in sicurezza.

Riassumendo:

1. la sicurezza del soccorritore è la priorità di ogni soccorso;
2. la sicurezza del soccorritore non deve essere mai, e per alcuna ragione, compromessa;
3. qualora non ci fossero le condizioni di sicurezza per il soccorritore, quest'ultimo dovrà mettersi immediatamente in sicurezza;
4. qualora dovessero venire meno le condizioni di sicurezza per il soccorritore, quest'ultimo dovrà mettersi in sicurezza;
5. se dovessero venir meno le condizioni di sicurezza per il soccorritore e per il ferito che si sta soccorrendo, se possibile quest'ultimo dovrà essere allontanato dal pericolo, diversamente il soccorritore dovrà allontanarsi da solo dal pericolo fino a che non vengano ripristinate le condizioni di sicurezza.

Si specifica che un soccorritore professionale non potrà mai essere obbligato a prestare soccorso in assenza delle condizioni di sicurezza minime in cui poter operare rapportate ai doveri derivanti dai suoi compiti istituzionali.

L'elementare concetto di agire in sicurezza, non sempre scontato, è quindi il presupposto di tutti gli interventi operativi in emergenza, a prescindere dal tipo di intervento, dal tipo di ambiente in cui si opera e dal tipo di personale coinvolto.

La *safety* riguarda quindi l'individuazione e la conoscenza delle potenziali criticità (*unsafe condition*) prima che si possano manifestare, e dipenderà soprattutto dalle azioni conseguenti alle competenze e conoscenze di tutti i diversi attori che concorrono al soccorso.

Risulta pertanto evidente che tutte le azioni da mettere in campo per attenuare i rischi in un soccorso dovranno inevitabilmente essere proporzionate ai rischi e alla natura del soccorso stesso, adattandole alle diverse, innumerevoli e specifiche caratteristiche di quel determinato intervento.

Sarà necessaria un'attenta attività di prevenzione e gestione del rischio, intendendo per gestione del rischio la valutazione obiettiva delle componenti che subentreranno, così da definire i rischi che caratterizzano il soccorso e, attraverso un processo di analisi, determinare le scelte conseguenti in termini di accettazione.

Il rischio andrà considerato come il prodotto tra la probabilità che l'evento accada e la gravità del danno conseguente.

I rischi dovranno essere ridotti il più possibile attraverso un abbassamento, inteso come riduzione della gravità delle potenziali conseguenze, delle probabilità del loro verificarsi e dell'esposizione ai rischi stessi.

Diversamente, se e quando sarà possibile, i rischi andranno teoricamente eliminati così da raggiungere la condizione ottimale.

La sicurezza va intesa, inoltre, anche come l'idoneità ad agire del soccorritore occasionale presente sul posto o del soccorritore professionale che interverrà, da un punto di vista fisico, psichico e professionale.

Il soccorritore dovrà possedere infatti un livello sufficiente di condizioni fisiche, di gestione delle emozioni e di competenze tecniche tali da poter effettivamente essere in grado di soccorrere qualcuno.

È necessario che siano presenti le tre componenti e che siano equilibrate, rappresentate figurativamente da un triangolo equilatero avente gli stessi lati.

Se uno dei lati sarà diverso, maggiore o inferiore, e conseguentemente gli angoli, si creerà uno squilibrio che si rifletterà inevitabilmente a discapito del soccorso, rappresentato graficamente da un triangolo irregolare che si verrà a formare.

Il soccorritore dovrà preliminarmente assicurarsi che la scena in cui sta per entrare -viene utilizzato volutamente il termine entrare per sottolineare il potenziale mutamento delle condizioni dell'ambiente in cui si andrà a operare rispetto a quello in cui ci si trovava prima di passare all'azione-sia sicura al momento dell'intervento.

Inoltre dovrà assicurarsi che la scena continui a restare sicura durante tutte le fasi del soccorso, senza mai sottostimare i potenziali rischi legati al contesto in cui si starà operando e alla sua possibile improvvisa evoluzione da ambiente sicuro ad ambiente non sicuro.

Nel momento in cui si entrerà in uno spazio che non si conosce, bisognerà prestare una grande attenzione all'intero ambiente inteso come volume, rivolgendo l'attenzione alla scena nella sua interezza che «circonda e avvolge il ferito» e allo stesso ferito che ci si accingerà a soccorrere.

Si dovrà osservare il contesto, comprensivo degli elementi e delle persone che occupano la scena, cercando di distinguere tutto ciò che è presente, che eventualmente stride o che non vi dovrebbe essere.

Semplificando, bisognerà accertarsi se c'è qualche cosa o qualcuno che possa rappresentare una fonte di pericolo per il soccorritore e per il ferito.

L'azione di soccorso da intraprendere, o meglio l'agire di qualsiasi soccorritore, dovrà imprescindibilmente essere ispirato al principio espresso dalla locuzione latina *festina lente* dell'Imperatore Giulio Cesare Ottaviano Augusto, ossimoro «affrettati lentamente».

Proprio a voler esortare il soccorritore ad agire senza indugio ma con attenzione e cautela, ad agire velocemente ma piano durante l'azione, questo è il motto che dovrà essere adottato da tutti i soccorritori e, in generale, da parte di tutti coloro che si confrontino con situazioni pericolose.

Mi ha colpito il racconto fattomi da un soccorritore del 118 che con il suo equipaggio, rientrando da un turno serale di servizio, aveva assistito a quello che sembrava un semplice tamponamento automobilistico nella carreggiata opposta, nel quale erano rimaste coinvolte alcune autovetture.

Una volta che l'ambulanza si era accostata, uno dei soccorritori dell'equipaggio, il più giovane e dinamico, era sceso immediatamente dal portellone latrale dell'autombulanza.

Correndo, aveva velocemente e d'impulso scavalcato il *guard rail* a protezione delle due opposte carreggiate per andare ad aiutare eventuali feriti, ma aveva perso la vita precipitando dal cavalcavia su cui, ignari, si erano fermati.

Mi era stato precisato, cosa che rende ancora più assurda la morte di quell'operatore dell'ES, che non si era trattato di un incidente automobilistico con dei feriti, ma di un'auto in panne.

Quel soccorritore non aveva adottato quel principio di cautela alla base di qualsiasi intervento, aveva abbassato la guardia senza pensare a tutte le potenziali insidie che un soccorso, anche apparentemente semplice, può comportare.

### *Proteggersi dal sangue e dai fluidi*

Sempre in tema di sicurezza, si dovrà prestare attenzione nell'evitare assolutamente di venire a contatto diretto con il sangue del ferito che con buona probabilità attingerà il soccorritore principalmente sulle mani, sulle braccia e sugli occhi, in presenza di un'emorragia massiva, al fine di non essere potenzialmente contagiati dal liquido ematico o da eventuali fluidi.

Il venire in contatto diretto da parte del soccorritore con del sangue o con dei liquidi biologici attraverso eventuali ferite, le mucose, gli occhi comporta infatti il rischio di contrarre infezioni virali.

A tal fine il soccorritore dovrà mantenere completamente il più possibile coperte le porzioni del suo corpo maggiormente esposte, cominciando proprio con il proteggere le mani attraverso l'utilizzo di guanti sanitari o comunque indossando dei guanti generici che siano della sua disponibilità, oltre che proteggere gli occhi con degli occhiali e tutto il corpo, nonché le vie aeree.

A tal proposito si evidenzia come le uniformi indossate dal personale ES debbano essere realizzate proprio in tessuto idro-emorepellente e antiacido, così da garantire una maggiore sicurezza dell'operatore.

Trattandosi di un intervento *extra* ospedaliero, effettuato in emergenza e in condizioni disagiate, è altresì raccomandato di utilizzare guanti protettivi specifici, particolarmente resistenti, in particolare quelli in nitrile per le caratteristiche che li contraddistinguono.

L'esperienza insegna che è fondamentale che il soccorritore acquisisca sicurezza e fiducia nelle protezioni che utilizzerà, a vantaggio conseguentemente delle modalità con cui sarà effettuato l'intervento di soccorso.

Pertanto sarà molto utile che il soccorritore, generico o professionale che sia, in fase addestrativa indossi i guanti sanitari, testandone la misura, la facilità di calzata, la resistenza alla rottura, etc.

Proprio nel corso di sedute di *defusing* e *debriefing* che ho tenuto nel tempo in merito a interventi di soccorso prestati da operatori della Croce Rossa Italiana, delle FFAA, dell'Arma dei Carabinieri, etc nel soccorrere dei feriti, in cui si era inevitabilmente venuti a contatto con ferite sanguinanti, sono stati menzionati da diversi partecipanti agli incontri la preoccupazione e il senso di disagio che avevano avvertito durante il soccorso per paura di infettarsi con il sangue.

In particolare, importante era stata la preoccupazione manifestata dagli operatori di potersi infettare con il sangue con cui erano venuti in contatto per la scarsa fiducia riposta nella tenuta dei guanti che avevano indossato, di cui non conoscevano la reale resistenza o della quale diffidavano, per paura che si potessero facilmente rompere, con le nefaste conseguenze che ciò avrebbe potuto comportare circa possibili infezioni.

Gli stessi operatori intervistati, forti di tale vissuto, si auspicavano per il futuro, di svolgere attività addestrative aderenti alla realtà, in cui indossare veramente i guanti che, invece, non avevano indossato in passato ritenendone scontato l'impiego.

Nel momento del soccorso realmente prestato, si erano trovati a testarli per la prima volta, con le incertezze che questo gli aveva generato.

A tal riguardo sarà consigliabile che nella dotazione di primo soccorso, in ragione del ridotto ingombro dei guanti, vi siano comunque un paio di guanti protettivi in più, per poter far fronte a eventuali rotture in fase di calzata degli stessi e per fornire un maggiore senso di sicurezza a chi li dovrà utilizzare.

Vale in questo caso il detto americano molto in voga nelle FFAA statunitensi *two is one and one is none*, ovvero «due è uno e uno non è niente», raccomandando, questa chiave di lettura, di avere sempre due dotazioni dove possibile, rispetto a una sola, per essere preparati a risolvere imprevisti potenzialmente prevedibili.

Tale approccio farà sì che il soccorritore preveda quindi di doppiare alcuni dispositivi medici o alcuni materiali, in caso le condizioni in cui si opererà rendessero utile l'impiego della riserva per rottura, perdita e mal funzionamento della prima opzione.

In presenza di emorragie pulsanti o in condizioni in cui il ferito sia in uno stato di alterazione psico-fisica, in stato convulsivo o comunque non collaborativo, con la possibile proiezione di liquido ematico dalle ferite sanguinanti, sarà sicuramente obbligatorio indossare le protezioni per gli occhi utilizzando degli occhiali protettivi, degli scudi facciali e delle mascherine per proteggere il naso e la bocca, o comunque utilizzare anche delle protezioni generiche o di fortuna che siano nella disponibilità di un soccorritore occasionale.

In condizioni di emergenza sarà infatti raccomandato che il *first responder* occasionale utilizzi quali utili barriere, per tutelare la propria sicurezza, anche protezioni di fortuna o di uso comune, anche non di tipo sanitario, avendo l'accortezza di operare utilizzando gli indumenti con le maniche srotolate e con pantaloni lunghi, non sottovalutando mai i rischi potenziali e l'evolversi di una situazione.

Diversamente non sarà consigliato o possibile intervenire venendo meno le condizioni di sicurezza.

Capitolo Sesto

# Soccorrere: una scelta difficile

*Una volta deciso che la cosa può e deve essere fatta bisogna solo trovare il modo giusto per eseguirla.*

Abraham Lincoln

## Agire o non agire

Spesso si parla di soccorso, dando per scontato il suo significato in termini di aiuto prestato, tralasciando, o meglio, non comprendendo appieno che cosa voglia dire soccorrere qualcuno, prestare il primo soccorso, e che cosa possa implicare.

Già nell'etimologia di soccorrere, «correre sotto» ovvero aiutare, vi è non soltanto l'urgenza e la dinamicità dell'azione prestata ma anche l'azione di intervenire proprio nel «sostenere» chi si trova in uno stato di bisogno e di necessità.

A supporto dell'aiuto da prestare vi deve essere però la capacità materiale da parte del soccorritore di aiutare chi ne ha bisogno nell'immediatezza, ovviamente a seconda della specifica situazione in cui si interviene.

Tale attivazione ad agire, contrariamente a quello che si potrebbe pensare, considerata comunemente scontata e normale, nella realtà potrà essere spesso limitata, sofferta o nulla, comunque non scontata, conseguenza di un percorso decisionale, istintivo o razionale, complesso e articolato.

Il nostro approccio mentale e il modo di agire nei confronti dell'aiuto da poter offrire al prossimo è condizionato e plasmato in parte dal nostro patrimonio genetico, dal contesto in cui siamo stati cresciuti e in quello in cui interagiamo.

Al giorno d'oggi quello che una volta era per alcuni un istinto innato, quello di aiutare chi è in difficoltà, si è andato via via perdendo e attenuando con il trascorrere delle generazioni in ragione del nostro modo di vivere e rapportarsi con il prossimo, quando si è passati da una società prettamente rurale a una società urbana.

Così l'organizzazione e l'istituzione dei soccorsi specifici in diversi ambiti quali l'ES, i VVF, le FFO, etc hanno fatto sì che si tenda naturalmente a delegare, razionalmente e irrazionalmente, a terzi quell'aiuto che invece in alcune circostanze solo noi potremmo portare in quel preciso momento, in cui è a rischio la vita di un individuo.

Il non agire, il ritardare l'intervento di soccorso, la poca determinazione nell'agire e l'indecisione nell'azione intrapresa, a prescindere dalle competenze tecniche possedute in ambito sanitario, potranno essere devastanti per l'esito finale del soccorso, ipotecandone inevitabilmente il successo.

Diversamente, intervenire con tempestività e in maniera precoce, con competenza, determinazione e senza incertezze, potrà essere risolutivo per il successo del soccorso prestato.

Intervenire per soccorrere qualcuno è legato inevitabilmente alla presenza potenziale di un pericolo e all'idea di non subire danni o contrarre malattie nel corso di tale attività di aiuto, comunque sempre volto a contenere le possibili conseguenze negative a nostro carico derivanti dal soccorso prestato.

Risulta quindi evidente che teoricamente per raggiungere una condizione di sicurezza assoluta, con rischio zero nel prestare soccorso, non vi dovrà essere alcun genere di pericolo, inteso quale fattore potenzialmente in grado di causare dei danni, una condizione quest'ultima che difficilmente è presente in un intervento di soccorso.

La conseguenza diretta potrà essere quella di scegliere di non intervenire a soccorrere qualcuno per essere sicuri di non subire alcun possibile danno.

Per invertire tale assioma risulterà determinante affidarsi a procedure di soccorso e verifiche sulla sicurezza, etc, così da limitare o rendere più difficile la possibilità del verificarsi di eventi che vadano a discapito del soccorritore e della persona stessa da aiutare. In pratica si tenderà a «contenere» il più possibile i potenziali rischi così da incentivare gli interventi di soccorso perché effettuati in sicurezza.

Per pericolo si intende qualcosa o qualcuno che può potenzialmente causare un danno alle persone, mentre per rischio si intende la probabilità che un pericolo provochi un danno.

Pertanto l'obiettivo a cui tenderà il soccorritore sarà quello di ridurre al minimo la possibilità di subire danni e farli subire al ferito, puntando a un livello accettabile di sicurezza attraverso un costante processo di identificazione dei pericoli e di gestione dei rischi durante le fasi del soccorso, che in tal caso andranno mitigati attraverso mirate azioni correttive, a vantaggio del soccorso prestato.

Prima di qualsiasi intervento di soccorso vi dovrà essere comunque la decisione da parte di chi è presente all'evento, di intervenire in aiuto al ferito, decisione non da poco in cui, a volte, ci si dovrà confrontare con paure razionali o irrazionali.

## L'istintiva attrazione e paura del sangue

Da sempre l'essere umano è stato istintivamente attratto e, allo stesso tempo, spaventato dal sangue e dalla sua vista in maniera irrazionale.

L'uomo vede nel sangue la linfa della vita, e come tale qualcosa da preservare, da custodire, qualcosa che rappresenta un legame sia fisico che simbolico, un collegamento tra il terreno e l'ultraterreno, attribuendogli una valenza di sacralità.

Questo avviene ancora nella società odierna nell'ambito delle religioni e degli eventi liturgici, e nel suggellare rapporti di appartenenza e di vincoli.

Il sangue viene altresì percepito da un punto di vista di psicologia quale legame, *trait d'*union, tra *Eros* «pulsione di vita» e *Thanatos* «pulsione di morte».

Il sangue, il colore rosso del sangue, è altresì il segnale che ci fa immediatamente capire che c'è un potenziale pericolo e che c'è qualcuno ferito in pericolo, con la consapevolezza che più sangue vedremo e più si esauriranno le possibilità di sopravvivenza della persona ferita.

Il rosso, il colore primario per eccellenza, è stato infatti da sempre utilizzato come segno per trasmettere nell'immediatezza sensazioni, concetti e altro legati all'idea di pericolo e di allarme, a un *alert,* definito anche come «allarme rosso».

Il rosso è il colore che si usa anche per destare l'attenzione, è il colore dell'emergenza, è il colore del calore e dell'azione, era il colore dei drappi utilizzati convenzionalmente nel passato in battaglia per segnalare la presenza del punto di raccolta dei feriti sul campo di combattimento, in sintesi è il colore che in tutto il mondo assume convenzionalmente il significato di pericolo e di attenzione, proprio perché tutti lo associano istintivamente all'allarme che desta il sangue.

L'istinto ci porta ad avvicinarci a qualcuno che ha una ferita sanguinante per portagli aiuto, ma nel contempo siamo anche frenati e spaventati da quella vista, secondo quello che è il nostro istinto conservativo, per il timore di chi o di cosa abbia provocato quel sanguinamento, per quelli che potrebbero essere i pericoli legati a quella ferita.

Inoltre siamo istintivamente portati ad avere paura che quella persona possa perire a breve ed essere testimoni della sua morte, attivando in noi fenomeni negativi di *transfert* che ci frenano e paralizzano.

Si attiva un senso intimo di rifiuto del sangue, di paura verso il sangue e ciò che rappresenta, di venire in contatto fisicamente e visivamente con il sangue, una paura che può talvolta trasformarsi in fobia (*blood phobia*).

Ai fini del nostro intervento in soccorso, è utile conoscere quelle che possono essere le emozioni conseguenti all'attrazione e alla paura associata al sangue, a cui può aggiungersi una condizione di nausea.

Alle conseguenze fisiologiche comuni che la paura può provocare, si possono sommare infatti le conseguenze del disgusto, che può causare giramenti di testa, sbandamenti, annebbiamenti e anche svenimenti.

In pratica cioè la fobia del sangue può determinare nel soccorritore (ma teoricamente anche nello stesso ferito) inizialmente un'attivazione eccessiva del sistema nervoso simpatico, con le dirette conseguenze sul sistema circolatorio, che determinerà un incremento del battito cardiaco e un aumento della pressione sanguigna, compresa un'inibizione dello stomaco e dell'apparato digerente.

Successivamente però si attiverà il sistema nervoso parasimpatico che causerà la caduta repentina dei due parametri del sistema circolatorio, causando una sincope vasovagale, cioè porterà allo svenimento conseguente alla vista del sangue.

Si tratta di un tipo di sincope che vede il coinvolgimento del nervo vago, quale una sorta di difesa dell'organismo per proteggere il cuore da una condizione di eccessivo sforzo, potenzialmente pericoloso.

Il nervo vago è costituito da alcune fibre nervose, facenti parte del sistema nervoso parasimpatico, che dal midollo allungato, attraversando il collo, scendono lungo il busto fino all'addome, con una serie di innervazioni che interessano il condotto uditivo, la trachea, lo stomaco, i polmoni, lo stomaco, l'intestino etc.

Ulteriori reazioni legate al sistema nervoso verranno successivamente indagate in dettaglio per scandagliare la risposta del nostro organismo allo *stress*.

La paura del sangue si associa a quella di non poter essere in grado di arrestare l'emorragia, di non sapere come fare, di non possedere le capacità e i mezzi per aiutare efficacemente un uomo che sanguini copiosamente.

Oggi, a quella paura irrazionale provocata dalla vista del sangue, si aggiunge l'ulteriore paura razionale per la preoccupazione di contagiarsi con il sangue, con cui verremo inevitabilmente in contatto.

Tali timori, confermati anche in maniera riservata nelle interviste svolte al termine di alcuni corsi svolti in ambito di primo soccorso e di *BCon*, possono portare il potenziale soccorritore occasionale a essere razionalmente restio a intervenire, facendolo aggrappare all'idea salvifica che saranno i soccorsi sanitari allertati a salvare il ferito e non debba essere lui in prima persona.

La paura di sbagliare nel soccorrere qualcuno perché non ci sentiamo intimamente preparati, il non intervenire così da non doverci sentire responsabili magari per la morte del ferito a cui potremmo involontariamente aver contribuito, e altre motivazioni razionali e irrazionali potranno accrescere le remore nel prestare aiuto, paralizzandoci a porre in essere qualsiasi iniziativa.

Risulta del tutto evidente inoltre che un soccorritore non sanitario, che non è sicuramente abituato a vedere del sangue sgorgare da una ferita, ma anche un soccorritore sanitario, non potranno rimanerne completamente indifferenti al sangue.

È una reazione normale quella di bloccarsi alla sua vista, rimanendo immobilizzati, dal momento che quella del sangue è una visione a cui non ci si abitua con facilità.

Ecco che allora il primo ostacolo che si dovrà superare per poter intervenire ad arrestare un'emorragia severa, sarà quello di sopportare e accettare la vista del sangue, con le conseguenti eventuali sensazioni di blocco psicologico e fisico, così da essere preparati a operare, mantenendo lo sguardo sul sanguinamento.

Ho usato l'espressione «mantenere lo sguardo» perché chi si è trovato difronte a un'emorragia ha riferito di essersi sentito a disagio, di non essere riuscito a guardare il sangue che usciva o che, trovandosi vicino al ferito sanguinante, preferiva guardarsi intorno piuttosto che guardare tutto quel sangue, non riuscendo a intervenire per arrestare l'emorragia massiva.

In ragione di quanto evidenziato sarà importante che il futuro soccorritore, conscio dei limiti personali, conosca e sia preparato ad affrontare quelle che potranno essere le reazioni psicologiche e fisiologiche conseguenti alla vista dell'emorragia, così da riuscire ad agire, sostenendo un percorso formativo adeguato per affrontare le problematiche.

Si cercherà di apprendere alcune tecniche attive di contrasto al riflesso vagale attraverso una tensione muscolare volontaria in grado di lasciare inalterata la pressione sanguigna in presenza di sangue.

Si punterà ad affrontare situazioni in cui si creeranno situazioni tali da determinare emozioni legate alla paura o al disgusto, come quelle che si potranno verificare in interventi di soccorso, creando familiarità con i pensieri evocati in tali frangenti.

Si tratterà quindi di affrontare un percorso basato su un'esposizione graduale alla vista e al contatto con il sangue, passando per fasi successive in cui si metteranno in pratica le tecniche di contrasto apprese.

**Il ciclo decisionale di Boyd od OODA loop**

Il ciclo di Boyd, dal nome del suo estensore il pilota dell'*US Air Force* Colonnello John Boyl, conosciuto anche come *OODA loop* (*Observe, Orient, Decide and Act),* indica il processo decisionale o ciclo decisionale costituto da determinate azioni da adottare in situazioni estreme, caotiche e incerte, per aiutarsi nel prendere decisioni critiche, in questo caso delle decisioni vitali per salvare un ferito con un'emorragia severa in atto.

La consapevolezza di avere paura, di non riuscire a essere completamente razionali e concentrati operando in condizioni critiche, ha fatto sì che per intervenire correttamente si ricorresse a un modello ciclico decisionale basato su 4 fasi distinte: Osservare, Orientare, Decidere e Agire.

Tale modello, preso come riferimento decisionale dai piloti da caccia nelle fasi del combattimento aereo, risulta altrettanto valido per un soccorritore che potrà aver paura di non riuscire ad essere lucido nel prendere le decisioni in un intervento volto ad arrestare un'emorragia massiva.

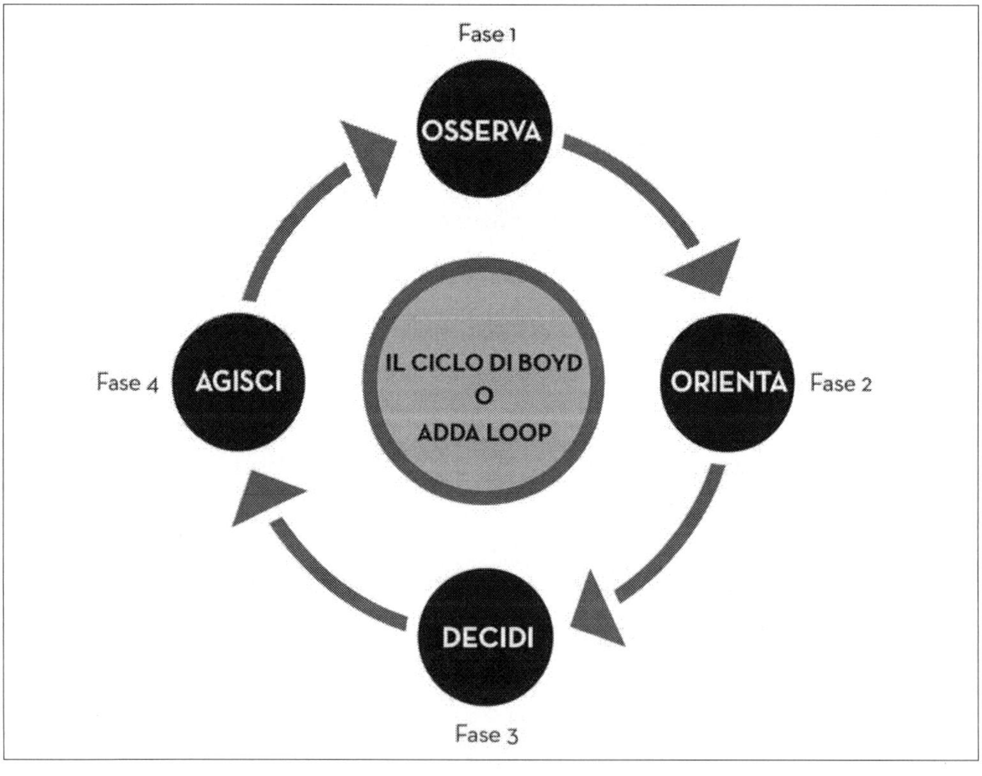


*Il ciclo di Boyd o ODDA loop.*

Tale ciclo infatti si è dimostrato valido non solo in campo militare, ma in qualsiasi ambito operativo e di azione, fino ad essere adottato anche in contesti di natura commerciale, finanziario e in processi di apprendimento.

Ecco che allora, nel momento in cui si affronta la tematica del soccorso in emergenza, non si può prescindere dall'esaminare, seppur brevemente, come il ciclo decisionale possa rappresentare un segmento determinante nell'attività di soccorso.

Il processo decisionale e le azioni che ne deriveranno si manifestano secondo un ciclo ripetitivo (*loop*) dato dalla sequenza di Osservare, Orientare, Decidere e Agire, cicli che si integrano a vicenda, e che dovranno continuamente essere ripetuti durante le fasi del soccorso.

*Osservare* (*Observe*)
L'Osservazione consisterà nel ricercare sulla scena dove prestare soccorso le informazioni utili per dare seguito alle immediate decisioni e azioni conseguenti: allontanarsi, mettersi in sicurezza, avvicinarsi, soccorrere, arrestare l'emorragia. Se si riusciranno a osservare e acquisire informazioni «giuste», nonché precise, si sarà in grado di avere una visione globale dell'intervento da adottare, cercando di mantenere un atteggiamento neutro e una mente flessibile.

*Orientare* (*Orient*)
L'Orientamento determinerà le modalità attraverso cui decideremo e di conseguenza agiremo, e tale attività sarà data dalla sintesi di diversi fattori che concorreranno al risultato finale quali il proprio patrimonio genetico, le esperienze vissute, la capacità di giudizio, il *background* culturale.

Ci orientiamo quando abbiamo acquisito i dati desunti dalla fase di osservazione e gli diamo un senso compiuto.

Pertanto sarà determinante che le informazioni siano analizzate, valutate e classificate in ordine di priorità, cercando di circoscrivere il più possibile quelle componenti soggettive che, in quanto tali, limitano il nostro osservare.

*Decidere* (*Decide*)

In ragione delle diverse opzioni messe in campo, secondo le nostre possibilità, si perverrà a una decisione conseguente, sintesi delle attività di osservazione e di orientamento.

Tuttavia, nel momento in cui sarà stata presa una decisione, si dovrà comunque essere in grado, cercando di mantenere la mente lucida, di continuare a elaborare, forse sarebbe meglio dire vagliare, possibili nuove idee, piuttosto che opzioni, così da migliorare le nostre decisioni e quindi rimodulare eventualmente le azioni da intraprendere.

*Agire* (*Act*)
L'attività di agire deve essere intesa come applicare una decisione presa e utilizzare quelle modalità che sono state individuate per effettuare il soccorso.

Contemporaneamente si dovrà essere in grado di monitorare costantemente i risultati che le nostre azioni hanno determinato, secondo un percorso ciclico di verifica degli esiti decisionali.

In questa maniera si potrà raggiungere il fine di migliorare l'efficienza del soccorso prestato e ancora in corso, efficienza data da una ciclica e proattiva verifica del ciclo decisionale.

## L'effetto spettatore passivo o bystander effect

Attivarsi a soccorrere qualcuno, contrariamente a quanto si sarebbe portati a credere, è un'azione che è significativamente condizionata dalla presenza in quel momento di altre persone.

È quest'ultimo il fenomeno conosciuto come effetto spettatore passivo o *bystander effect*, definizione utilizzata per descrivere una situazione nella quale chi vedrà una persona in grave pericolo o che necessita di aiuto, chi cioè ne è testimone diretto, non interverrà o esiterà a soccorrerla se vi saranno presenti più persone.

Infatti, in una situazione d'emergenza, la probabilità d'intervento da parte di un individuo nel prestare soccorso è inversamente proporzionale al numero di spettatori, cioè altri individui, presenti.

Maggiore sarà il numero delle persone presenti sul posto e minore sarà la possibilità che qualcuna tra quelle persone interverrà in aiuto di chi è in pericolo o che è ferito, rimanendo spettatore passivo.

Le cause di tale condotta passiva possono essere diverse e variabili: l'attribuire ad altri la responsabilità di agire, l'ambiguità della situazione, le responsabilità connesse all'eventuale intervento, l'avere paura, il non volere esporsi.

Al di là delle motivazioni che determinano l'effetto spettatore passivo, è importante sapere che tale fenomeno esiste e che vi è il ragionevole rischio che vi si possa incorrere anche in presenza di un ferito con un'emorragia massiva.

Starà quindi a noi scansare i «paraocchi» virtuali che ci impediranno di vedere che qualcuno è in pericolo di vita, riuscire a puntare il nostro sguardo sul ferito emorragico da soccorrere, comprendere che la nostra psiche ci sta ingannando e vuole delegare a qualcun altro l'onere dell'aiuto che ci viene chiesto in quel momento, che irrazionalmente stiamo rifiutando di prestare.

Dovremo quindi razionalizzare e comprendere che nessuno dei presenti presterà il suo aiuto se siamo tutti condizionati dall'effetto spettatore passivo, e conseguentemente dovremo imporci di intervenire in soccorso *motu proprio*, sperando a quel punto magari di innescare un effetto di emulazione da parte degli altri astanti.

Gli studi condotti in tal senso hanno identificato diverse caratteristiche, tipiche delle emergenze, che influenzano chi assiste a una situazione di pericolo, a seguito delle quali gli astanti subiscono processi cognitivi e comportamentali conseguenti di difesa.

Determinante è l'interpretazione che si dà a quello a cui si assiste quando si riscontra una situazione di emergenza o di pericolo imminente.

In pratica, chi assiste a un ferimento o riceve una richiesta di soccorso tenderà a monitorare le reazioni delle altre persone che sono presenti all'evento in atto, per verificare se gli altri presenti pensino di intervenire o si attivino per intervenire.

Ecco che allora, se nessuno degli spettatori interverrà, anche gli altri presenti non faranno nulla, interpretando la situazione come se non fosse un'emergenza.

Inoltre, secondo i principi di psicologia sociale, il grado di responsabilità di chi assiste a una situazione di emergenza è determinante nell'agire.

In particolare diversi psicologi ritengono che il grado di responsabilità percepito da uno spettatore ad attivarsi dipenda da una serie di fattori quali ritenere che la persona in pericolo sia meritevole di aiuto, dalla relazione che intercorre tra lo spettatore e la persona da soccorrere o dal possedere le competenze per intervenire.

Proprio quest'ultimo elemento, il possedere competenze nel saper soccorrere, ci permette di capire quanto sia importante che sempre un maggior numero di persone acquisisca le conoscenze sul *BCon* così che chi sarà presente a un'emorragia massiva sia più propenso a intervenire in soccorso al ferito, salvandogli la vita.

## Lo stress: il nostro avversario peggiore

Come precedentemente accennato, la sicurezza del soccorritore è direttamente legata anche alla capacità di avere un sufficiente controllo delle proprie emozioni, compresa la gestione dell'ansia, di quella voce interiore più o meno forte che lo metterà in guardia ovvero in pausa prima di passare all'azione, che potrà perdurare anche durante la fase del soccorso.

L'ansia in particolare è uno stato emotivo associato a una condizione di paura e di allerta, a cui dover rispondere.

Non riuscire a controllare la paura o, al contrario, non avere paura, avrà come conseguenza che il nostro agire non sarà ponderato e frutto di valutazioni razionali, da cui la locuzione di comportarsi in maniera incosciente.

Il prevalere esclusivamente della nostra parte istintiva e irrazionale potrebbe metterci in condizioni di grave rischio.

Diverso sarà se il comportamento istintivo che affiorerà nel momento di prestare il soccorso sia il risultato di un condizionamento radicato, raggiunto attraverso una mirata e attenta attività formativa.

La paura, di qualcosa di definito o indefinito, è una condizione che appartiene alla natura umana, al soccorritore professionale di esperienza così come al soccorritore non professionale od occasionale che si trovi a soccorrere qualcuno per la prima volta, e lo *stress* che ne deriva ne sarà la conseguenza diretta e inevitabile.

La stessa condizione di paura sarà probabilmente vissuta, in maniera diversa, anche dallo stesso ferito che si vuole soccorrere, con le potenziali conseguenze che ciò potrebbe comportare a danno del ferito stesso e di una sua fattiva collaborazione.

Ma che cosa intendiamo esattamente per *stress*, termine che deriva dal latino *strectus*: stretto.

Lo *stress*, inteso quale costrizione, è la risposta psichica e fisica di natura emotiva, cognitiva, sociale a specifiche situazioni, a compiti improvvisi da svolgere, a compiti difficili o ritenuti tali che sono ritenuti opprimenti, eccessivi e particolarmente difficili e anche a compiti pericolosi, che sono ritenuti difficili.

Soccorrere qualcuno quindi può essere considerata sicuramente un'attività stressante, motivo di *stress*.

La risposta di un individuo allo *stress* è caratterizzata da modificazioni immediate a livello psico-fisico, fisiologico e chimico, i cui effetti perdureranno in maniera costante per un determinato tempo.

Ad essi seguirà un «crollo» repentino e improvviso generale il cui decadimento comporterà delle inevitabili conseguenze negative a danno del soccorritore così da metterlo a rischio.

È importante evidenziare che lo *stress* può essere, in ragione degli effetti che determina, classificato in due tipologie distinte: il *distress* o *stress* negativo e l'*eustress* o *stress* positivo.

Semplificando, in situazioni stressanti o percepite come tali, il *distress* porterà alla disgregazione delle difese psico-fisiche, mentre l'*eustress* permetterà di potenziare la capacità di adattamento e di reazione psico-fisica rispetto al contesto con cui ci si si rapporterà, dando la consapevolezza della situazione vissuta.

La nostra mente e il nostro corpo si preparereranno ad affrontare la «minaccia», o la situazione percepita come pericolosa, oppure si preparereranno a impiegare le energie al fine di evitarla.

Sapere che avere paura è normale, che può succedere di avere paura e avere la consapevolezza delle conseguenze che la paura può comportare, conferisce un grande potere a chiunque si dovesse trovare in «modalità» paura, o forse dovremmo dire a chiunque si troverà a percepire la paura, dovendola conseguentemente gestire.

L'agente stressante (*stressor*) potrà essere di natura psichica (emozioni, sensazioni, etc) o di natura fisica (traumi, fatica, etc), ma comunque la cosa importante è che la risposta allo *stressor* sia aspecifica, cioè i meccanismi di reazione che si attiveranno siano sempre gli stessi.

È il Sistema Nervoso Simpatico, quando si è esposti a stimoli minacciosi, che attiva la risposta psicologica «fight or fligth response» alla situazione da affrontare, cioè la risposta combatti o fuggi, che nel nostro contesto andrà letto come: soccorri o allontanati.

### *Il Sistema Nervoso e le reazioni del corpo allo stress*

Il sistema nervoso è costituto dal Sistema Nervoso Centrale e dal Sistema Nervoso Periferico.

Quest'ultimo è suddiviso in Sistema Nervoso Volontario e in Sistema Nervoso Involontario o Sistema Nervoso Autonomo, così chiamato proprio perché regola tutte le attività degli organi che non vengono comandate direttamente dalla propria volontà.

Sistema Nervoso Autonomo che è costituito a sua volta dal Sistema Nervoso Simpatico, dal Sistema Nervoso Parasimpatico e dal Sistema Nervoso Metasimpatico.

È proprio il Sistema Nervoso Simpatico, come anticipato, quello deputato a reagire allo *stress* in quanto prepara il corpo e la mente a fronteggiare una situazione di pericolo o percepito come tale.

Semplificando, il Sistema Nervoso Simpatico, in condizioni di emergenza od in condizioni rischiose fonti di *stress*, attiva alcune reazioni in difesa del corpo, che consisteranno appunto, anche nel corso di un intervento di soccorso, in una produzione ormonale, soprattutto di adrenalina e di noradrenalina, che determinerà conseguentemente effetti a livello cardiovascolare, respiratorio e muscolare.

Tali effetti consisteranno nell'accelerazione del battito del cuore, nella dilatazione dei vasi cardiaci, nella contrazione della muscolatura, effetti che potenzialmente aiuteranno a eseguire l'azione che ci si accinge a compiere.

Si avrà inoltre un'inibizione dello stomaco, dell'intestino, della vescica così da scongiurarne l'impiego, che, diversamente, causerebbe un inutile dispendio energetico in un momento in cui è richiesta la massima ottimizzazione delle energie.

In pratica, il Sistema Nervoso Simpatico risponderà in maniera istintiva e immediata a una situazione in cui è necessaria una reazione istantanea ed efficiente, quella che nel linguaggio comune viene definita come reazione adrenalinica.

Risulta quindi normale che quando si è sotto *stress* immediatamente si potrà sentire il cuore accelerato, i muscoli contratti, la salivazione ridotta, lo stomaco in subbuglio e pervasi da una sensazione di calore.

Il nostro corpo, infatti, starà rispondendo ad alcuni comandi e impulsi trasmessi dal Sistema Nervoso Simpatico che lo vuole predisporre a dare la massima resa al fisico in quella specifica situazione.

In condizioni normali, durante la fase della veglia, il Sistema Nervoso Simpatico e il Sistema Nervoso Parasimpatico sono in equilibrio, l'omeostasi, intesa come capacità dell'organismo di stabilizzarsi, mentre durante la fase del sonno, il Sistema Nervoso Parasimpatico è dominante.

Se accade qualcosa di improvviso, di pericoloso o di fortemente stressante, il Sistema Nervoso Simpatico prende il sopravvento e i processi del Sistema Nervoso Parasimpatico verranno immediatamente disattivati.

In tale condizione, man mano che il livello di attivazione da parte del soccorritore aumenta, si verificherà un innalzamento della frequenza cardiaca associato alla condizione in cui ci si trova, con conseguenti ricadute sulle abilità motorie, in particolare le abilità fino-motorie.

A questo punto è necessario specificare che cosa si intende per abilità motorie per comprendere come queste ultime possano essere condizionate durante un soccorso, dato che sono alterate in maniera significativa dalla condizione di *stress*.

Le abilità motorie riguardano la capacità di muoversi nello spazio e di agire al suo interno grazie al movimento controllato dal corpo.

Le abilità motorie in particolare, assimilate e sviluppate nel corso dell'infanzia, si distinguono in:

- abilità grosso-motorie (motricità grossolana), che consistono principalmente nel camminare, nel correre, nel saltare;
- abilità fino-motorie (motricità fine), che consistono nelle abilità di coordinazione su piccoli movimenti precisi degli occhi, delle dita della mano, etc.

## *La frequenza cardiaca sotto stress*

Come conseguenza dello *stress,* si instaurerà un nesso tra la condizione psicologica del soccorritore, che per semplicità e immediatezza di identificazione è stata associata a un colore che ne indica lo stato, e l'aumento della sua frequenza cardiaca misurata in battiti per minuto (bpm).

È evidente che i valori della frequenza cardiaca associati allo stato dell'operatore non vanno intesi come valori assoluti, ma bensì come soglia di riferimento, in quanto dipenderanno anche dalle caratteristiche, dalla preparazione e dalle condizioni fisiche e mentali proprie del singolo *first responder*.

*Condizione bianca*: si ha uno stato mentale rilassato e tranquillo, in cui si rimane neutri rispetto al contesto che ci circonda.

La frequenza cardiaca è regolare e stabile, pari a 80 bpm ca.

Le abilità grosso-motorie e fino-motorie sono inalterate.

*Condizione gialla*: si ha uno stato mentale analitico e relativamente vigile, leggi di *pre*-attivazione, si è predisposti all'azione se richiesto.

La frequenza cardiaca è pari a 100 bpm ca.

Le abilità grosso-motorie e fino-motorie sono sostanzialmente inalterate.

*Condizione rossa*: si ha uno stato mentale in allerta, si è pronti ad agire in maniera reattiva e immediata.

La frequenza cardiaca è tra i 120 bpm ca e i 150 bpm ca.

Le abilità grosso-motorie sono nella condizione ottimale mentre le abilità fino-motorie tendono ad essere deteriorate.

*Condizione grigia*: si ha uno stato mentale in iper allarme, si è sul punto di agire in maniera esplosiva al limite del controllo, che potrà facilmente essere perso.

La frequenza cardiaca è tra i 150 bpm ca e 180 bpm ca.

Le abilità grosso-motorie sono prossime al deterioramento e le abilità fino-motorie sono deteriorate.

*Condizione nera*: si ha uno stato mentale di iperazione e disordine, si è in uno stato di confusione e di completa mancanza di coordinamento.

La frequenza cardiaca è oltre i 180 bpm ca.

Le abilità grosso-motorie e fino-motorie sono deteriorate, fino a non poter più riuscire ad agire.

La condizione rossa risulta quindi essere la condizione migliore per effettuare l'intervento di soccorso che ci si accinge a eseguire.

In tale condizione infatti le abilità grosso-motorie, nel caso specifico intese come l'insieme delle caratteristiche fisiche che l'individuo possiede per soccorrere, quali correre, sostenere sforzi fisici, etc, oltre che i tempi di reazione cognitiva, risulteranno particolarmente efficienti.

Le abilità fino-motorie, quali i movimenti di coordinazione complessi, i movimenti di precisione o la visione ravvicinata, che sono più sofisticate rispetto alle abilità grosso-motorie, tenderanno a deteriorarsi superati i 120 bpm ca, con le conseguenze che ciò potrà comportare per l'agire del soccorritore.

Risulta conseguenziale che, nel momento in cui il livello di *stress* continuasse ad aumentare, ne seguirà un innalzamento della frequenza cardiaca, fino a raggiungere i 180 bpm ca, determinando un repentino crollo della *performance* e delle reazioni cognitive, così da non riuscire a portare a termine azioni ritenute elementari in condizioni di normalità.

Ecco che allora anche digitare i numeri su un telefono o posizionare un *tourniquet* risulteranno operazioni complesse, fino ad arrivare a una condizione estrema in cui non si sarà più in grado di compiere alcuna operazione o di muoversi, rimanendo «paralizzati».

La combinazione dell'aumento della frequenza cardiaca, conseguente allo *stress* e allo sforzo fisico generato dal soccorso, non farà che amplificare gli effetti negativi sul soccorritore.

Potrà altresì accadere, come infatti accade nella realtà, che in condizioni di pericolo reale o percepito, vi sia inoltre come conseguenza diretta una perdita del controllo, che ora comprendiamo essere una normale reazione del nostro organismo, sulla vescica e sugli sfinteri, con il possibile rilascio di urina o di feci, circostanza che ha dato origine al detto «farsela addosso per la paura».

Soccorritori esperti, persone in pericolo, feriti, hanno vissuto questa situazione che spesso viene sottaciuta, se non addirittura negata, per l'imbarazzo e per il disagio che provoca, che è invece utile conoscere e, alla luce di quanto fin qui illustrato, saper accettare come naturale.

Nel momento in cui la situazione di pericolo si protrarrà nel tempo, o dopo che la condizione di pericolo sarà cessata essendo trascorso un certo lasso temporale (circostanza quest'ultima che non andrà sottovalutata da parte del soccorritore per le conseguenze che può comportare), si avrà nel nostro corpo, dopo la fase iniziale in cui sarà perdurato l'eccesso benefico di scarica adrenalinica sull'organismo, un repentino e improvviso, ma prevedibile, «crollo» fisico che è direttamente connesso alle risposte chimiche dell'organismo.

Tale reazione si tramuterà in un'incapacità di concentrazione e in un senso di spossatezza fisica del nostro corpo che è stato privato dal supporto del Sistema Nervoso Parasimpatico.

Dopo la scarica ormonale iniziale, che ci permetterà di affrontare un determinato intervento di soccorso, il nostro fisico e il nostro Sistema Nervoso Parasimpatico subiranno un repentino *blackout* che perdurerà per un certo lasso di tempo.

Tale *deficit* interesserà indistintamente tanto i soccoritori professionali quanto i soccoritori professionali, a prescindere se si sia abituati o meno a confrontarsi con situazioni di emergenza.

Giova ricordare a titolo di esempio una situazione tipica, che purtroppo si ripete ciclicamente nel corso di interventi di soccorso in mare da parte di bagnini o nuotatori esperti, intervenuti in aiuto di uno o di più bagnanti in difficoltà dopo che li avevano trasportati fino a un approdo sicuro.

Tali soccorritori, a intervento ormai concluso, sono improvvisamente «crollati» e hanno perso la vita risucchiati dalle acque proprio in conseguenza delle fasi *stressorie* e del *blackout* del Sistema Nervoso Parasimpatico, e non, come si sarebbe portati a credere, soltanto a causa dello sforzo fisico sostenuto.

Di contro può verificarsi il fenomeno inverso, in cui il soccorritore sarà «su di giri» nel momento in cui l'adrenalina sprigionata a supporto dell'azione di soccorso non venga completamente impiegata, rimanendo in circolo fino a che non sia smaltita con il trascorrere del tempo.

A conclusione di quanto fin qui evidenziato, risulta conseguente che dopo aver affrontato una situazione stressante nel corso di un soccorso, il soccorritore e lo stesso ferito salvato hanno bisogno che si ristabilisca l'omeostasi tra il Sistema Nervoso Simpatico e il Sistema Nervoso Parasimpatico, così da non andare incontro a conseguenze negative che, se trascurate, potrebbero causare danni gravi e permanenti di natura psicologica.

Primo tra tutti, il Disturbo da *stress post* traumatico, spesso indicato come *Post Traumatic Stress Disorder (PTSD)*, una patologia molto insidiosa, che scava sottotraccia e che si potrà manifestare anche dopo 20-30 giorni dall'evento traumatico scatenante.

A tale rischio risultano maggiormente esposti gli operatori professionali del soccorso in ragione del tempo e della frequenza in cui il personale opera in condizioni di forte *stress,* ma può colpire anche i soccorritori occasionali che si siano trovati ad affrontare situazioni particolarmente gravose e gli stessi feriti che sono stati soccorsi che si siano imbattuti in qualcosa a cui psicologicamente non erano assolutamente preparati.

Potranno quindi soffrirne anche coloro che abbiano prestato un unico soccorso occasionale, che lascerà una «ferita emotiva» che dovrà essere curata e monitorata, non sottovalutata, al fine di cicatrizzarla evitando che si possa infettare, cioè creare disturbi permanenti da trauma.

Per poter gestire lo *stress* conseguente a un evento critico, quale può essere un soccorso, si potrà sicuramente far ricorso alle tecniche di *defusing* e *debrifing*.

Il *defusing* consiste in un incontro nel quale chi ha partecipato a un soccorso si confronta, e viene effettuato «a caldo», a poche ore dall'evento traumatico, in maniera informale, con lo scopo di ridurre o mitigare il senso di isolamento e di disagio di chi ha vissuto il trauma.

Il *debriefing*, diversamente, consiste in un incontro nel quale chi ha partecipato a un soccorso si confronta, e viene effettuato «a freddo», dopo un certo lasso temporale dall'evento traumatico che si è vissuto, così che il ricordo possa sedimentare.

Si svolge in maniera strutturata e ha lo scopo di contenere, piuttosto che scatenare, reazioni conseguenti all'esperienza vissuta, così da rassicurare e diluire le sensazioni provate.

### *Il coping: reagire allo stress*

A questo punto è importante introdurre il concetto di *coping*, cioè il modo in cui un individuo, nel nostro caso un *first responder*, potrà reagire trovandosi ad affrontare una situazione potenzialmente stressante, così da poterla superare e portare a termine il soccorso.

Il termine *coping* deriva da *to cope with*, vale a dire fronteggiare o reagire nel caso specifico a una situazione difficile quale un soccorso, ed è strettamente collegato al concetto stesso di *stress*, cioè quello che facciamo o pensiamo trovandoci in una condizione di *stress*. Il *coping* indica che cosa pensare e fare trovandosi in una situazione di *stress*, così da non percepirla come stressante, per affrontarla efficacemente.

Lo *stress* può essere considerato quale esito di un processo valutativo, che si manifesterà nel momento in cui le richieste esterne, cioè dell'ambiente, o interne, cioè del soggetto coinvolto, metteranno alla prova le risorse e le capacità dell'individuo.

Il *coping* è pertanto un'attività di adattamento in costante movimento che prende forma e si esprime nell'interazione tra l'ambiente e l'individuo.

L'individuo tenderà a interpretare gli eventi in modo immediato e sarà proprio la valutazione cognitiva dell'evento, piuttosto che l'evento stesso, a innescare o meno una reazione.

Ecco che allora ci sarà da parte del soccoritore una valutazione iniziale rispetto al significato dell'evento e si esamineranno le modalità, le cosiddette strategie di *coping* con cui poter affrontare la situazione avversa, vagliando le possibili risorse a cui attingere, con lo scopo di ripristinare la propria stabilità.

In ragione di quanto sopra è possibile distinguere alcune strategie di *coping*, conosciute come strategie di adattamento:

- una strategia focalizzata sul problema (*problem focused coping*), in cui l'individuo analizzerà le proprie capacità per poter affrontare e risolvere l'evento, mettendo in campo le azioni necessarie per intervenire direttamente sul problema;

- una strategia centrata sull'emozione (*emotion focused coping*) in cui l'individuo metterà in campo dei tentativi per modificare l'impatto emotivo negativo che l'evento gli provocherà;
- una strategia basata sull'allontanamento mentale (*avoidance oriented coping*) in cui l'individuo cercherà di ignorare o prendere le distanze dalla fonte di *stress* adottando espedienti o pensieri che lo distraggano dall'evento.

Le strategie di *coping* sono, dunque, le modalità che definiscono il processo di adattamento alla situazione stressante così da mitigare gli effetti stressogeni dell'evento.

Bisognerà avere un approccio positivo e contare sulla risoluzione degli eventi «difficili», consapevoli di avere la padronanza della situazione che si starà affrontando e di essere in grado di controllarla grazie alla propria preparazione.

### *La respirazione tattica per controllare lo stress*

La respirazione tattica o respirazione autogena (*respiratory autogenic training*), come facilmente intuibile dalla sua definizione che rimarca un suo impiego in ambito operativo, è una collaudata tecnica di respirazione che può essere utilizzata da qualsiasi soccorritore od operatore, non professionale o professionale, in attività operative in cui lo *stress* avrà un ruolo determinante.

La respirazione tattica è utilizzabile in tutte quelle circostanze in cui si operi in condizioni di forte *stress*, utile per cercare di controllare o rallentare il proprio battito cardiaco, non andare in iperventilazione e per reagire alle fuorvianti dispercezioni sensoriali, così da mantenere la visione inalterata, non perdere la concentrazione, controllare il tremore delle mani, etc, contenere cioè tutte quelle che sono le tipiche alterazioni psico-fisiche conseguenti allo *stress*.

Come è noto, la respirazione è normalmente un atto automatico e involontario, costituito da una fase di inspirazione e da una fase di espirazione, dipendente dal Sistema Nervoso Involontario.

Nel momento in cui invece si deciderà volontariamente di compiere un respiro profondo, si andrà ad attivare il Sistema Nervoso Volontario, che prenderà il controllo sul Sistema Nervoso Involontario.

In pratica, attraverso la respirazione si può riuscire a collegare il Sistema Nervoso Volontario al Sistema Nervoso Involontario, come del resto sa bene chi pratica lo *zen*, lo *yoga*, la meditazione o chi esercita le arti marziali nelle quali si è sempre attribuito alla corretta respirazione la calma interiore e la forza (*ki*).

La respirazione tattica consiste nell'alternare una sequenza di inspirazioni ed espirazioni, per tre-quattro volte, facendo durare la fase di inspirazione tre-quattro secondi circa, mantenendo il fiato per altri tre-quattro secondi circa e facendo durare la fase di espirazione per altri tre-quattro secondi circa.

La durata delle inspirazioni, dell'apnea e delle espirazioni potrà durare un secondo in più o in meno, in ragione delle caratteristiche proprie di chi la utilizzerà.

Attraverso la respirazione tattica si vorranno regolare le reazioni incontrollate del corpo, nel momento in cui ci si troverà a operare in una situazione di forte *stress*, permettendo di comandare, se non di dominare le nostre emozioni e consentirci di ragionare lucidamente per poter operare in condizioni migliori.

Anche in questo caso sarà utile prendere familiarità con la tecnica della respirazione tattica, testando la durata dell'inspirazione, dell'apnea e dell'espirazione che meglio si adatterà alle personali caratteristiche psico-fisiche.

### *La dispercezione sensoriale come conseguenza dello stress*

Il concetto di *stress* è inevitabilmente connesso al tema della sicurezza personale di chi ne subisce gli effetti.

Circa le condizioni di sicurezza, necessarie per poter operare, si deve distinguere tra la sicurezza reale e la sicurezza percepita.

È intuitivo che la percezione di un soggetto sotto *stress*, stato in cui con buona probabilità si troverà un soccorritore, potrà essere condizionata e alterata, falsandone inevitabilmente le conclusioni a cui si aggiungerà.

La percezione data dagli organi sensoriali della vista, udito, tatto, olfatto e gusto in condizioni di *stress* non è sempre veritiera e, in tali condizioni, spesso si possono manifestare delle distorsioni percettive, delle mancate corrispondenze e altro ancora.

A cominciare proprio dalla distorsione del campo visivo, cioè quello che riusciamo a vedere con gli occhi, comprendendo quello che vediamo «a fuoco» al centro e perdendo, o meglio non vedendo proprio, quello che è sfuocato nella zona periferica.

L'alterazione visiva è caratterizzata solitamente da un'errata percezione sensoriale dell'angolo visivo, oltre che della distanza e della profondità da parte dell'osservatore.

Infatti, in condizioni normali, l'angolo visivo (binoculare) orizzontale di un individuo è entro i 180° circa ma, nel momento in cui l'individuo si troverà in condizioni di elevato *stress*, il cervello immediatamente regolerà la messa a fuoco degli occhi sul soggetto su cui «operare».

L'angolo visivo potrà ridursi notevolmente fino anche a 30° circa, passando quindi drasticamente da una visione ampia, la cd visione normale (*normal vision*), a una visione sensibilmente limitata, la cd visione a tunnel (*tunnel vision*), che conseguentemente comporterà la perdita totale della vista periferica, dove già risulta solitamente difficile distinguere i dettagli, i colori e le forme e la distorsione della distanza e della profondità.

Il restringimento dell'angolo visivo, sia orizzontale che verticale, permetterà comunque di conservare una buona visione concentrata (a fuoco), proprio come se guardassimo attraverso un tubo o un tunnel. In tali condizioni le pupille tenderanno a dilatarsi per l'azione diretta dell'adrenalina prodotta dalle ghiandole surrenali, che è veicolata dal sistema circolatorio.

Si è riscontrato inoltre che quando si verificherà il fenomeno della visione a tunnel diminuirà anche la capacità uditiva, in pratica cioè la visione a tunnel comporterà come conseguenza diretta una sensibile riduzione dell'udito, circostanza quest'ultima che dovrà essere tenuta in debita considerazione non avendone una chiara percezione.

In condizioni estreme di *stress*, i recettori uditivi del cervello potranno addirittura spegnersi del tutto, determinando la cd «esclusione uditiva», in cui si potrà arrivare a non sentire momentaneamente più nulla e grida di aiuto, esplosioni, sirene potranno non essere assolutamente percepiti.

Si potranno quindi avere contemporaneamente la perdita dei contorni delle figure e degli oggetti osservati, e una percezione uditiva ovattata dei rumori circostanti.

Risulta a questo punto evidente quanto sia importante durante un soccorso sapere a priori che cosa potrebbe succedere ai nostri sensi e prepararsi a sopperire a tali conseguenti potenziali limitazioni percettive.

Ricerche condotte sulla percezione hanno evidenziato altresì che in ragione delle reazioni conseguenti allo *stress,* a cominciare dal crescere della frequenza cardiaca, oltre ai sopra citati fenomeni di alterazione visiva e uditiva, si potrà generare anche l'esclusione percettiva del dolore.

Pertanto stimoli visivi, uditivi e tattili, normalmente e immediatamente percepiti da un individuo in condizioni di normalità, possono addirittura essere ignorati dagli organi sensoriali preposti, nel momento in cui l'individuo si troverà in condizioni di forte *stress.*

Durante il soccorso il cervello sotto *stress* tenderà a eliminare o attutire la percezione di immagini, suoni e stimoli tattili superflui per il fatto che

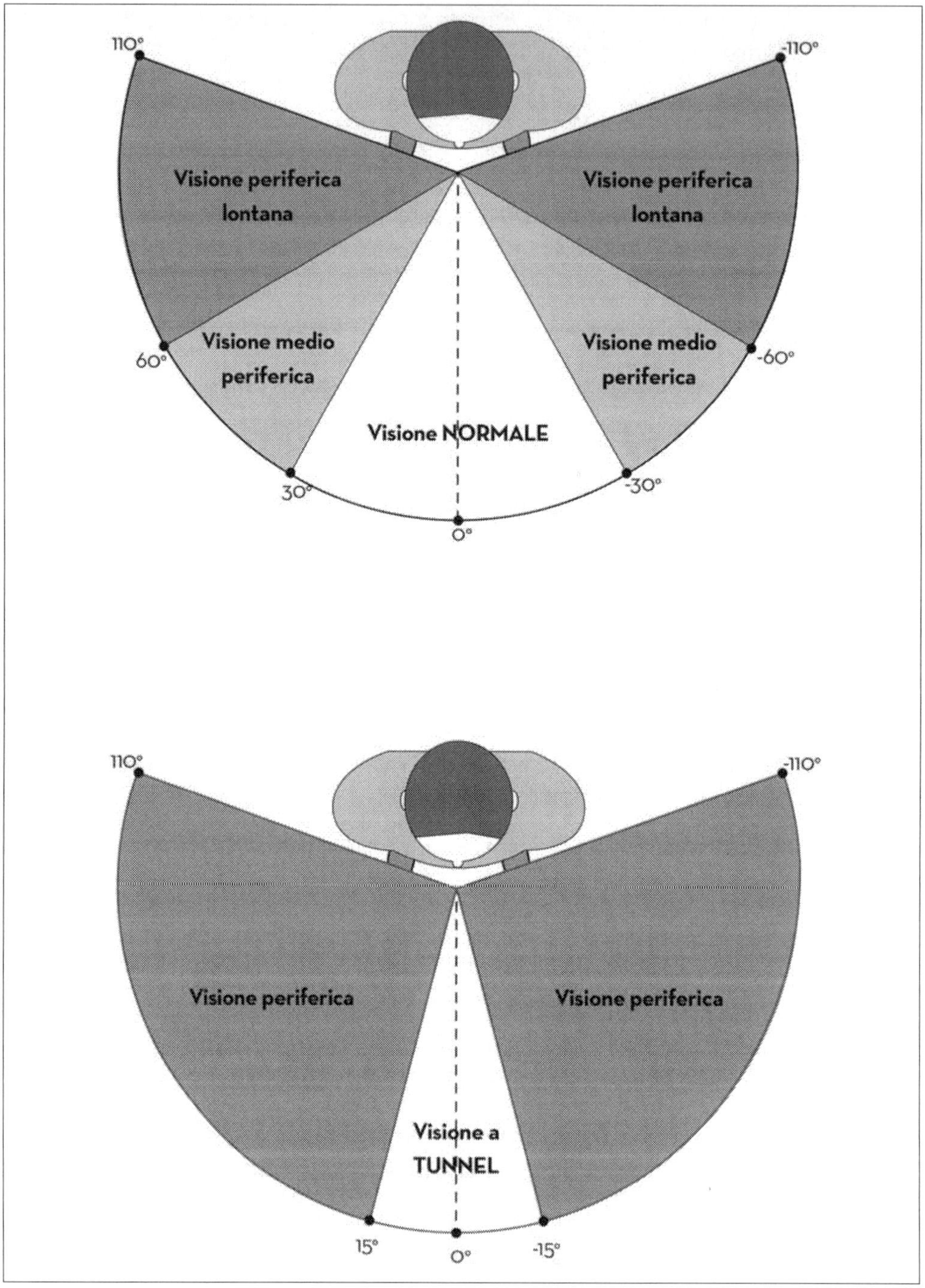


*Campo visivo standard, in orizzontale, di un osservatore in condizioni di normalità.*
*Campo visivo alterato, in orizzontale, di un osservatore in condizioni di stress.*

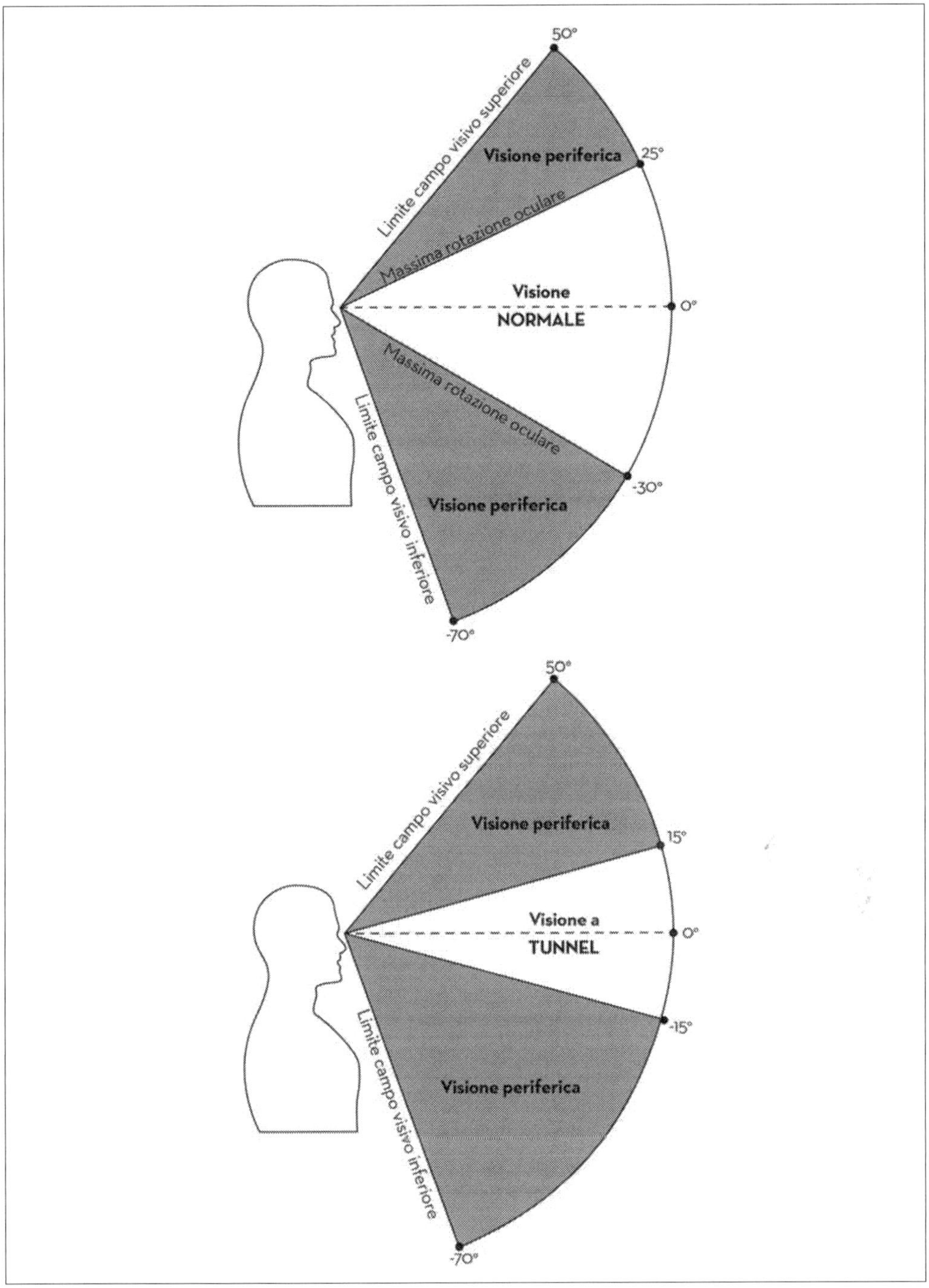


*Campo visivo standard, in verticale, di un osservatore in condizioni di normalità.*
*Campo visivo alterato, in verticale, di un osservatore in condizioni di stress.*

l'attenzione in quel momento sarà concentrata solo sull'individuo da soccorrere.

Verrà quindi tralasciato, sfumato e ignorato quello che non interesserà direttamente l'attività di soccorso in essere, anziché, secondo il sistema nervoso, potrebbe distrarci dall'attività di soccorso.

Questo comporterà che il soccorritore, per i temporanei *deficit* visivi, uditivi e tattili indotti dallo *stress*, potrebbe inconsapevolmente incorrere in una sottovalutazione o dispercezione totale delle condizioni di pericolo presenti sulla scena in cui starà operando, a danno della sua sicurezza e del ferito.

Pertanto, il soccorritore dovrà cercare di colmare tali alterazioni-esclusioni percettive, attenendosi alle indicazioni previste, mantenendo una soglia di attenzione ipervigile e orientata, nella consapevolezza di tali possibili dispercezioni.

Anche in questo caso la conoscenza aprioristica del manifestarsi di tali fenomeni dovrà indurre il soccorritore ad adottare maggiori cautele o «controlli», che si riveleranno di grande aiuto per colmare gli eventuali *deficit* percettivi.

I pericoli esterni che potrebbero minare la sicurezza del soccorritore e la sicurezza del ferito stesso potrebbero essere i più svariati, a volte addirittura banali, legati semplicemente a non vedere o non sentire vetture che sfrecciano in prossimità del sito in cui si starà operando, a non sentire dolore pur essendosi procurati delle ferite, o non percepire l'odore di sostanze tossiche, fonte di pericolo.

Tutti pericoli che potrebbero rendere la scena insicura, anche se non sono pericoli necessariamente collegati direttamente alla causa che ha determinato il ferimento della persona che ci si accinge a soccorrere e che si correrà il rischio di non cogliere.

Tali valutazioni devono essere un monito per organizzare e modulare un mirato intervento di soccorso rapportato alla sicurezza, un soccorso fatto sì con il cuore, ma prima di tutto pensato ed eseguito con la testa.

Un valido ausilio per garantire la propria protezione durante l'intervento rispetto ai potenziali limiti sensoriali, oltre ad attenersi alle procedure, sarà quello di effettuare valutazioni sulla sicurezza affidandosi contemporaneamente a due organi sensoriali e incrociarne i risultati conseguenti.

Così, ad esempio, entrando in una stanza dove soccorrere qualcuno, in cui vi è da scendere uno o più gradini in condizioni di scarsa visibilità, non basterà guardare la scala da percorrere per stimare l'altezza dei gradini da superare (verifica visiva), ma sarà utile cercare conferma sull'altezza stimata dei gradini anche tastandoli preventivamente con il piede prima di poggiarlo a terra (verifica tattile), passo dopo passo.

## Il supporto psicologico al ferito da parte del soccorritore

Una volta che il soccorritore avrà raggiunto il ferito, se vigile e in stato di coscienza, dovrà cercare di instaurare con lui un rapporto fiduciario presentandosi sempre quale soccorritore qualificato, a prescindere che si indossi o meno un'uniforme, rimarcando che si è lì per aiutarlo, chiedendogli come si chiama e rivolgendosi quindi a lui per nome, rassicurandolo sulle sue condizioni di salute, parlando con un tono di voce sicuro e descrivendo le azioni che si metteranno in atto per soccorrerlo.

In questa fase è importante catalizzare l'attenzione del ferito per cercare di renderlo collaborativo e resiliente agli eventi che ha appena vissuto, in attesa dell'arrivo dei soccorsi avanzati, mostrando di avere il controllo della situazione.

Il ferito potrà lamentarsi, gridare ed essere agitato in seguito ai fatti occorsi, essere psicologicamente alterato, preoccupato di quello che starà vivendo, non collaborativo, se non addirittura ostile, oppure potrà mostrarsi catatonico.

Chiedergli come si chiama, l'età o dove si trova, senza porgli domande che riguardino direttamente i suoi affetti così da non agitarlo ulteriormente, rassicurandolo che una volta raggiunto l'ospedale si provvederà a contattare i familiari, potrebbe essere un buon inizio per instaurare un rapporto di collaborazione con lui.

Si distoglierà la sua attenzione dall'evento traumatico che lo ha appena colpito e si effettuerà indirettamente una verifica immediata sulle sue condizioni di salute.

Infatti, se il ferito risponderà dicendo il proprio nome e dove si trova, vorrà dire che respira regolarmente e, se darà una risposta sensata alle domande del soccorritore, vorrà dire che, oltre ad essere cosciente, è vigile.

Un soccorritore che si dimostri insicuro e incerto trasmetterà insicurezza e paura al ferito che si trovi già in una situazione di elevatissimo *stress* emotivo.

L'individuo ferito, non avendo alcuna certezza sulle sue reali condizioni di salute, vivrà l'angoscia di essere in pericolo di vita e riporrà tutte le sue speranze proprio in quel primo soccorritore a cui vorrà affidare la propria vita.

Un ferito emorragico, in particolare nelle prime fasi dell'evento, risulterà particolarmente agitato proprio per la vista del sangue e si troverà in un grave stato di agitazione per l'incertezza sugli esiti dell'incidente che lo ha visto coinvolto. Grida e lamenti potranno caratterizzare la scena del soccorso ma non dovranno sviare l'attenzione del soccorritore sopraggiunto e fargli perdere la concentrazione, starà alla sua persona riuscire a portare un po' di ordine in una situazione confusa.

Capitolo Settimo

# Le nuove indicazioni sul Bleeding Control

È *ciò che pensiamo già di sapere che ci impedisce di imparare cose nuove.*

Claude Bernard

## Un unico corso comune per tutti

Come precedentemente anticipato, le indicazioni per l'arresto delle emorragie severe trasmesse dal corso sul *BCon* dell'*ACS* sono state pensate e stilate al fine di standardizzare le sequenze da adottare durante un intervento operativo in emergenza, da parte di un qualsiasi soccorritore, professionale o non professionale, sulla base delle nuove linee guida sull'argomento a prescindere dal proprio *background* o dalla propria formazione, divulgando quelle che sono le basilari azioni da metter in campo.

Anche se può sembrare superfluo, si ricorda che i corsi, le procedure, i protocolli sanitari servono proprio a tracciare un percorso comportamentale sulle azioni da intraprendere e a limitare la discrezionalità dell'operatore, a garanzia degli stessi soccorritori e dei destinatari dell'intervento di soccorso, indicando uno schema operativo circa le azioni da intraprendere e la loro corretta sequenza da adottare, nel caso specifico, per arrestare un'emorragia massiva.

In linea generale, come la sequenza delle azioni previste dal corso sul *BLSD*, così anche la sequenza delle azioni previste dal corso sul *BCon* risulta essere unica e standardizzata, a prescindere dal soccorritore che l'adotterà e, come tale, andrà applicata.

L'emergenza dell'intervento, la lotta contro il tempo e la «fluidità» della situazione, in costante evoluzione, rendono fondamentale sapere come agire in circostanze in cui vi saranno più fattori di disturbo e interferenze esterne.

Proprio l'esistenza di linee guida condivise a livello internazionale, presenta l'inestimabile vantaggio di consentire che più soccorritori, pur non conoscendosi e non avendo mai operato insieme, possano comunque operare in sinergia, fare gioco di squadra, con gli evidenti effetti positivi sul coordinamento e l'efficacia delle azioni che si intraprenderanno.

Riguardo al corso *STOP THE BLEED Course* (versione 2.0) dell'*ACS*, e conseguentemente gli insegnamenti trasmessi, quest'ultimo è unico a livello internazionale, con due sole eccezioni:

1. Il corso *STOP THE BLEED Course* (versione 2.0) previsto per lo Stato del Texas insegna anche l'utilizzo del cerotto per pneumotorace (*chest seal*), da utilizzare in presenza di una perforazione del polmone, e l'utilizzo della coperta isotermica (*thermal blancket*) per mantenere costante la temperatura corporea del ferito, strumenti non previsti nel corso *standard STOP THE BLEED Course* (versione 2.0).

2. Il corso *Bleeding Control Course* (versione 2.0) previsto per l'Australia, raccomanda l'utilizzo esclusivamente dei *tourniquet CAT* e *SOFTT-W* rispetto agli altri modelli che sono invece riportati nel corso *standard STOP THE BLEED Course* (versione 2.0).

Pertanto le indicazioni trasmesse dal corso *standard* forniscono a livello internazionale gli strumenti con cui qualsiasi soccorritore, senza alcuna distinzione di sesso, età, formazione, provenienza, potrà intervenire in aiuto di qualcuno con un'emorragia massiva.

Sintetizzando, il corso si prefigge di raggiungere gli obiettivi di:

- insegnare al maggior numero di persone possibile a riconoscere quando si è in presenza di un'emorragia massiva;
- fornire al maggior numero di persone possibile le competenze per arrestare un'emorragia severa attraverso la compressione della ferita emorragica, eventualmente zaffata, in corrispondenza dei punti giunzionali e attraverso il posizionamento del *tourniquet* sugli arti.

Tutta la popolazione, indipendentemente dalle proprie individualità, apprenderà le medesime procedure veicolate dall'*ACS* a prescindere del soccorritore che le adotterà e il contesto in cui verranno utilizzate.

Quelle che potranno eventualmente essere adattate, solo per specifiche categorie di operatori delle emergenze, saranno:

- le procedure di sicurezza e di intervento da adottare;
- il tipo-caratteristiche di cure da prestare e i dispositivi medici da utilizzare rispetto a chi opererà.

La realtà Italiana, come anticipato, ha cominciato timidamente a confrontarsi con le nuove indicazioni sul *BCon*, attraverso l'attivazione dei corsi dell'*ACS* erogati in via sperimentale da parte di alcune Università di medicina, da alcuni Reparti delle FFAA, delle FFO e della CRI in ambito di formazione sanitaria sull'arresto di un'emorragia massiva in emergenza.

**L'ABC del corso sul Bleeding Control dell'American College of Surgeons**

Secondo le indicazioni dell'*ACS*, le azioni da eseguire per prestare il soccorso in presenza di un'emorragia massiva sono riassunte nella sequenza delle lettere *ABC*, acronimo di immediata e facile memorizzazione, che funziona anche nel gioco di parole sull'*ABC* del *BCon*.

L'*ABC* inteso come base per l'apprendimento di qualcosa, nel caso specifico corrispondente alle iniziali delle diverse fasi da adottare nell'affrontare un sanguinamento massivo.

Tali fasi sono caratterizzate ciascuna dall'alternanza costante di valutazione e di conseguente azione. La sequenza *ABC* indica in particolare le iniziali dei termini inglesi:

- *A: ALERT* ovvero dare l'ALLARME;
- *B: BLEEDING* ovvero cercare l'EMORRAGIA;
- *C: COMPRESS* ovvero effettuare la COMPRESSIONE;

Come anticipato, prima dell'esecuzione di qualsiasi attività in ambito di soccorso e, pertanto, anche prima di dare avvio alla sequenza delle azioni *A*, *B* e *C*, bisognerà verificare che la scena in cui operare sia sicura, ossia che sia garantita la sicurezza del soccorritore e dello stesso ferito.

Pertanto, l'acronimo *ABC* dovrà essere preceduto dalla lettera *S*, iniziale di *SAFETY*, ottenendo il nuovo acronimo *SABC*: *Safety, Alert, Bleeding* e *Compress*. Il soccorritore dovrà quindi:

- *S: SAFETY* ovvero stare in SICUREZZA;
- *A: ALERT* ovvero dare l'ALLARME;
- *B. BLEEDING* ovvero cercare l'EMORRAGIA;
- *C: COMPRESS* ovvero effettuare la COMPRESSIONE.

Attenersi meticolosamente a tale sequenza permetterà al soccorritore di poter arrestare un'emorragia massiva, così da impedire la morte del ferito per sanguinamento, ossia la morte liquida. Non operare in sicurezza e non eseguire tutte le fasi previste, così come indicate dal corso sul *BCon* dell'*ACS*, metterà a rischio il buon esito stesso del soccorso. Si ricorda e ribadisce che il soccorritore *tout court* dovrà attenersi scrupolosamente alla sequenza stabilita, che non potrà essere invertita, e che dovranno essere svolte tutte le singole azioni previste.

Vengono di seguito descritte in dettaglio le tre fasi per prestare il soccorso e la loro sequenza operativa.

Alla conclusione del capitolo verranno illustrate, attraverso delle immagini, le tre modalità di intervento da adottare in presenza di un sanguinamento massivo, così da trasmettere visivamente le sequenze delle fasi che le caratterizzano.

# SAFETY: STARE IN SICUREZZA

*Nessuno è più pericoloso di colui che non ha mai dubbi.*

Jacques Sternberg

*SAFETY*, stare in sicurezza, è sempre la prima regola inderogabile da seguire, a cui deve attenersi qualsiasi soccorritore, a prescindere che si tratti di un soccorritore non professionale o professionale.

Non ci si stancherà mai di ripetere infatti che se ci si ferisce non si sarà più in grado di prestare il soccorso, e anziché soccorrere un ferito se ne dovranno soccorrere due: un soccorritore ferito è un ferito da soccorrere.

Un soccorritore, in presenza di un evento che ha potenzialmente causato uno o più feriti, come prima reazione-azione si dovrà mettere al sicuro o verificare di esserlo, e solo successivamente potrà agire.

Dovrà eventualmente allontanarsi dalla scena ritenuta non sicura, comunque non dovrà assolutamente avvicinarsi istintivamente all'area in cui potranno essere presenti uno o più feriti, dovrà mantenere una distanza di sicurezza o essere protetto da un riparo affidabile, accertandosi di non essere comunque in pericolo per poter successivamente intervenire nel portare soccorso.

Una volta che sarà in condizioni di sicurezza, dovrà capire che cosa sia successo e, solo successivamente, deciderà se sia possibile intervenire in aiuto al ferito o ai feriti.

Dovrà guardarsi intorno, mantenendo sempre una posizione defilata osservando la scena che si appresta a calcare per diventare da spettatore passivo ad attore attivo.

Pertanto, proprio per garantire una maggiore sicurezza, l'attività di osservazione, in ragione di quanto già evidenziato circa il potenziale «spegnimento» o alterazione della nostra capacità percettiva in condizione di *stress,* provvederà a eseguire una rapida scansione di tipo multisensoriale della scena per identificare la presenza di eventuali fonti di pericolo.

In pratica cioè ci si affiderà ai tre sensi utilizzabili a distanza, cioè la vista, l'udito e l'olfatto incrociando le informazioni conseguenti che assumiamo, filtrate e comparate.

Attività sintetizzata dall'acronimo GAS: Guardo, Ascolto e Sento, in cui si andrà a guardare «visivamente», si ascolterà «uditivamente» e si sentirà «olfattivamente» verso l'area di interesse, raccogliendo, incrociando ed elaborando i risultati conseguenti a tali verifiche sensoriali così da assicuraci una migliore percezione dell'intorno.

Ecco che allora vedere un cavo elettrico scoperto o un uomo armato, ascoltare delle minacce o delle esplosioni o sentire un odore acre o di gas, permetterà al *first responder* di identificare la presenza di un potenziale pericolo decidendo conseguentemente se, come e quando intervenire per operare.

In particolare, riguardo all'attività di guardare, si dovrà effettuare una scansione visiva della scena in cui si vuole andare a operare, effettuata in maniera speditiva.

Una scansione visiva è la tecnica che il cervello utilizza, attraverso gli occhi, per poter mettere a fuoco in maniera selettiva e recettiva la scena che si osserva.

Il cervello nell'attività di scansione effettua una o più pause in determinati punti così da poter acquisire dati ed elaborarli e identificare-riconoscere ciò che ha esaminato (se lo conosce o riconosce).

In questa maniera l'osservatore riuscirà a vedere nitidamente tramite l'«acuità visiva», intesa quale acutezza di visione, che gli permetterà di percepire o distinguere un oggetto o una persona e la posizione rispetto a dove si trova.

In una situazione di emergenza, la rapidità ed esattezza di scansione visiva risulterà determinante e potrà essere raggiunta adottando tecniche diverse (*screening*).

Tra le varie tecniche disponibili, si illustrano la visione per comparti sequenziali e lo sguardo a S.

Entrambe le tecniche consistono nel traguardare l'intero spazio in cui si dovrà andare a operare con il fine di non lasciare inesplorato alcun settore dell'area di intervento, inclusi i bordi della scena, dove anche vi potrebbero essere dei pericoli.

- La visione per comparti sequenziali inizia con il traguardare tutta la scena con un virtuale reticolato, orizzontale e verticale, così da non lasciare inesplorato alcun quadrante dell'area in cui si dovrà intervenire.

Si pensi alla cornice con reticoli utilizzata dal pittore rinascimentale Alrbecht Durer nel XVI secolo per traguardare le scene da osservare per poterle raffigurare fedelmente, proprio per non tralasciare dettagli importanti.

Si traccerà un movimento con gli occhi che dall'estrema destra dell'area da esaminare si sposteranno verso sinistra, fino a raggiungere l'estremità sinistra.

La scena da osservare sarà suddivisa idealmente in una sequenza di riquadri attraverso il movimento oculare dell'osservatore che non dovrà superare i 15°-20°, che corrisponderanno all'ampiezza di ciascun riquadro che si vuole esplorare, effettuando delle rapide pause utili alla comprensione di ciò che si starà esaminando.

Ogni quadrante dovrà essere osservato per qualche frazione di secondo così da consentire il reale rilevamento di ogni dettaglio, con l'intera scansione dei diversi riquadri che richiederà pochi secondi perché possa garantire un'efficiente visione d'insieme.

Il movimento andrà da destra verso sinistra dell'area da osservare, in contrasto con quello che è il naturale modo di «leggere» acquisito, da sinistra verso destra, frenando l'osservatore nella rapidità e superficialità di verifica a vantaggio della qualità di lettura della scena.

• Lo sguardo a S, conosciuto anche come sguardo di sicurezza (*safety ceck*), consisterà nell'indirizzare lo sguardo nell'angolo in alto a destra dell'area da esaminare, poi si sposterà verso l'angolo in alto a sinistra e discenderà tracciando una curva in senso anti-orario per ritornare al centro. Proseguirà verso destra e discenderà nuovamente tracciando una curva in senso orario per ritornare verso l'angolo in basso a sinistra. In tal modo sarà stata tracciata con lo sguardo una S immaginaria. Anche in questo caso il movimento partirà da destra verso sinistra e non viceversa in ragione delle medesime motivazioni sopra esposte sul modo di leggere.

Adottare tali sistemi di «scansione» sarà la garanzia che non verrà lasciato inesplorato alcun dettaglio della scena e che lo *screening* potrà considerarsi affidabile.

La visione per comparti e lo sguardo a S presuppongono un'osservazione accurata della scena da parte del soccorritore, anche se rapida, attraverso uno sguardo selettivo così da riuscire a «vedere» ciò che ci interessa e la presenza di potenziali pericoli o anomalie.

Tali tecniche risulteranno efficaci per controllare e analizzare in maniera veloce un'area gravata da potenziali pericoli naturali, pericoli accidentali o pericoli generati volontariamente, con i conseguenti rischi che il soccorritore deve necessariamente valutare, optando per la scelta anche di non intervenire se non ci saranno le condizioni di sicurezza.

In merito all'osservazione a vista, si evidenzia la differenza che c'è tra guardare e vedere, infatti nell'«osservare» qualcosa si può guardare oppure si può vedere, con conseguenze e risultati, a volte, completamente diversi se non addirittura discordanti.

Nell'azione di guardare infatti non vi è una conclusione da parte dell'osservatore rispetto all'attività stessa, mentre nel momento in cui, dopo aver guardato, giungeremo a una conclusione conseguente all'attività di analisi, quindi a percepire e comprendere, riusciremo a vedere.

Il risultato dell'attività di osservazione non sarà efficace se, per cause contingenti, quali lo *stress*, lo stato di agitazione, la distrazione, etc, oltre che guardare, non si riuscirà anche a vedere.

Nel momento in cui effettueremo un'attività di verifica della scena e identificheremo delle criticità o dei potenziali pericoli che la connotano, non avremo semplicemente guardato ma avremo raggiunto proprio l'obiettivo che ci eravamo prefissati, cioè avremo visto, ma soprattutto avremo compreso e percepito nel dettaglio le caratteristiche dell'intera scena.

Identificati i pericoli e i potenziali rischi a cui dover far fronte, il soccorritore agirà di conseguenza nel prestare aiuto, seguendo il già citato motto *festina lente*.

Chi starà per operare dovrà quindi, come anticipato, essere preparato psicologicamente a sopportare la pressione emotiva che comporta intervenire, oltre che essere fisicamente in grado di sostenere l'eventuale sforzo fisico insito nell'azione da intraprendere.

Si ribadisce che prima di prestare soccorso a un ferito, si dovranno possibilmente indossare guanti, dispositivi di protezione, di fortuna o di tipo professionale, e avere le braccia e le gambe coperte, etc o indossare ciò che può aiutare a non incorrere in rischi di contaminazione o contagio, ribadendo che durante il soccorso si verrà probabilmente in contatto con del sangue.

È importante conoscere e applicare le cautele fin qui esposte legate alla sicurezza in ambito di soccorso, anche nella consapevolezza che, in alcune circostanze particolari, ci si potrà trovare catapultati direttamente a contatto con il ferito da soccorrere e a operare, venendo quindi meno tutte quelle pre attività di verifica e di difesa sopra citate.

In tale situazione bisognerà comunque cercare di mettere in pratica ogni misura idonea a preservare la propria sicurezza.

**Riepilogando**

1. Accertati di essere in sicurezza ovvero mettiti in un luogo sicuro;
2. Osserva attentamente la scena per capire che cosa è successo;
3. Identifica, sfruttando tutti i sensi, la presenza di pericoli attivi;
4. Infila i guanti, le protezioni, di fortuna o di tipo professionale, e cerca di non lasciare parti del corpo scoperte prima di intervenire.
5. Se ti troverai direttaente coinvolto in un soccorso, cerca di adottare misure atte alla tua sicurezza.

# ALERT: DARE L'ALLARME

*Nei momenti di pericolo non esiste peccato più grave dell'inerzia.*

Dan Brown

*ALERT*, dare l'allarme, consiste nell'avvisare i soccorsi, con il sistema di soccorso che si attiva attraverso la chiamata di aiuto, solitamente inoltrata via telefono (Numero Unico dell'Emergenza del soccorso 112), via radio, etc, in ragione del soggetto che darà l'allarme e dei mezzi a sua disposizione, in maniera diretta e indiretta.

Il soccorritore, avendo un quadro della situazione di cui ha preso coscienza, provvederà ad allertare l'ES indicando il luogo in cui si trova, che cosa è avvenuto, il numero e le condizioni dei feriti e il proprio nome.

La chiamata di soccorso riveste un ruolo fondamentale per far intervenire e per coordinare il personale delle emergenze, oltre a essere evidentemente un valido supporto psicologico e materiale per il soccorritore presente sul posto il quale porrà molte speranze nel tempestivo arrivo dei soccorsi che avrà attivato e anche nelle indicazioni che gli verranno trasmesse dai soccorsi che avrà allertato.

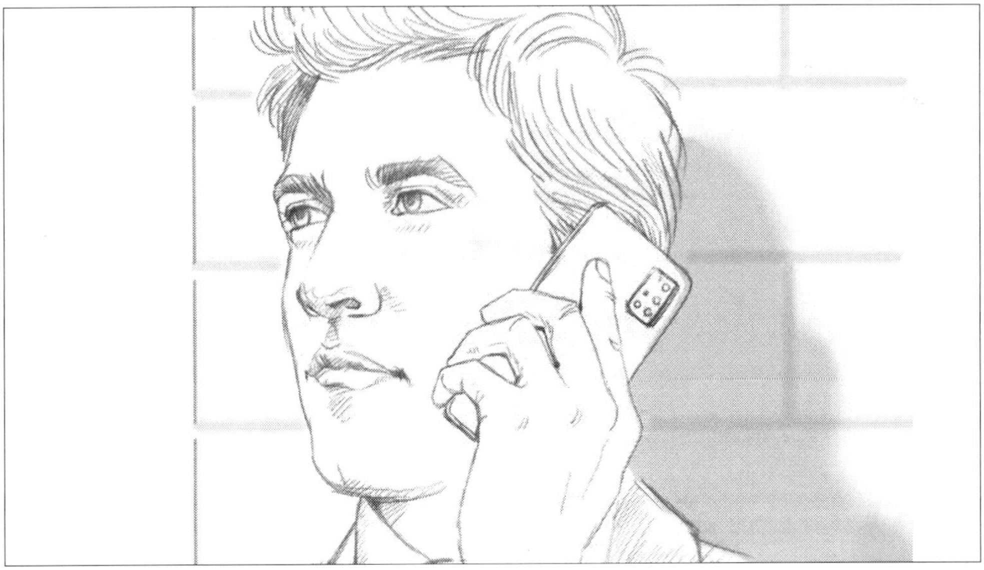

*Un soccorritore telefona al Numero Unico dell'Emergenza 112 per dare l'allarme e chiedere aiuto, fornendo le informazioni utili secondo uno schema prestabilito.*

### *La chiamata di soccorso*

Risulta evidente come la chiamata di soccorso sarà tanto più efficace quanto più sarà tempestiva e quanto più saranno dettagliate e circostanziate le informazioni che verranno trasferite all'operatore dell'Emergenza del soccorso.

Per quanto riguarda la telefonata di aiuto, il numero di emergenza a cui fare riferimento negli Stati Europei è il 112, Numero Unico di Emergenza (NUE) secondo il modello della centrale unica di risposta, oltre ai numeri telefonici specifici di soccorso per campo di competenza attivi comunque in Italia.

In ragione del tipo di evento verificatosi e del soccorso necessario, potranno anche essere chiamati numeri specifici previsti appositamente per l'ES, le FFO, i VVF, etc.

In Italia sono attivi i seguenti numeri telefonici per le emergenze:

112 Arma dei Carabinieri
113 Polizia di Stato
115 Vigili del Fuoco
117 Guardia di Finanza
118 Emergenza Sanitaria
1530 Guardia Costiera

La telefonata di soccorso può essere effettuata da un telefono mobile pur se privo di SIM, (*Subscriber Identity Module* ovvero Modulo di identità dell'abbonato) attraverso la copertura di rete fornita dagli operatori nazionali di telefonia mobile, utilizzando un apparecchio mobile *GSM* (*Global System for Mobile* ovvero sistema globale mobile) che è programmato per effettuare la chiamata di emergenza indirizzandola direttamente alla centrale operativa locale.

La telefonata può altresì essere effettuata anche in assenza di ricarica telefonica dell'apparecchio mobile che si utilizzerà, in assenza cioè del credito per il traffico telefonico sulla SIM, essendo l'apparecchio mobile predisposto comunque per permettere di effettuare le chiamate di emergenza.

Similmente, anche se si telefona da una cabina telefonica, è possibile effettuare la telefonata di emergenza senza utilizzare monete o la scheda telefonica, dal momento che l'apparecchio pubblico è predisposto a effettuare le chiamate di emergenza.

La telefonata di emergenza può altresì essere effettuata digitando direttamente il numero di emergenza anche da un telefono mobile in cui la tastiera numerica sia bloccata, cioè senza inserire il codice *PIN* (*Personal Identification Number*).

In ultimo, si evidenzia che la telefonata di emergenza da telefonia mobile può essere effettuata anche in zone che presentino una copertura di rete telefonica (intensità del segnale telefonico) ridotta od assente con riferimento alla copertura del proprio operatore, perché l'apparecchio risulterà predisposto a effettuare la chiamata di emergenza connettendosi con qualsiasi rete disponibile rispetto al proprio operatore telefonico con cui si effettua il traffico telefonico ordinario, con tecnologia 2G (*GSM*), *3G* (*UMTS*), *4G* e *5G* (*LTE*).

NB il numero e la G indicano di quale *Generation* si tratta.

Risulta comunque necessario, perché si possa effettuare la chiamata di emergenza, che vi sia la copertura di almeno un gestore nella zona da cui viene effettuata la chiamata, ancorché diverso da quello con il quale si è abbonati, diversamente non sarà possibile effettuare la chiamata di soccorso.

Quando il soccorritore deciderà di effettuare una chiamata di emergenza, vorrà dire che ha preso coscienza che si è in una fase di pericolo, in una condizione di emergenza per sé e per gli altri.

In quel momento lo *stress* potrà impadronirsi del soccorritore, aumentare in maniera esponenziale, provocando probabilmente le conseguenti alterazioni percettive trattate in precedenza.

Sarà il momento in cui la paura, una giustificata e naturale paura, comincerà probabilmente ad «alterare» le condizioni fisico-cognitive del soccorritore.

Ecco che anche l'elementare azione di digitare il numero di emergenza, di inviare la chiamata dal telefono mobile o di comunicare di che emergenza si tratta, potrebbe risultare difficile, secondo quanto precedentemente illustrato circa il decadimento delle abilità fino-motorie, e che quindi, quanto detto circa l'importanza dell'addestramento e della ripetizione delle azioni per colmare tali «effetti collaterali», sarà valido anche per effettuare quella che si credeva essere una «semplice» telefonata di emergenza.

Il soccorritore dovrà quindi essere mentalmente preparato a effettuare quella che è solitamente considerata un'operazione scontata.

Le informazioni non solo potrebbero essere confuse o imprecise a seguito dell'emozione vissuta dal soccorritore, non chiari i contenuti e le informazioni trasmesse all'operatore, ma ci potrebbe addirittura essere il rischio che la chiamata non venga proprio effettuata per l'incapacità da parte del soccorritore sotto *stress* di agire razionalmente e compiere azioni elementari, non riuscendo persino a digitare i tasti del telefono.

### *Cosa dire nella chiamata di soccorso*

Nel momento in cui si effettuerà la chiamata di soccorso andranno comunicate all'operatore dell'Emergenza del soccorso poche e specifiche informazioni tali da garantire che venga effettuato l'intervento richiesto e che sia un intervento mirato.

La telefonata effettuata dovrà avere come risultato che i soccorsi sopraggiungano dove richiesto e in tempi brevi, e che i soccorsi sopraggiunti abbiano le competenze e i mezzi per risolvere il problema.

Pertanto chi effettuerà la chiamata deve conoscere le informazioni basilari che dovrà fornire.

In ragione di queste considerazioni, che potrebbero sembrare ovvie, risulta conseguenziale l'ordine delle informazioni che dovranno essere trasferite all'operatore dell'emergenza il quale riceverà la chiamata di aiuto.

Chi effettuerà la chiamata dovrà quindi indicare prioritariamente:

1. dove si trova, comunicando la città, la via, il numero civico, l'interno, la scala o il piano dove si richiede l'intervento di soccorso (in questo ordine), dando eventualmente indicazioni aggiuntive circa la zona in cui ci si trova e come fare per raggiungerla;

2. che cosa, quando e perché è successo, il numero e le condizioni dei feriti e la presenza di vittime (che rimarcherà la gravità dell'evento), dando eventualmente indicazioni aggiuntive circa gli eventi occorsi;

3. i propri dati personali, comunicando il cognome e il nome (l'eventuale qualifica se di interesse) e il numero di telefono da cui si chiama o eventualmente il numero di telefono su cui si potrà essere raggiunti da parte dell'Emergenza del soccorso.

Lo stesso ordine circa la priorità riguardo alla sequenza di informazioni da fornire, cominciando proprio con la città, l'indirizzo etc, trova una conferma logica nel considerare che la telefonata di soccorso possa interrompersi in qualsiasi momento per le più disparate ragioni, accidentali o volute che siano.

Pertanto l'aver fornito per prima cosa i dati per la localizzazione del luogo dove si richiede l'intervento, garantirà che il personale di soccorso possa arrivarvi e che, in mancanza di altre informazioni, una volta sopraggiunti i primi soccorritori sul posto, questi ultimi possano perfezionare il soccorso in ragione della situazione che avranno riscontrato in loco.

Tale tipo e ordine di informazioni da comunicare, oltre che essere logico, trova una conferma nel modo di gestire la conversazione da parte degli operatori telefonici del numero unico dell'Emergenza del soccorso 911 degli Stati Uniti d'America, modello di riferimento internazionale in materia di soccorso in emergenza.

L'operatore del 911, nel rispondere alla chiamata, confermando di essere il numero dell'emergenza, comincia a guidare la conversazione telefonica chiedendo dove si trovi chi sta chiamando, per quale emergenza sta chiamando, quale sia il numero di feriti e/o di vittime e, a conclusione, quale sia il nome di chi chiama.

Si ritiene quindi che nella chiamata di emergenza si debbano fornire tali informazioni e secondo tale ordine, rispetto ad altre indicazioni che talvolta vengono erroneamente indicate.

Le informazioni trasmesse da chi telefona permetteranno all'Emergenza del soccorso di inviare i soccorsi e di pianificare l'intervento in maniera mirata, ed eventualmente guidare, attraverso la chiamata telefonica, chi avrà effettuato la chiamata su come comportarsi nell'attesa.

Infatti l'operatore delle emergenze con cui ci si interfaccerà, il più delle volte, sarà stato lui stesso un operatore del soccorso in emergenza, con esperienza professionale sul campo, proprio per assolvere nel modo migliore al ruolo di coordinamento e di gestione del soccorso a distanza.

Si precisa che l'indicazione della città da cui si chiama risulterà determinante perché alcune Centrali operative dell'emergenza sono delocalizzate rispetto al luogo da cui si effettua la chiamata.

Fornire il nome della strada e il numero civico potrebbero risultare dati del tutto inutili se l'operatore telefonico che riceverà la chiamata non saprà quale è la città, il paese o la località dove inviare i soccorsi, informazioni che invece spesso vengono date per scontate e tralasciate da parte di chi telefona, che nella foga del momento potrebbe interrompere la telefonata senza fornire ulteriori dettagli, fornendo magari solo la via e il numero civico.

L'emozione potrà portare chi chiama a parlare come un fiume in piena, senza ascoltare le indicazioni o le domande poste dall'operatore ovvero senza dare la possibilità all'operatore di fare delle domande mirate così da acquisire quelle informazioni realmente utili al momento.

Risulta infatti veritiero, nelle situazioni di emergenza, il detto secondo cui «la maggior parte delle persone parla senza ascoltare. Ben pochi ascoltano senza parlare. È raro trovare qualcuno che sappia parlare e ascoltare».

Proprio in tali circostanze sarà invece particolarmente importante che il soccorritore che è presente sul posto si sforzi a rispondere alle domande e ad ascoltare le indicazioni che gli verranno impartite dalla Centrale operativa, così da essere supportati e di supporto in attesa dell'arrivo dei soccorsi.

Il soccorritore potrà comunicare eventualmente ulteriori indicazioni sul luogo, su cosa sia successo, sul numero di feriti e sul tipo di evento occorso (un incidente, un incendio, un attacco armato), il numero di persone rimaste coinvolte, le condizioni in cui versano, da chi o cosa sarà stato causato, la gravità della situazione, la sussistenza di fonti di pericolo ancora attive e tutto quanto utile per ottimizzare i soccorsi da inviare.

### *Chi effettua la chiamata di soccorso e come effettuarla*

La chiamata di allarme e richiesta di soccorso potrà essere effettuata:

1. direttamente dal soccorritore che è presente sul posto, secondo le modalità sopra esplicitate;
2. da qualcuno che è presente sul posto, a cui il soccorritore chiederà di telefonare per richiedere i soccorsi e fornire le informazioni, secondo le modalità sopra esplicitate, accertandosi sempre il soccorritore che la telefonata sia stata effettivamente effettuata.

Infatti, se si sarà impegnati nel soccorrere un ferito, sarà necessario richiamare l'attenzione di qualcun altro, presente sul posto o che si trovi nelle vicinanze, gridando aiuto o agitando le braccia e, una volta che si sarà visti, gli si chiederà espressamente di telefonare per allertare i soccorsi da far sopraggiungere sul posto così da non interrompere il soccorso prestato.

La richiesta di chiamare i soccorsi non andrà rivolta genericamente a tutti i presenti sul posto ma a una specifica persona identificata tra quelle presenti, per evitare fraintendimenti o malintesi, generati dalla concitazione del momento, su chi deve effettivamente telefonare.

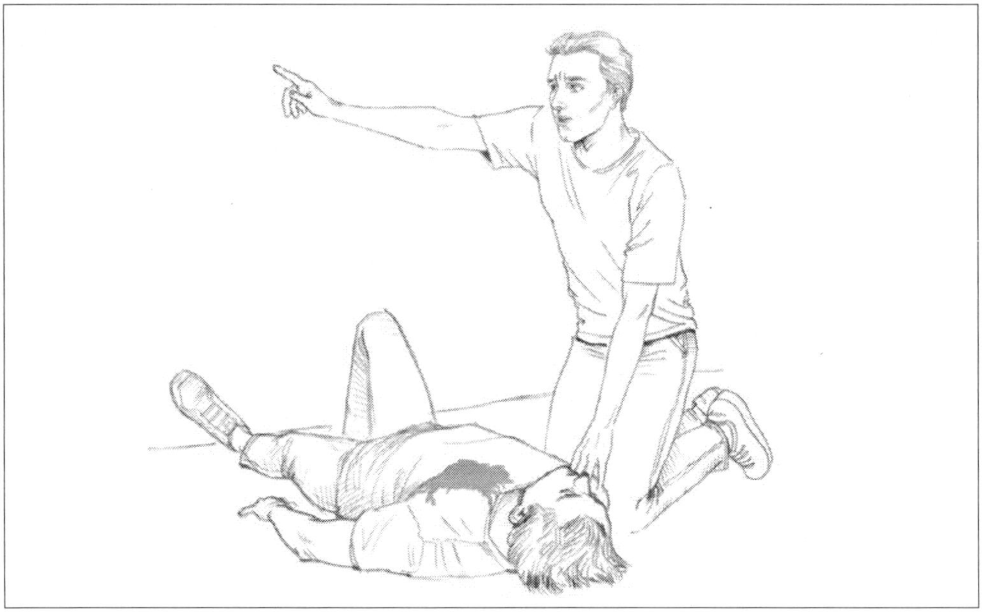

*Un soccorritore presta aiuto ad un ferito e chiede ad un passante, indicandolo e identificandolo chiaramente, di chiamare i soccorsi sanitari.*

Inoltre, per far sì che la persona incaricata si senta responsabilizzata a effettuare la telefonata, le si chiederà preventivamente come si chiama e, ripetendogli il nome, la si inviterà a riferirgli successivamente quali saranno i tempi che gli sono stati indicati per arrivare, quali le istruzioni da seguire nell'attesa, etc.

A maggior ragione la richiesta sugli esiti della chiamata sarà fondamentale nel caso in cui la persona indicata dovesse allontanarsi per telefonare ai soccorsi, ad esempio perché sul posto non vi è un telefono disponibile o perché non vi è la copertura della rete per la telefonia mobile.

Si raccomanderà quindi all'individuo prescelto, chiamandolo per nome, di tornare a riferire le istruzioni avute dai soccorsi così da motivarlo ad allertare i soccorsi e conoscere le indicazioni ricevute.

Sarà inoltre importante richiedere alla persona che chiamerà i soccorsi o a qualcun altro che è presente sul posto, sempre indicato chiaramente, di andare a cercare e portare un *kit* di primo soccorso e un *tourniquet* da impiegare per attività di soccorso al ferito.

A prescindere da chi effettuerà la telefonata, che si tratti del soccorritore stesso o di una persona da lui incaricata, è importante che non si interrompa mai la telefonata con l'operatore dell'Emergenza del soccorso e che si seguano costantemente le indicazioni ricevute.

In caso si interrompesse la telefonata, si dovrà lasciare la linea telefonica libera per dare modo di essere ricontattati dall'Emergenza del Soccorso.

Nel chiedere assistenza a qualcuno nel prestare soccorso si dirà:

1. Tu, come ti chiami?
2. Chiama il numero 118, digli dove siamo, che cosa è successo, il numero e le condizioni dei feriti e come ti chiami, e dimmi o torna a dirmi cosa ti hanno risposto senza interrompere mai la chiamata, ti aspetto.
3. Cerca un *kit* di primo soccorso, e un *tourniquet*, e portali qui, ti aspetto.

Nel caso in cui la telefonata venga effettuata direttamente dal soccorritore con un telefono mobile, lo stesso soccorritore potrà continuare nella sua attività di aiuto al ferito posizionando il telefono a terra nella modalità di viva voce o nella modalità di video chiamata.

Come detto, è sempre utile altresì indicare nel corso della telefonata se vi siano eventuali pericoli specifici e criticità nell'ambiente in cui si chiederà all'Emergenza del soccorso di intervenire, così da permettere ai soccorritori che sopraggiungeranno di predisporre una risposta più organizzata e mirata in termini di personale, mezzi e modalità di intervento.

Se è nell'immediata disponibilità del soccorritore, perché già in suo possesso o comunque reperibile al momento, il soccorritore provvederà a portarsi al seguito un *kit* di primo soccorso e un *tourniquet*, o quanto ritenuto utile per arrestare l'emorragia in atto, così da ottimizzare la qualità del soccorso.

Quindi, una volta effettuata la chiamata di soccorso, si passerà alla fase successiva ricercando la presenza di una emorragia massiva sui potenziali feriti.

**Riepilogando**

1. Telefona o contatta l'emergenza del soccorso o chiedi a qualcuno di farlo;
2. Comunica o fai comunicare la posizione, che cosa è successo, il numero di feriti e il nome di chi chiama;
3. Fatti riferire le indicazioni ricevute e non interrompere o far interrompere la telefonata;
4. Porta o fatti portare un *kit* di primo soccorso e un *tourniquet*, o quanto ritenuto utile ai fini del soccorso.

## BLEEDING: CERCARE L'EMORRAGIA MASSIVA

*Se volete trovare qualcosa, non c'è niente di meglio che* cercare.

John Ronald Reuel Tolkien

*BLEEDING*, cercare l'emorragia, consiste nel rintracciare la presenza di un'emorragia massiva sulla persona che si sta soccorrendo, quel sanguinamento cioè che mette a rischio imminente la vita del ferito e che, se non immediatamente arrestata, porterà inevitabilmente alla morte del ferito in qualche minuto.

Per tale ragione, l'attività di ricerca di un'emorragia da parte del soccorritore dovrà essere svolta immediatamente, in maniera mirata, al fine di non perdere secondi preziosi tali da compromettere la sopravvivenza del ferito.

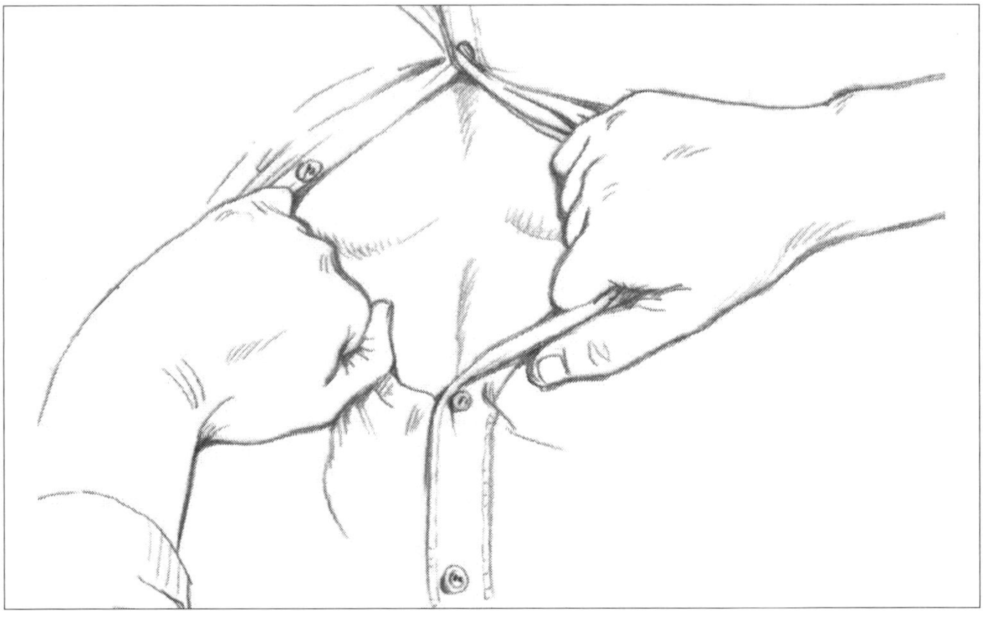

*Il soccorritore cerca la presenza di ferite o emorragie massive esponendo la zona da esaminare.*

### *La ricerca dell'emorragia massiva*

Il soccorritore pertanto, verificato di poter operare in sicurezza e allertati i soccorsi, si avvicinerà alla persona da soccorrere, in maniera dinamica ma senza correre per evitare di trovarsi irrimediabilmente e involontariamente in pericolo, e si rivolgerà alla persona così da attirarne l'attenzione.

Tale condotta permetterà al soccorritore di agire con un margine ulteriore di sicurezza e permetterà al ferito, che sicuramente versa in uno stato di alterazione psico-fisica dovuta alle circostanze contingenti, di predisporsi a essere aiutato da un soccorritore che per lui è probabilmente uno sconosciuto.

Il soccorritore, raggiunta la persona da soccorrere, si presenterà dicendole chi è, cercherà di calmarla, gli chiederà se e dove sente dolore, ricercando immediatamente la presenza di ferite esposte o tracce di sangue visibili lungo tutto il corpo.

È raccomandato che prima di iniziare a toccare la persona per soccorrerla, gli si indichino le azioni che si andranno a compiere, sempre in un'ottica cautelativa.

In prima battuta, raggiunta la persona da soccorrere, avrà senso cominciare a cercare la presenza di eventuali ferite emorragiche sugli Arti, in corrispondenza delle braccia e delle gambe, successivamente ricercare quelle eventualmente presenti sul Busto, in corrispondenza dei punti giunzionali, essendo in entrambi i casi emorragie su cui potenzialmente si potrà intervenire con successo e infine andare a ricercare quelle presenti sul Capo, su cui non si potrà intervenire.

Per facilitare la memorizzazione dell'ordine della ricerca speditiva da effettuare lungo il corpo per identificare un'emorragia severa si potrà utilizzare nuovamente l'acronimo ABC, attribuendogli un diverso significato, corrispondente questa volta alle iniziali dei tre segmenti corporei da controllare.

La sequenza A, B, C per la ricerca di ferite, indica infatti le iniziali di:

- A: ARTI ovvero cerca un'emorragia lungo gli Arti (mani e piedi inclusi);
- B: BUSTO ovvero cerca un'emorragia lungo il Busto;
- C: CAPO ovvero cerca un'emorragia lungo il Capo.

Si cercherà la presenza di ferite emorragiche che potranno essere rintracciabili perché lamentate dal ferito, perché visibili o perché indicate dalla presenza di tracce di sangue sul vestiario o a terra.

Una volta rintracciata la presenza di ferite, si provvederà, se non già visibili, a esporre l'area del corpo dove sarà stata localizzata l'emorragia massiva su cui intervenire.

Andranno altresì ricercate eventuali ulteriori emorragie non visibili e non lamentate dal ferito, identificabili tramite la ricerca e la palpazione da parte del soccorritore, a cui seguirà l'esposizione dell'area interessata dal sanguinamento.

La palpazione dovrà essere effettuata indossando preventivamente dei guanti per proteggere le mani del soccorritore, possibilmente utilizzando guanti sanitari, raccomandando preferibilmente quelli di colore bianco o comunque di colore chiaro.

Infatti questi ultimi, nel momento in cui si procederà alla palpazione del corpo, si macchieranno del sangue presente facilitando in questo modo l'identificazione delle emorragie da parte del soccorritore, soprattutto se si opererà in condizioni concitate e con scarsa visibilità delle zone del corpo da esplorare.

Pertanto guanti sanitari neri o di colore scuro sono sconsigliati, se pur erroneamente percepiti come guanti «operativi», e a volte consigliati proprio ai non addetti ai lavori per il minore contrasto del sangue rispetto ai guanti chiari, ritenuti quindi meno traumatizzanti alla vista.

Al fine di rintracciare ferite sanguinanti, se vi saranno le condizioni, si farà possibilmente distendere la persona a terra in posizione supina o la si lascerà a terra in posizione supina, con le braccia e le gambe distese, allineando gli arti lungo il corpo (movimentandoli con entrambe le mani), così da avere una visione di insieme di tutto il corpo.

Operare con la persona sdraiata a terra, in posizione supina, permetterà al soccorritore di effettuare la prima verifica a vista e tramite la palpazione, così da poter poi comprimere immediatamente le eventuali ferite emorragiche rintracciate.

Se la persona da soccorrere sarà adagiata su un letto, su un divano, su una poltrona o su una superficie morbida, sarà necessario che la si posizioni a terra su una superficie rigida, potendo quindi comprimere efficacemente un'eventuale emorragia rintracciata.

Esercitare la pressione con il ferito a terra, su un piano rigido, permetterà infatti di:

1. non dissipare la forza della compressione esercitata operando su una superficie solida e stabile;
2. operare in ginocchio, sfruttando la posizione migliore per comprimere efficacemente un'emorragia massiva.

Per effettuare la ricerca di ferite emorragiche, si dovrà provvedere a un rapido esame a vista e alla palpazione simmetrica di tutto il corpo utilizzando entrambe le mani aperte e le dita «artigliate», con le mani leggermente chiuse e con le dita che raschieranno con decisione la superficie del corpo, «affondando» le punte delle dita lungo le parti da esaminare, per ricercare eventuali tracce di sangue, ferite o zone dolenti, come ad «arare» la superficie del corpo su cui si passa.

Tale ispezione verrà effettuata iniziando anteriormente, partendo dalla testa, proseguendo lungo la parte anteriore delle braccia, del busto, dei fianchi, delle gambe e lungo i piedi inclusi, avendo l'accortezza di rimuovere le scarpe per poter verificare con attenzione.

L'esperienza infatti insegna che sarà necessario controllare con attenzione che anche le caviglie e i piedi non presentino delle ferite.

La stessa operazione di palpazione dovrà essere ripetuta lungo la parte posteriore del corpo, senza spostare il ferito dalla posizione supina, infilando le mani sotto al corpo e iniziando di nuovo dalla testa, proseguendo lungo la parte posteriore delle braccia, della schiena, dei glutei, delle gambe e lungo i piedi inclusi.

Si raccomanda altresì di continuare e completare sempre l'intera attività di verifica su tutto il corpo del ferito, anche qualora sia stata già trovata una ferita emorragica, così da scoprire la presenza di eventuali ulteriori lesioni.

Non ci si dovrà basare sulle sole indicazioni date dal ferito circa la presenza di ferite dolenti, in quanto quest'ultimo, pur se cosciente, potrebbe non sentire dolore là dove siano presenti lesioni, anche in ragione di quanto già detto sulla dispercezione sensoriale dovuta allo *stress*.

La verifica a vista, da parte del soccorritore durante la palpazione, sarà determinante per scorgere la presenza di tracce di sangue, quale segnale tangibile e conseguente di potenziali emorragie severe.

Si evidenzia infine che un'apparente tranquillità del ferito, che non chieda aiuto, si presenti calmo, «normale» e non si lamenti, non ci dovrà far abbassare la guardia nel ricercare con tempestività la presenza di emorragie.

Allo stesso modo non si dovranno assolutamente sottovalutare ferite emorragiche o amputazioni parziali o totali patite da un ferito che non si lamenti, ritardando l'intervento per arrestare l'emorragia presente.

Il soccorritore rimuoverà, strapperà o taglierà gli indumenti, esponendo la superficie del corpo per la ricerca dell'emorragia severa, esaminare le caratteristiche che la contraddistinguono e agire di conseguenza.

Pertanto, una volta identificata la presenza o la probabile presenza di un sanguinamento massivo lungo il corpo del ferito, si esporrà l'area del corpo così da identificare chiaramente l'emorragia, la posizione e le caratteristiche, potendo quindi intervenire in maniera mirata per arrestarla.

Proprio le caratteristiche della ferita determineranno il tipo di intervento da effettuare da parte del soccorritore per arrestare il sanguinamento in ragione della posizione, dell'ampiezza, della profondità, etc della ferita emorragica, secondo le modalità previste.

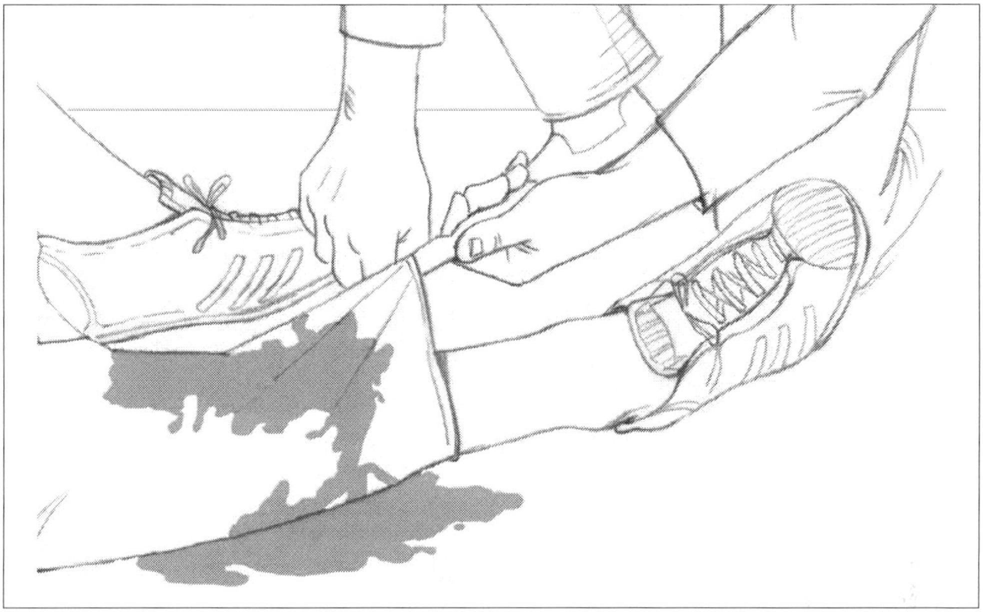

*Un soccorritore taglia i pantaloni di un ferito con un mezzo di fortuna per vedere la ferita.*

### *I campanelli di allarme: i segni indicatori di un'emorragia massiva*

Per rendersi conto che si è in presenza di un'emorragia massiva, cioè quel nemico che si vuole sconfiggere e arrestare, il soccorritore dovrà fare attenzione alla presenza di alcuni elementi indicatori, già parzialmente anticipati.

Intervenire per arrestare un'emorragia severa è una valutazione inevitabilmente basata sulla visualizzazione del sanguinamento in atto e delle tracce pregresse del sanguinamento, quali macchie di sangue sugli indumenti o a terra, sempre che non si tratti di un terreno permeabile che tenderà ad assorbire il sangue falsando la percezione della quantità di sangue versato.

Un'emorragia massiva è caratterizzata da:
- un sanguinamento continuo;
- la fuoriuscita di una significativa quantità di sangue;
- la presenza di una significativa quantità di sangue sversato a terra.

Ulteriori segni indicatori che possono essere di ausilio per capire che si è in presenza di un'emorragia massiva su cui intervenire, potranno essere i seguenti:

1. sangue che esce dalla ferita in maniera intermittente e con un getto potente, che è proiettato a distanza rispetto alla ferita e che esce dalla ferita affievolendosi di intensità con il trascorrere del tempo;

2. sangue che esce dalla ferita in modo lento e continuo senza fermarsi;

3. sangue che si accumula a terra formando una chiazza che si allarga;

N.B. Se il fondo del terreno sarà in sabbia, in ghiaia, etc, quest'ultimo assorbirà il sangue, risultando quindi difficile riscontrare la quantità di sangue effettivamente perso.

Pertanto la permeabilità del terreno andrà tenuta in considerazione per non farsi sviare nella valutazione dalla scarsa quantità di sangue visibile.

4. assenza o limitata quantità di sangue a terra, ma vi è la presenza di indumenti indossati dal ferito che sono inzuppati e sporchi di sangue;

5. assenza o limitata quantità di sangue a terra, ma vi è la presenza di fasciature, bendaggi, etc, trovati in prossimità del ferito, che sono inzuppati o sporchi di sangue;

6. assenza o limitata quantità di sangue a terra, ma vi sono fasciature, bendaggi, etc sul ferito per tamponare l'emorragia, che sono inzuppati o sporchi di sangue e continuano a bagnarsi di sangue;

7. assenza o limitata quantità di sangue a terra, ma vi è presenza di un'amputazione totale o di un'amputazione parziale;

8. assenza o limitata quantità di sangue a terra, ma il ferito si presenta in uno stato confusionale, stato di apatia, stato di *shock* o privo di sensi a seguito di dissanguamento.

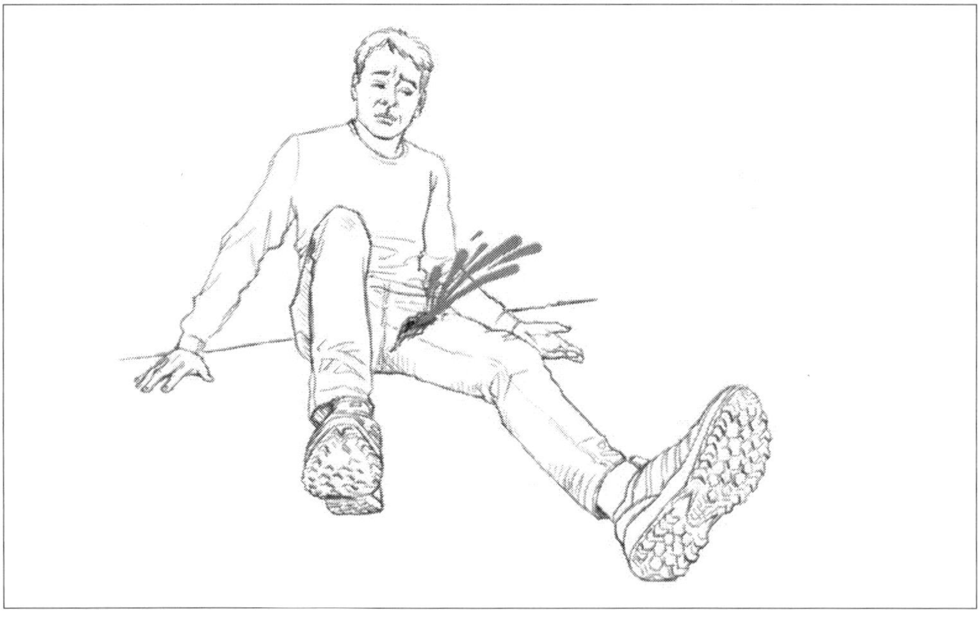

*1. Sangue che schizza in maniera intermittente e con un getto potente, e che si affievolisce con il trascorrere del tempo.*

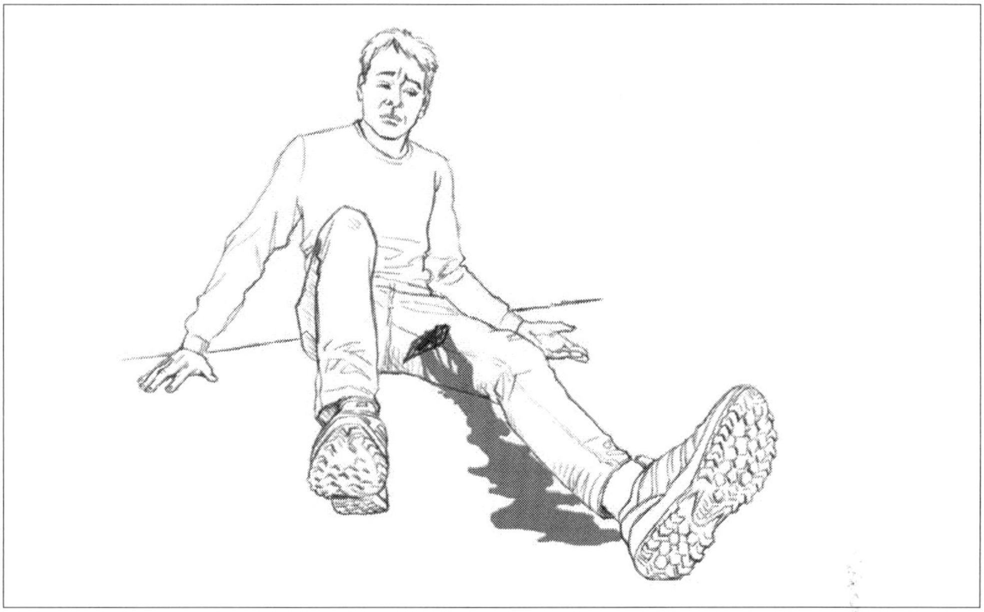

*2. Sangue che esce in maniera lenta e ininterrotta*

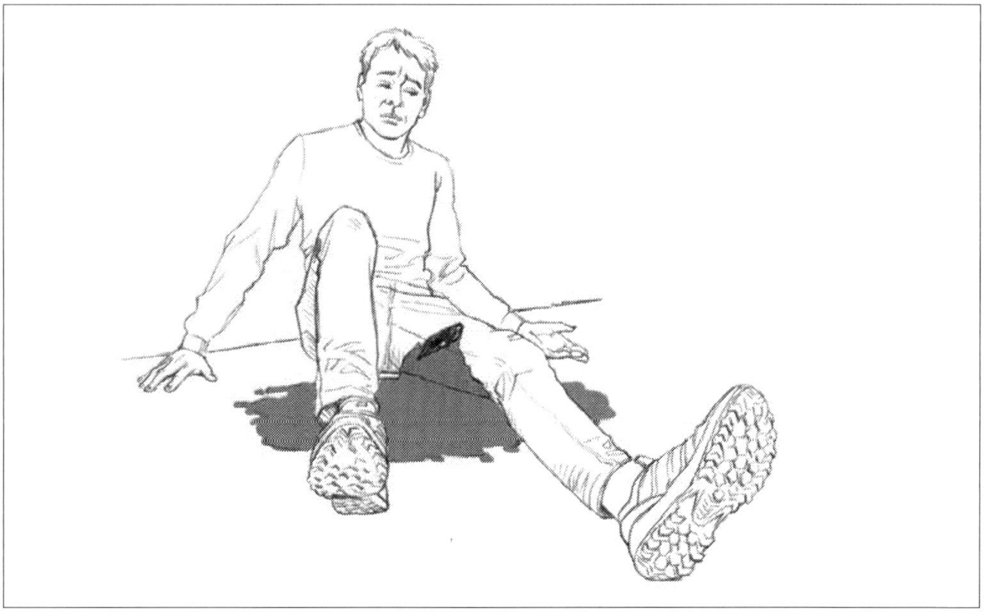

*3. Sangue che è presente sul terreno formando una chiazza.*

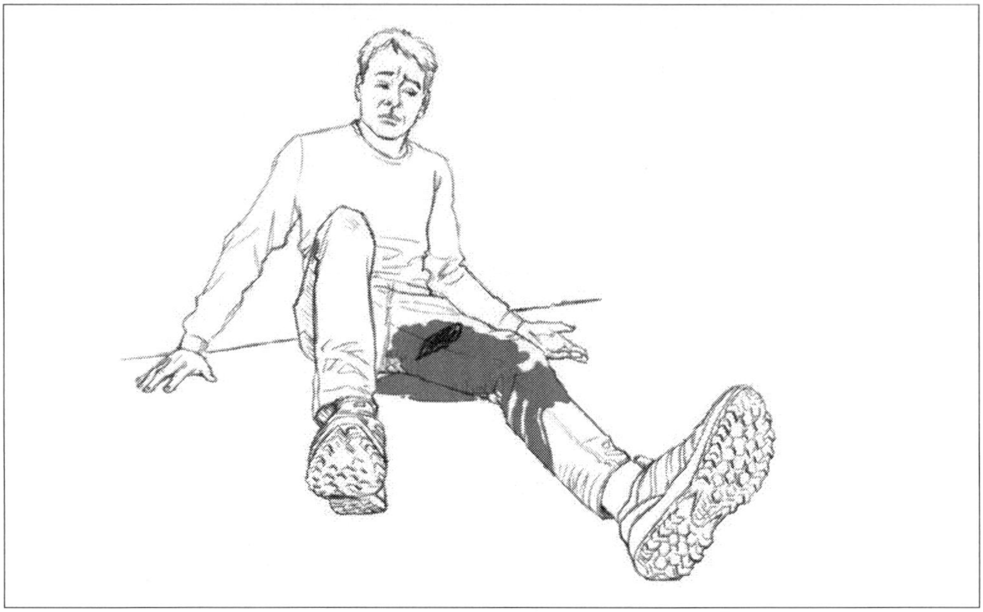

*4. Sangue che ha intriso abbondantemente gli indumenti del ferito.*

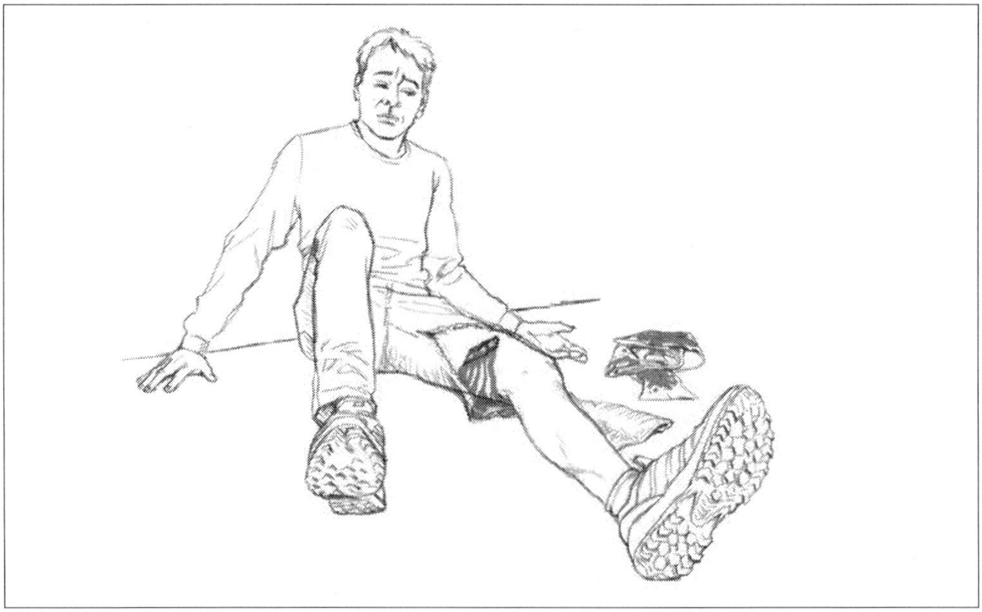

*5. Fasciature o bendaggi intrisi di sangue in prossimità del ferito.*

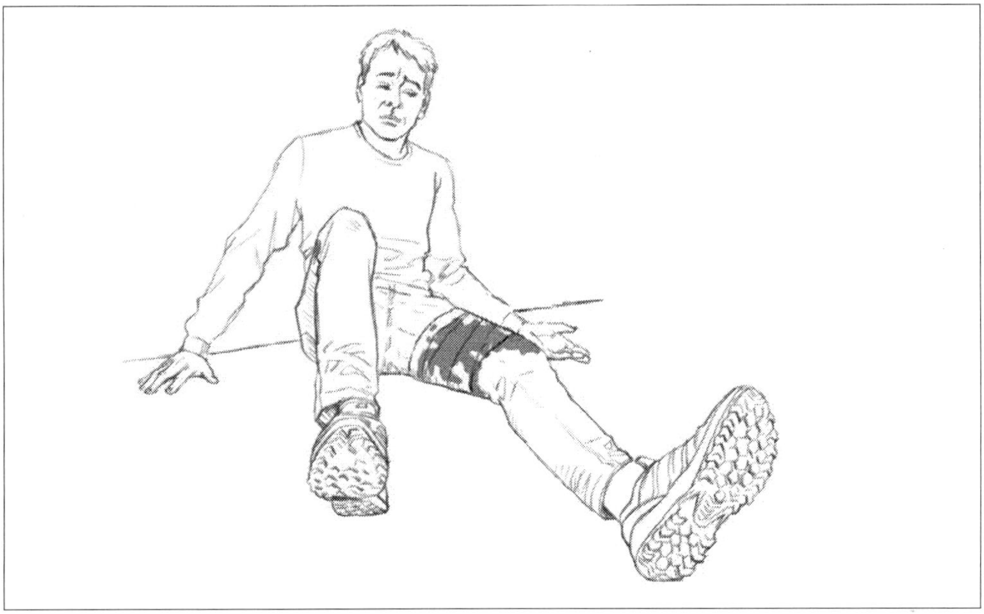

*6. Sangue che ha intriso completamente le fasciature o i bendaggi posti sulla ferita.*

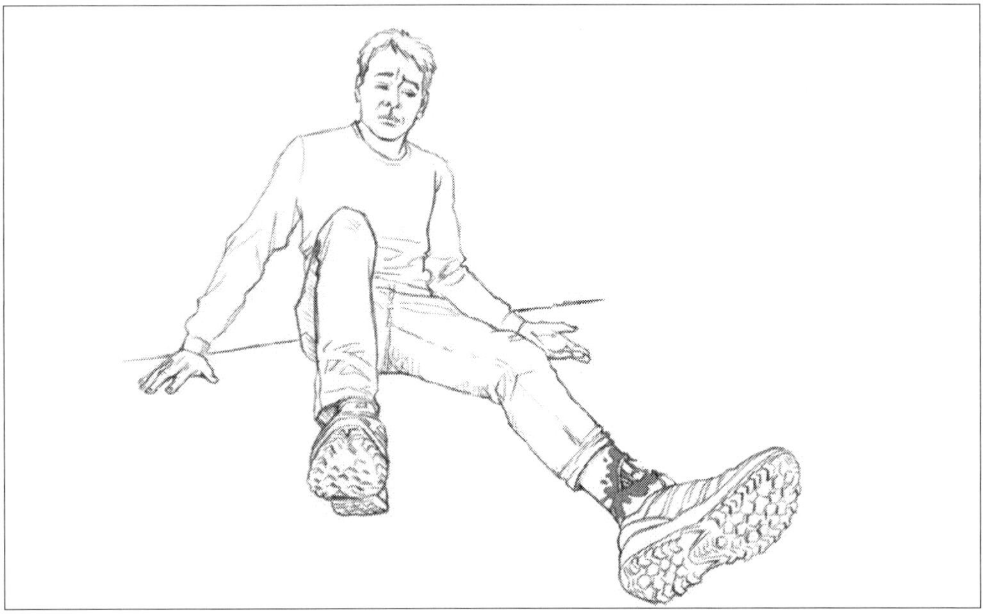

*7. Perdita parziale o totale di un arto.*

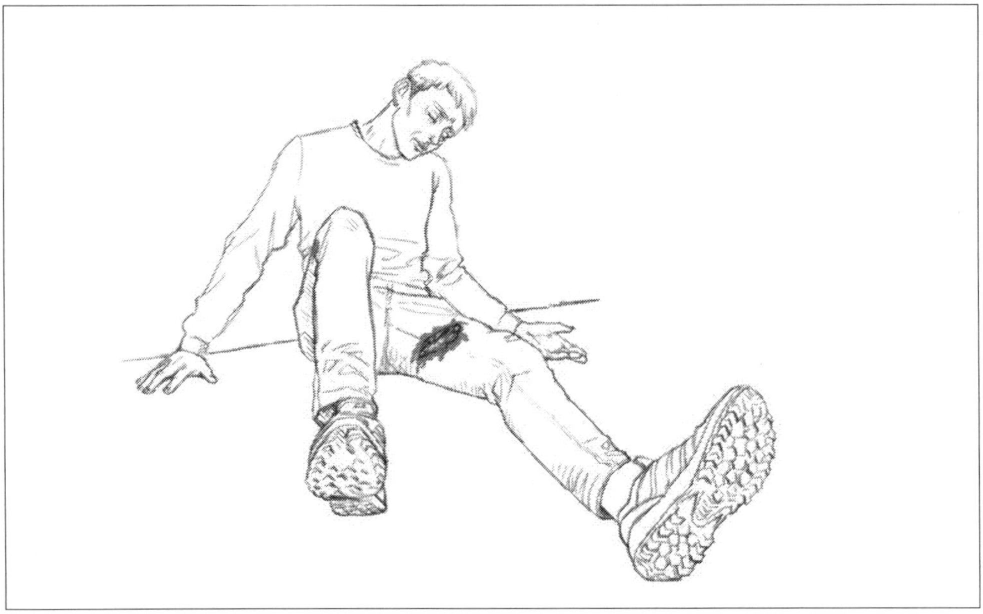

*8. Stato confusionale o stato incosciente del ferito riconducibile a una perdita abbondante di sangue altrove.*

È importante evidenziare che lo sversamento di una quantità ridotta di sangue che è visibile da parte del soccorritore sopraggiunto, addosso al ferito o a terra in prossimità del ferito, se il soccorritore non era presente al momento del ferimento e del sanguinamento, non è segno che non ci si trovi comunque davanti a un'emorragia massiva in quanto potrebbe essersi verificato un dissanguamento in precedenza e altrove.

Per le stesse motivazioni non va sottovalutato un sanguinamento continuo che si presenti al momento però ridotto.

Si rimanda a quanto già evidenziato in ordine alle conseguenze dirette, indirette e alle alterazioni psico-fisiologiche conseguenti alla perdita di significativi volumi di sangue, per ribadire e far comprendere come l'identificazione del dissanguamento debba essere precoce, immediata e tempestiva per poter garantire un efficace arresto dell'emorragia massiva, innalzando le probabilità di salvare il ferito.

Anche le circostanze e il tipo di evento che si è verificato possono aiutare il soccorritore a ipotizzare che si sia in presenza di un'emorragia massiva, conseguente a uno o più traumi: un incidente stradale, un'esplosione, una caduta traumatica, un conflitto a fuoco.

Determinare che vi è un'emorragia severa vorrà dire prendere atto che quel ferito, se non verrà prontamente ed efficacemente soccorso, perderà la vita, e che solo il nostro intervento in quel preciso momento sarà in grado di salvarlo.

Quindi, una volta identificata la presenza di un'emorragia massiva, si passerà alla fase successiva arrestando l'emorragia.

## Riepilogando

1. Cerca la presenza di ferite o di tracce di sangue sulla persona;
2. Non fermarti a una sola emorragia massiva rintracciata, ma continua a cercarne altre;
3. Esponi l'emorragia per esaminare le caratteristiche che la contraddistinguono;
4. Valuta se si è in presenza di un'emorragia massiva.

## COMPRESS: EFFETTUARE LA COMPRESSIONE

*I problemi più complessi hanno soluzioni semplici.*

Oscar Wide

*COMPRESS*, effettuare la compressione dell'emorragia, a seconda della posizione della ferita emorragica, consiste nel comprimere direttamente la ferita emorragica usando le mani o nell'esercitare una compressione perimetrale dell'arto a monte della ferita emorragica utilizzando il *tourniquet*, per arrestare l'emorragia massiva in atto.

Le emorragie massive, che mettono a repentaglio la vita, su cui si è in grado di intervenire efficacemente in emergenza e in ambiente *extra* ospedaliero, sono quelle localizzate su specifiche porzioni del corpo umano, aree interessate dalla presenza di vasi sanguigni con un calibro significativo.

Stiamo parlando di ferite che interesseranno:

- gli arti superiori (braccia) e gli arti inferiori (gambe);
- le aree giunzionali del busto:
  - l'area del collo;
  - l'area delle ascelle;
  - l'area dell'inguine.

Tali ferite emorragiche, se non trattate tempestivamente e adeguatamente, provocano percentualmente un significativo numero di decessi, soprattutto quelle che interessano le braccia e le gambe.

Diversamente, le emorragie massive che interesseranno la testa e il busto possono essere trattate solo in una struttura ospedaliera e da personale medico specializzato, pertanto non sono oggetto di questo Manuale.

### *Dove e come esercitare la compressione*

Le possibili modalità di intervento indicate dal corso sul *BCon* dell'*ACS* per arrestare un'emorragia massiva sono stabilite in ragione dei segmenti corporei in cui è localizzata l'emorragia severa, in particolare:

- Le emorragie massive che interessano gli arti superiori e gli arti inferiori devono essere trattate primariamente con l'utilizzo del *tourniquet* e, secondariamente, se non è disponibile il *tourniquet*, tramite la compressione diretta sull'emorragia massiva con le mani.

Il soccorritore posizionerà il *tourniquet* intorno all'arto, a monte dell'emorragia massiva, a una distanza di cm 5-8 circa (2-3 *inches*) dall'emorragia e provvederà a stringerlo fino ad arrestare la fuoriuscita del sangue.

In assenza del *tourniquet* si eserciterà una compressione diretta sull'emorragia massiva utilizzando le mani sovrapposte, avendo eseguito precedentemente la copertura o la zaffatura, se necessaria, dell'emorragia fino ad arrestare la fuoriuscita del sangue.

• Le emorragie massive che interessano l'area del collo, l'area delle ascelle e l'area dell'inguine devono essere trattate esercitando la compressione diretta sull'emorragia con le mani, avendo eseguito precedentemente la copertura o la zaffatura, se necessaria, dell'emorragia fino ad arrestare la fuoriuscita del sangue.

Il soccorritore coprirà o zafferà, se necessario, l'emorragia massiva con garze, bendaggi o materiali di fortuna possibilmnte puliti, e provvederà a comprimere l'emorragia con le mani sovrapposte, per arrestare la fuoriuscita del sangue fino all'arrivo dei soccorsi sanitari specializzati.

• Le emorragie che interessano la testa e il busto invece non possono essere trattate in ambito *extra* ospedaliero, se non in determinate circostanze ed eventualmente da personale con competenze sanitarie avanzate, specificatamente preparato e provvisto di determinati dispositivi medici. Tali ferite emorragiche dovranno quindi essere trattate presso una struttura idonea e il ferito dovrà essere trasportato in ospedale tempestivamente.

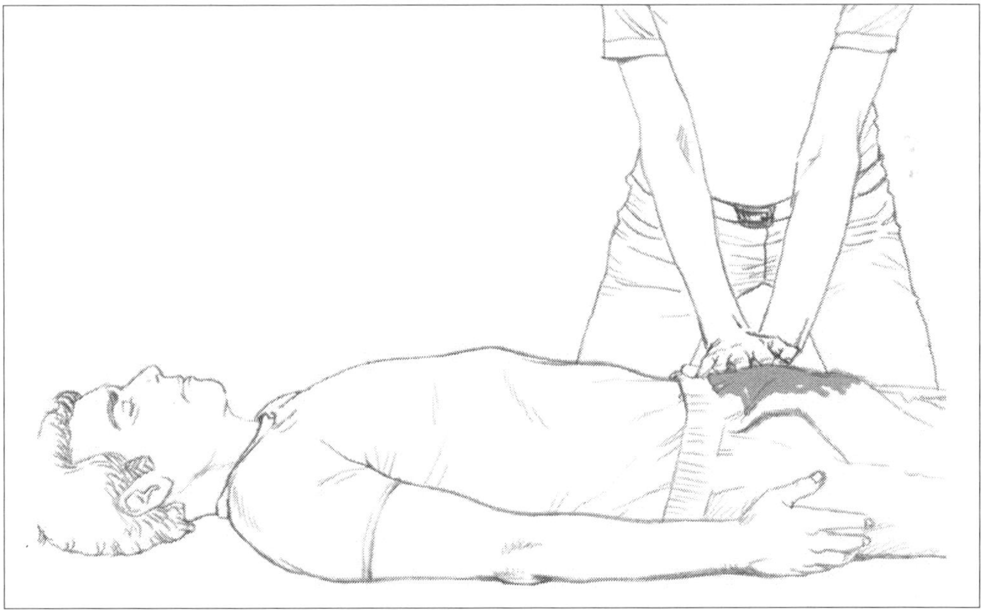

*Il soccorritore comprime un'emorragia in corrispondenza dell'inguine.*

Se si dovesse avere a che fare con un'emorragia massiva alla testa o al busto, quest'ultima sarà direttamente associata a un'emorragia interna sulla quale non si è in grado di intervenire. Il soccorritore non potrà fare altro che rimanere in attesa dell'arrivo dei soccorsi sanitari, eventualmente provando a comprimere l'emorragia per tentare di contenere la fuoriuscita di sangue, con margini di successo in questo caso limitatissimi.

Il pneumotorace, conseguente a una ferita traumatica al torace, fa eccezione e verrà trattato successivamente come caso particolare.

### *Le caratteristiche di una compressione efficace: Concentrata, Costante e Continua (CoCoCo)*

La compressione da esercitare per arrestare un'emorragia massiva, indistintamente se si utilizzeranno le mani e il *tourniquet*, per essere efficace dovrà essere impressa con forza così da contrastare la pressione la quale determina la fuoriuscita del sangue dalla sua sede attraverso la ferita.

La compressione, in particolare, dovrà essere esercitata in maniera concentrata, costante e continua.

Il soccorritore eserciterà la compressione con forza e in maniera Concentrata, Costante e Continua (CoCoCo) per arrestare l'emorragia massiva e non interromperà tale attività fino al sopraggiungere dei soccorsi dell'ES.

• Concentrata: la compressione sarà esercitata in maniera mirata e precisa sempre sullo stesso punto dov'è localizzata l'emorragia, fino all'arrivo dei soccorsi avanzati:

1. utilizzando il *tourniquet*: applicato a monte dell'emorragia massiva, a una distanza di cm 5-8 circa (2-3 *inches*) dall'emorragia;
2. utilizzando le mani: applicate posizionando il palmo di una delle due mani sovrapposte sulla fonte dell'emorragia.

• Costante: la compressione sarà esercitata mantenendo sempre inalterata, ferma e stabile la stessa compressione sull'emorragia fino all'arrivo dei soccorsi avanzati:

1. utilizzando il *tourniquet*: senza mai stringere o allentare il *tourniquet* una volta che sarà stato posizionato e stretto intorno all'arto fino all'arresto dell'emorragia, solo in caso di riattivazione dell'emorragia, si provvederà a stringere nuovamente il *tourniquet* girando ulteriormente il verricello fino all'arresto del sanguinamento;
2. utilizzando le mani: senza mai variare la forza esercitata sulla sorgente

dell'emorragia. Solo in caso di riattivazione dell'emorragia, si provvederà ad aumentare la forza e/o aggiungere ulteriori «tessuti» sulla ferita emorragica.

• Continua: la compressione sarà esercitata sempre in maniera continuativa e ininterrotta nel tempo fino all'arrivo dei soccorsi avanzati:

1. utilizzando il *tourniquet*: senza mai muoverlo o riposizionarlo una volta che sarà stato applicato e stretto intorno all'arto;
2. utilizzando le mani: senza mai spostare o muovere le mani dall'emorragia.

Applicare una compressione in maniera concentrata, costante e continua farà la differenza nel riuscire ad arrestare efficacemente un'emorragia massiva, amplificando le percentuali di successo della manovra.

È interessante evidenziare che nel corso dell'*ACS* non si ponga l'attenzione solo sulla forza da esercitare per esercitare la compressione, ma anche sulla «qualità» della compressione da esercitare, cioè sulle caratteristiche modali della compressione.

Pertanto per arrestare la fuoriuscita del sangue non sarà sufficiente comprimere la ferita emorragica utilizzando solo molta forza se quest'ultima non sarà applicata con la corretta tecnica.

Questa indicazione è un'ulteriore conferma di come tutti, se adeguatamente preparati, indipendentemente dal sesso e dall'età, possano divenire *first responder* in grado di arrestare un'emorragia massiva.

### *Stesse manovre per tutti*

Le manovre da compiere per arrestare un'emorragia severa sono le medesime a prescindere dall'età e dal sesso del ferito da soccorrere.

L'emorragia su un anziano, un adulto, un ragazzo, un bambino verrà sempre trattata indistintamente con l'impiego del *tourniquet* e con la compressione diretta sull'emorragia con le mani, previa copertura e zaffatura, se necessaria.

Lo stesso dicasi anche per soccorrere coloro che assumono farmaci anticoagulazione (quei farmaci cioè prescritti a pazienti in cui il sangue tende a coagularsi eccessivamente), con la conseguenza che per tali soggetti vi sarà una minore capacità di coagulazione e che il ferito emorragico tenderà a sanguinare maggiormente rispetto alla normalità.

Solo quando le dimensioni dell'arto su cui applicare il *tourniquet* saranno talmente ridotte rispetto al diametro del *tourniquet* da posizionare, ad esempio nel caso di bambini o ragazze particolarmente minute, o se si avrà a che fare con un neonato con un'emorragia massiva in corrispondenza dei punti giunzionali del busto, si potrà effettuare la compressione diretta sull'arto o sull'emorragia giunzionale, utilizzando in questi casi le dita o una sola mano per esercitare la compressione necessaria per arrestare l'emorragia.

### *Compressione degli arti con il tourniquet*

In presenza di un'emorragia severa su un braccio e su una gamba, e in presenza di un'amputazione parziale o totale di un arto, sarà sempre raccomandato come prima scelta l'utilizzo del *tourniquet* e solo in mancanza di questo si potrà ricorrere alla compressione diretta dell'emorragia massiva, sia che si tratti di prestare aiuto a un ferito e sia in autosoccorso.

Il *tourniquet*, al pari di altri dispositivi medici, come già evidenziato, richiede che l'operatore che lo utilizzerà ne conosca le caratteristiche, le parti che lo compongono e soprattutto acquisisca familiarità e dimestichezza nel suo impiego.

Un uso improvvisato ed effettuato senza le conoscenze esperienziali circa il corretto posizionamento, serraggio e fissaggio del *tourniquet* sull'arto lesionato ne potrà limitare l'efficacia e non garantirà l'arresto dell'emorragia massiva, e in alcuni casi potrebbe vanificarne il successo.

La relativa semplicità circa l'utilizzo del *tourniquet* non deve portarci a sottovalutare l'importanza di assimilarne le corrette manovre per l'impiego.

Talvolta vengono commessi, all'atto pratico, degli errori che determineranno inevitabilmente degli insuccessi, erroneamente attribuiti al *tourniquet* piuttosto che al suo scorretto, se non maldestro, impiego.

La fase di posizionamento e serraggio del *tourniquet* sull'arto viene spesso sottovalutata da parte dei soccorritori, data per scontata.

Tali criticità sono state riscontrate in varie occasioni in sede ospedaliera nel momento in cui il personale sanitario provvedeva alla rimozione di *tourniquet* che erano stati applicati sull'arto di un ferito.

Si è notato che spesso il *tourniquet* sia stato infilato intorno all'arto nel verso sbagliato e che non sia stato stretto efficacemente.

Anche *tutorial* e video sull'utilizzo del *tourniquet*, che ne valorizzano l'impiego in ambito di primo soccorso, non ne mostrano sempre il corretto posizionamento e serraggio.

Il primo errore, come evidenziato dalle attività addestrative e da indagini di settore, è quindi quello di posizionare il *tourniquet* intorno all'arto collocandolo con l'estremità libera rivolta, e poi trazionata innaturalmente, nel verso contrario rispetto al soggetto che deve tirare per stringere la fascia.

In pratica, anziché tirare l'estremità libera verso chi la traziona, la si tirerà innaturalmente nel verso contrario.

Il secondo errore, solitamente conseguenza diretta dell'errato posizionamento, consiste nel non stringere adeguatamente la fascia intorno all'arto e non verificare che la fascia sia ben aderente all'arto, rendendo conseguentemente inefficace o insufficiente girare successivamente il verricello.

Quando si tirerà la fascia per stringerla intorno all'arto, è importante che l'arto su cui sarà stato posizionato il *tourniquet* sia tenuto fermo, così da poterla serrare con forza e senza correre il rischio che, tirando la fascia, si sposti l'arto.

Si potrà tenere fermo l'arto bloccandolo con una mano o afferrare il *tourniquet* dal verricello mentre l'altra mano provvederà a tirare l'estremità libera della fascia.

Pertanto per l'utilizzo efficace del *tourniquet*:

1. si deve tirare l'estremità libera della fascia verso chi tira la fascia, così da trazionarla in maniera naturale e nel modo migliore per stringerla efficacemente intorno all'arto ferito;
2. si deve stringere molto forte la fascia intorno all'arto e assicurarsi che sia perfettamente aderente, avendo l'accortezza di tenere l'arto interessato fermo.

Solo successivamente sarà possibile girare il verricello così da renderne efficace l'azione di trazione meccanica, tale da garantire l'ulteriore serraggio della fascia e far sì che il sangue venga completamente bloccato a monte della ferita.

Diversamente, se la fascia non sarà stata stretta e lasciata lasca, l'azione di rotazione del verricello si rivelerà di fatto inefficace ai fini del serraggio circonferenziale.

Due sono le ragioni fondamentali per cui il sangue debba essere arrestato completamente:

- la prima, intuitiva, è che il sangue non continui a fuoriuscire dalla ferita, per le inevitabili conseguenze mortali che il dissanguamento comporterebbe;
- la seconda, altrettanto importante, è che se parte del sangue non sarà stato arginato dalla fascia, non sufficientemente stretta, vi potrà essere del deflusso sanguigno con la probabilità conseguente di sviluppare la sindrome compartimentale nell'arto interessato.

### *Utilizzo del tourniquet da parte di un soccorritore su un ferito e in autosoccorso*

Vengono di seguito illustrate quelle sequenze che caratterizzano il posizionamento del *tourniquet* sull'arto da parte di un soccorritore su un ferito e in autosoccorso.

• Intervento del soccorritore su un ferito:

Nel caso di intervento da parte di un soccorritore in aiuto a un ferito, quest'ultimo dovrà essere preferibilmente disteso a terra supino, con il soccorritore al suo fianco, posizionato in ginocchio in prossimità dell'arto disteso (braccio o gamba) su cui si dovrà applicare il *tourniquet*.

Diversamente, in determinate circostanze, il ferito potrà rimanere in piedi o essere seduto, con il soccorritore in piedi o piegato, vicino al suo fianco.

• Intervento in autosoccorso:

Nel caso in cui si operi in autosoccorso ci si dovrà sedere a terra, possibilmente appoggiando la schiena a un sostegno per aiutarsi a mantenere la posizione seduta (un muro, un albero, una macchina, etc) e con l'arto disteso.

Se l'emorragia avrà interessato gli arti superiori, il ferito che opererà in autosoccorso potrà rimanere inizialmente in piedi per posizionarsi il *tourniquet*, e quindi sedersi, ma è raccomandato che, se avrà riportato delle ferite emorragiche agli arti inferiori, si sieda immediatamente a terra.

In questa maniera il *tourniquet* potrà essere subito fissato sull'arto per arrestare l'emorragia e si potranno prevenire le possibili conseguenze determinate dall'indebolimento fisico provocato dal sangue perso, che potrà successivamente condurre anche alla perdita dei sensi da parte del ferito.

1. Nel caso di intervento del soccorritore in aiuto a un ferito, il *tourniquet* verrà posizionato sull'arto con l'estremità della fascia rivolta verso il soccorritore che eserciterà la trazione, così che il soccorritore lo possa tirare naturalmente ed efficacemente.

2. Nel caso di intervento in autosoccorso, il *tourniquet* verrà posizionato con l'estremità della fascia rivolta verso se stessi, così da poter esercitare la trazione verso di sé naturalmente ed efficacemente.

In entrambi i casi, di un soccorritore in aiuto a un ferito e di autosoccorso, è importante che l'arto su cui verrà applicato il *tourniquet* sia disteso ed esposto, possibilmente allineato al corpo.

L'arto disteso consentirà che la muscolatura sia rilassata, così che il *tourniquet*, una volta posizionato e bloccato intorno all'arto, serri correttamente i vasi sanguigni e non si allenti o possa spostarsi.

Al contrario l'arto tenuto piegato, o non completamene disteso, determinerà una contrazione della muscolatura dell'arto stesso ovvero una tonicità muscolare. Tale condizione impedirà o limiterà il corretto serraggio dei vasi sanguigni perché protetti e schermati dalle fasce muscolari contratte e che il *tourniquet* possa perdere aderenza o spostarsi qualora l'arto venga disteso successivamente.

Allineare l'arto al corpo eviterà che quest'ultimo possa essere d'intralcio

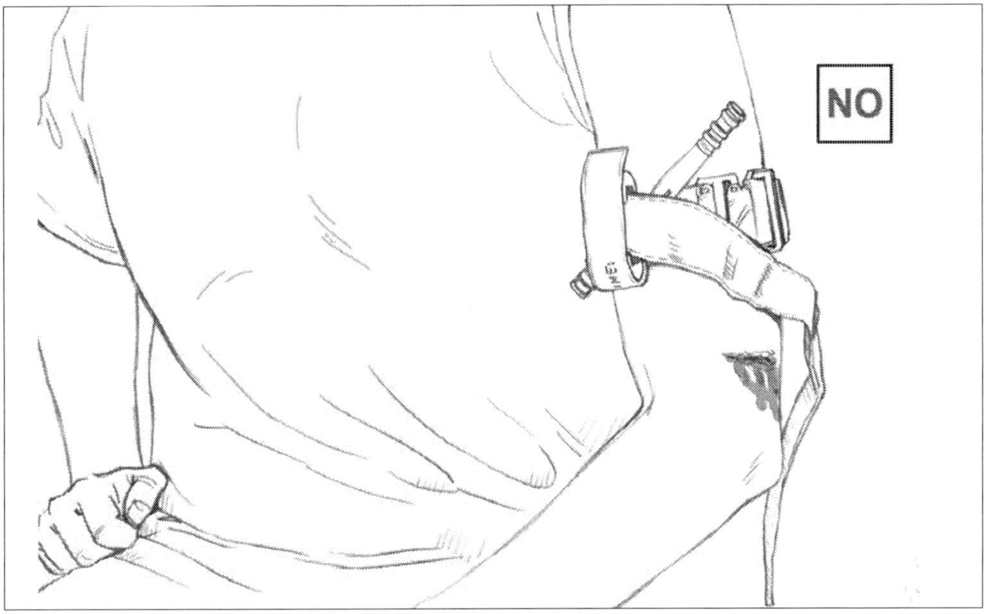


*Tourniquet posizionato erroneamente sull'arto che non è disteso.*

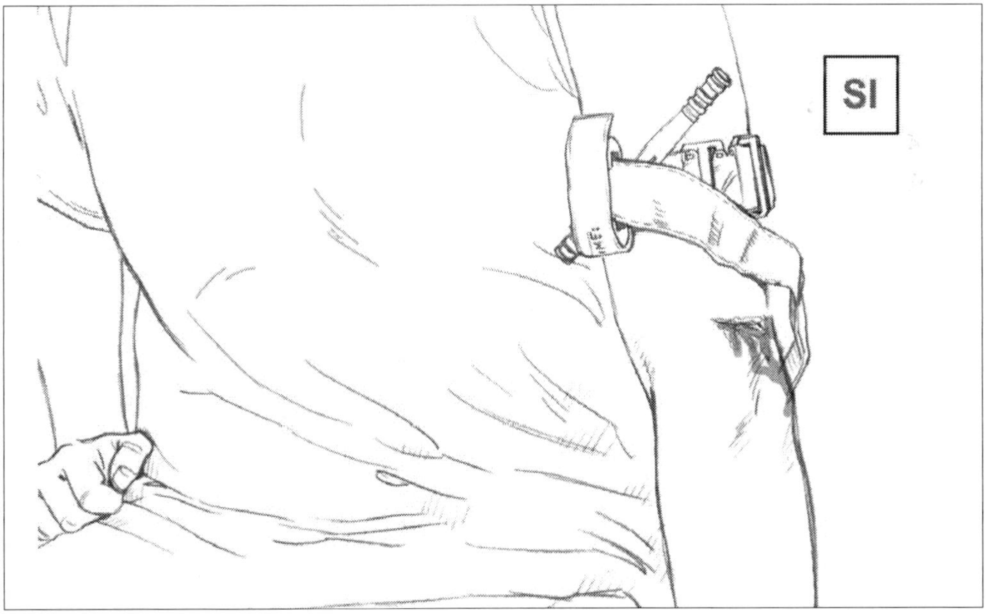


*Tourniquet posizionato correttamente sull'arto che è disteso.*

per l'attività del soccorritore in fase di intervento e che possa essere monitorato più facilmente nel prosieguo dell'attività di soccorso.

L'arto dovrà essere esposto, aprendo, rimuovendo o tagliando gli indumenti che lo coprono, così che una volta identificata l'emorragia massiva, si possano vedere la posizione e le caratteristiche della ferita, e quindi provvedere all'applicazione del *tourniquet* distanziandolo correttamente rispetto all'emorragia.

Qualora non sia stato possibile od opportuno esporre l'arto per identificare esattamente la ferita emorragica, perché il soccorso è stato prestato in condizioni estreme o in presenza di pericoli incombenti che avranno richiesto di agire senza tempi morti, il *tourniquet* potrà essere posizionato direttamente sopra gli indumenti stessi.

Se il *tourniquet* sarà posizionato senza esporre l'arto, nel dubbio su quale sia la posizione esatta dell'emorragia severa, il *tourniquet* andrà collocato in modo tale che sia sufficientemente in alto, sicuramente a monte della posizione della ferita emorragica. Il *tourniquet* dovrà essere posizionato stringendo forte la fascia e quindi girando il verricello con altrettanta forza fino all'interrompersi del sanguinamento.

Questo non vuol dire che il *tourniquet* possa essere collocato troppo distante dalla posizione presunta dell'emorragia massiva per non far correre al ferito il rischio di inutili conseguenze negative, quali, estremizzando, aumentare teoricamente la porzione di arto da amputare se si rendesse necessaria tale soluzione estrema.

In tutti i casi in cui si posizionerà il *tourniquet* sopra agli indumenti del ferito, sarà necessario verificare che tra lo stesso *tourniquet* e l'arto non vi siano degli oggetti interposti che potrebbero ostacolarne o impedirne una perfetta aderenza, e il successivo corretto serraggio all'arto per far sì che i vasi sanguigni interessati dall'emorragia possano essere completamente intercettati e arrestati. Pertanto in presenza di feriti che indossino uniformi o divise, quali operatori delle Forze dell'Ordine e delle Forze Armate, piuttosto che operai di Società di costruzioni, etc, che abbiano tasche lungo gli omerali della giacca o della camicia, bisognerà verificare che in corrispondenza di queste ultime non vi siano penne e altri oggetti che andranno prontamente rimossi.

Similarmente bisognerà verificare che all'interno delle tasche laterali dei pantaloni non vi siano oggetti quali telefoni cellulari, berretti, arnesi e cose simili che possano essere di ostacolo, rimuovendoli.

In particolare, intervenendo su personale delle FFO o delle FFAA, bisognerà porre attenzione a non posizionare erroneamente il *tourniquet* lungo le gambe su cosciali, foderi, etc. Solo in questa maniera potremo garantire il corretto serraggio del *tourniquet* che, se non impedito da corpi estranei, arresterà l'emorragia massiva.

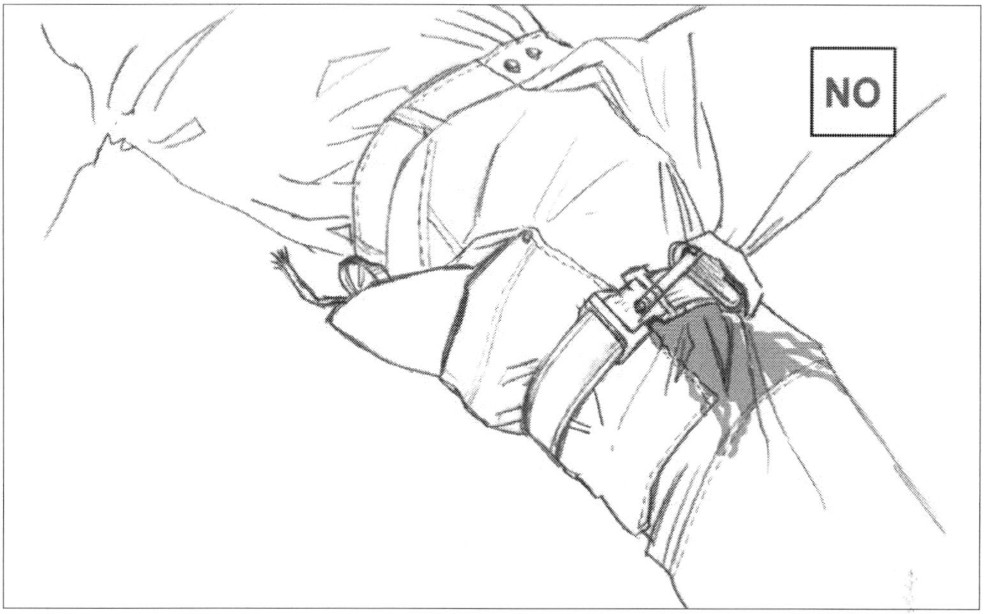


*Tourniquet posizionato erroneamente sopra una tasca che non è stata preventivamente svuotata.*

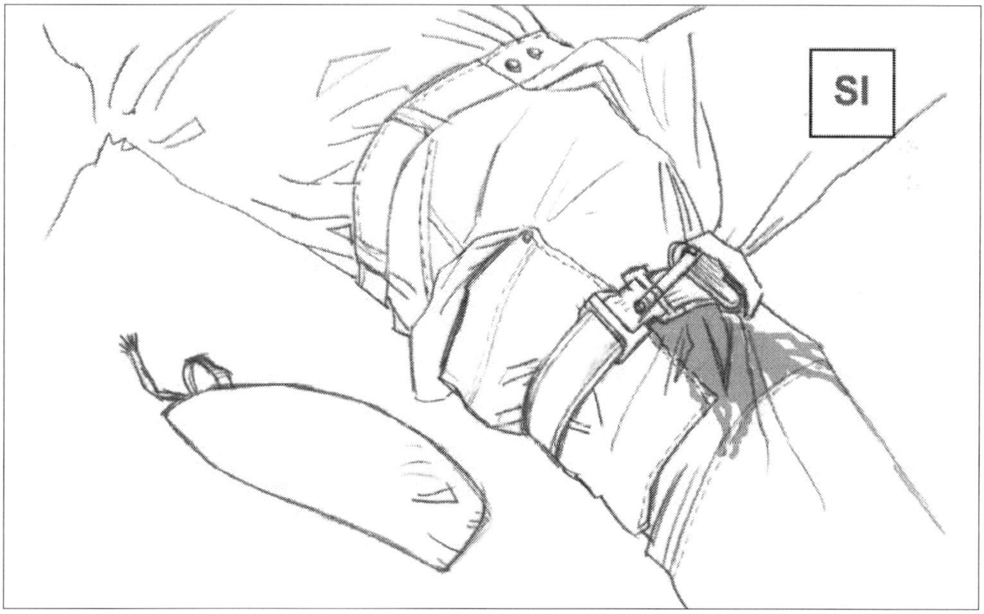


*Tourniquet posizionato correttamente sopra una tasca che è stata preventivamente svuotata.*

### *Come posizionare il tourniquet sul braccio e sulla gamba*

La tecnica per il corretto ed efficace posizionamento del *tourniquet* cambia a seconda che l'emorragia massiva interessi l'arto superiore o l'arto inferiore, indistintamente da parte di un soccorritore in aiuto a un ferito e in autosoccorso.

- Sul braccio il *tourniquet* deve essere posizionato infilandolo con la fascia già predisposta a bracciale, con un'ampiezza maggiore delle dimensioni del diametro del braccio, con il diametro di cm 20-25 circa.

Quindi si deve stringere la fascia tirando l'estremità libera come precedentemente descritto, facendo attenzione a non spostare il braccio ferito eseguendo l'operazione e verificando che la fascia sia aderente al braccio interessato dall'emorragia, diversamente vanificando l'azione della successiva rotazione del verricello.

- Sulla gamba il *tourniquet* deve essere posizionato con la fascia completamente srotolata, cioè sfilando l'estremità dalla fibbia-passante o sganciando l'eventuale gancio di chiusura della fascia, a seconda del modello di *tourniquet* utilizzato.

Quindi si deve avvolgere la fascia intorno alla gamba ferita e successivamente si deve rinfilare l'estremità libera della fascia nella fibbia-passante o riagganciare il gancio nella sua sede, a seconda del modello di *tourniquet* utilizzato.

Infine si deve stringere la fascia, facendo attenzione a non spostare la gamba ferita eseguendo l'operazione e verificando che la fascia sia aderente alla gamba interessata dall'emorragia, diversamente vanificando l'azione della successiva rotazione del verricello.

In presenza di una parziale o totale amputazione dell'arto inferiore o superiore, il *tourniquet* deve essere posizionato con la fascia completamente srotolata e tenuta aperta, come è previsto per gli arti inferiori, vale a dire sfilando l'estremità dalla fibbia-passante o sganciando il gancio di chiusura della fascia. Una volta che la fascia sarà stata avvolta intorno all'arto dove è presente la subamputazione o il moncherino, si deve rinfilare l'estremità libera della fascia nella fibbia-passante o riagganciare il gancio nella sua sede, a seconda del modello di *tourniquet* utilizzato.

Infine si deve stringere la fascia, facendo attenzione a non spostare l'arto ferito eseguendo tale operazione e verificando che la fascia sia ben aderente all'arto interessato dall'emorragia.

Tale procedura è ritenuta la più idonea perché infilare il *tourniquet* già predisposto a bracciale potrebbe interferire con la subamputazione o il moncherino, rendendo particolarmente difficoltoso il posizionamento del *tourniquet*.

Inoltre infilare il *tourniquet* predisposto a bracciale potrebbe determinare

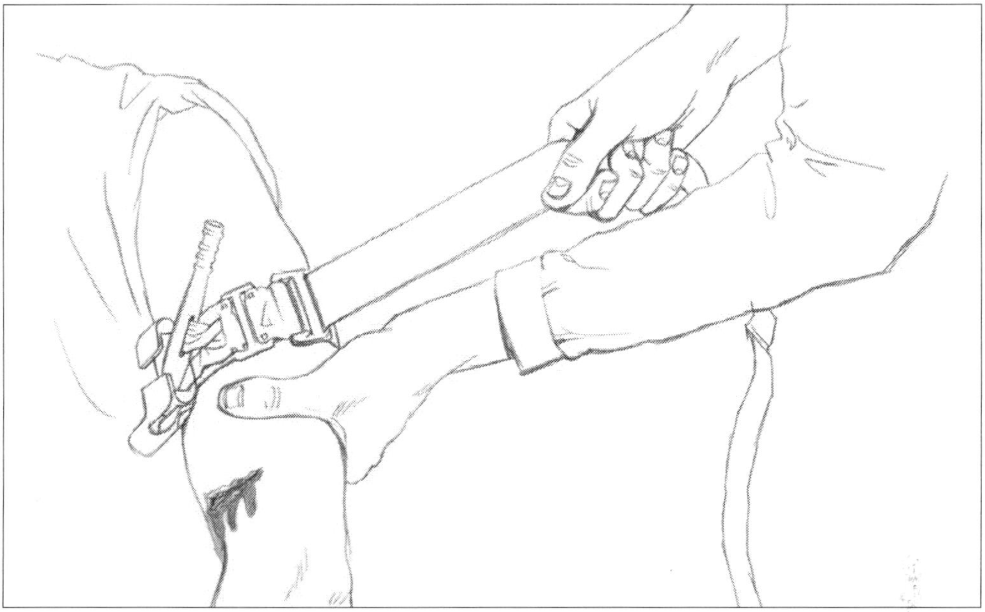

*Trazione corretta della fascia del tourniquet esercitata dal soccorritore che la tira verso di lui per stringerla.*

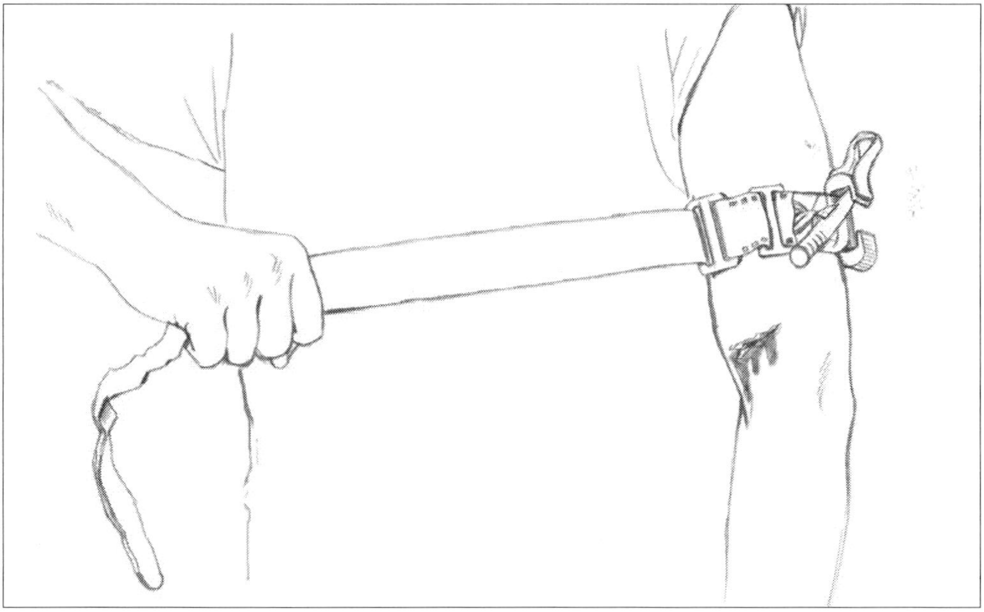

*Trazione corretta della fascia del tourniquet esercitata dal ferito, in autosoccorso, che la tira verso di lui per stringerla.*

che il tessuto della fascia si imbibisca di una grande quantità del sangue in ragione della gravità della lesione che si sta trattando.

L'estremità libera della fascia che andrà tirata deve essere rivolta e trazionata nel verso (orientamento) di chi tira l'estremità, sia che si tratti di un soccorritore che presta soccorso a un ferito e sia che si tratti di autosoccorso.

***Dove posizionare il tourniquet rispetto alla ferita***

Il *tourniquet*, una volta esposta e resa visibile la ferita emorragica presente sull'arto, andrà posizionato a monte dell'emorragia massiva, a una distanza di cm 5-8 circa (*2-3 inches*) dalla ferita sanguinante, così da poter correttamente intercettare e arrestare i vasi sanguigni che trasportano il torrente ematico.

Per stimare il corretto distanziamento del *tourniquet* dalla ferita «a occhio», quest'ultimo corrisponde a circa due volte la larghezza della fascia del *tourniquet* e a circa quattro dita tese della mano, dal mignolo all'indice.

È di primaria importanza che il *tourniquet* venga posizionato rispettando la distanza prevista dalle indicazioni dell'*ACS*.

Si evidenzia che, in presenza di una ferita emorragica su un arto in cui sia

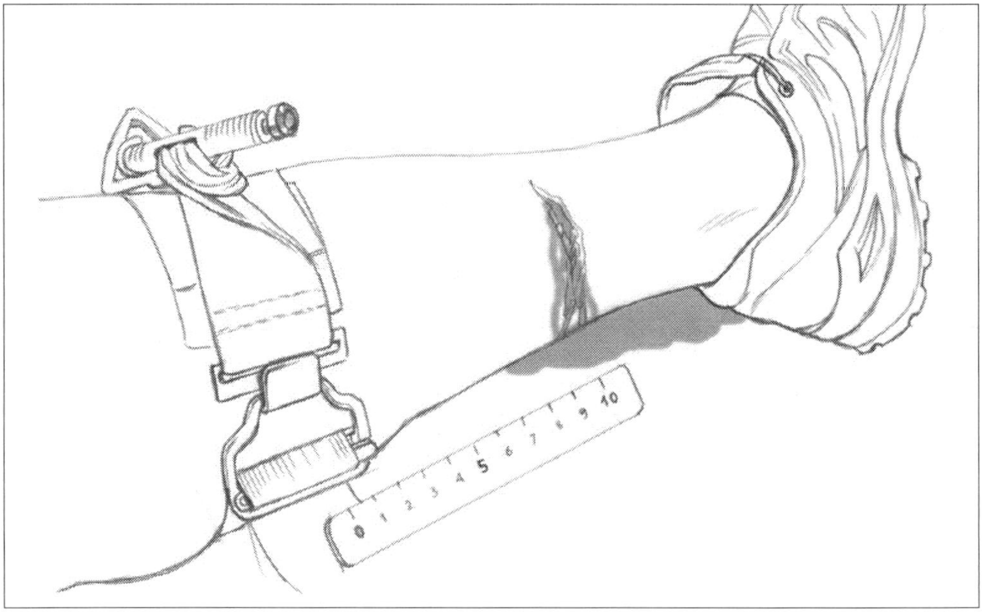


*Il tourniquet va posizionato ad una distanza dall'emorragia massiva di cm 5-8 circa (2-3 inches) dalla ferita sanguinante.*

stato reciso un vaso sanguigno, quest'ultimo possa contrarsi di qualche centimetro, motivo per cui il *tourniquet* sarà posizionato secondo la distanza sopra indicata, così che si abbia comunque la giusta tolleranza per poterlo intercettare.

Posizionare il *tourniquet* troppo vicino all'emorragia, rispetto a quanto raccomandato, in particolar modo in presenza di ferite profonde, ma soprattutto di amputazioni parziali o totali, determinerà un alto rischio che non sia saldamente fissato all'arto o al moncherino in quanto la forte pressione sanguigna (gittata) che andrà a generarsi in prossimità del *tourniquet,* per il conseguente ristagno ematico, potrà far spostare il *tourniquet* dalla sua posizione, con le gravi conseguenze che ciò comporterebbe.

Di contro, posizionare il *tourniquet* a una distanza eccessiva da un'emorragia, se non assolutamente necessario o indispensabile, determinerà il rischio che si possano venire a creare delle inutili ed estese alterazioni-ischemie dei tessuti lungo tutto il tratto dell'arto compreso tra il *tourniquet* e l'emorragia.

Nei casi in cui si avrà una ferita emorragica che non sarà possibile esporre per i più svariati motivi, il *tourniquet* potrà essere posizionato sugli indumenti, a monte dell'emorragia, così da avere la certezza di intercettare e bloccare l'asse vascolare dell'arto interessato.

Se la ferita emorragica è localizzata in aderenza di un'articolazione o su un'articolazione (caviglia, ginocchio, polso e gomito), la distanza di cm 5-8 circa (2-3 *inches*) dalla ferita senguinante, a monte dell'emorragia, prevista per il posizionamento del *tourniquet*, andrà misurata oltre l'articolazione interessata.

Infatti le articolazioni ossee, in ragione della loro conformazione e posizione rispetto al sistema circolatorio, impediscono o non garantiscono che i vasi sanguigni possano essere completamente intercettati o arrestati dall'azione restrittiva esercitata dal *tourniquet.*

Una volta posizionato il *tourniquet* intorno all'arto, si dovrà provvedere a stringerlo con forza e quindi a bloccarlo in questa posizione sull'arto.

L'esperienza ha dimostrato come i soccorritori con una limitata preparazione o esperienza compiano spesso l'errore di non stringere a sufficienza la fascia intorno all'arto e di non bloccarla adeguatamente stretta.

Essi contano erroneamente sulla successiva rotazione del verricello per stringere ulteriormente in maniera efficace la fascia intorno all'arto.

Non aver serrato precedentemente con forza la fascia del *tourniquet* intorno all'arto non garantirà l'efficacia della successiva trazione della fascia trasmessa dalla rotazione del verricello, poiché la mancata aderenza e tensione della fascia intorno all'arto depotenzia o addirittura vanifica l'azione di serraggio esercitata dalla rotazione del verricello sulla fascia e conseguentemente sull'arto.

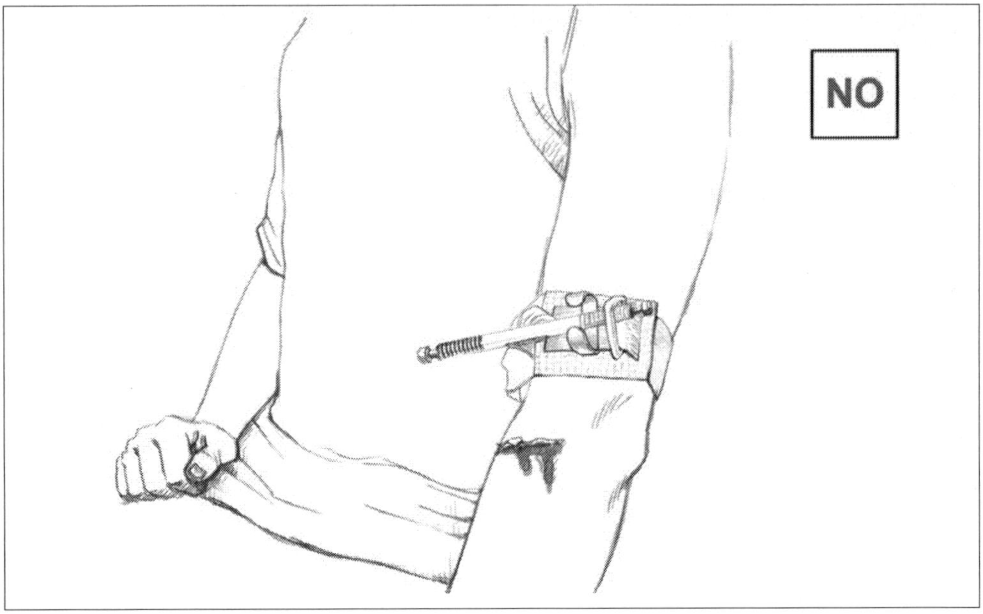


*Tourniquet posizionato erroneamente in prossimità dell'articolazione.*

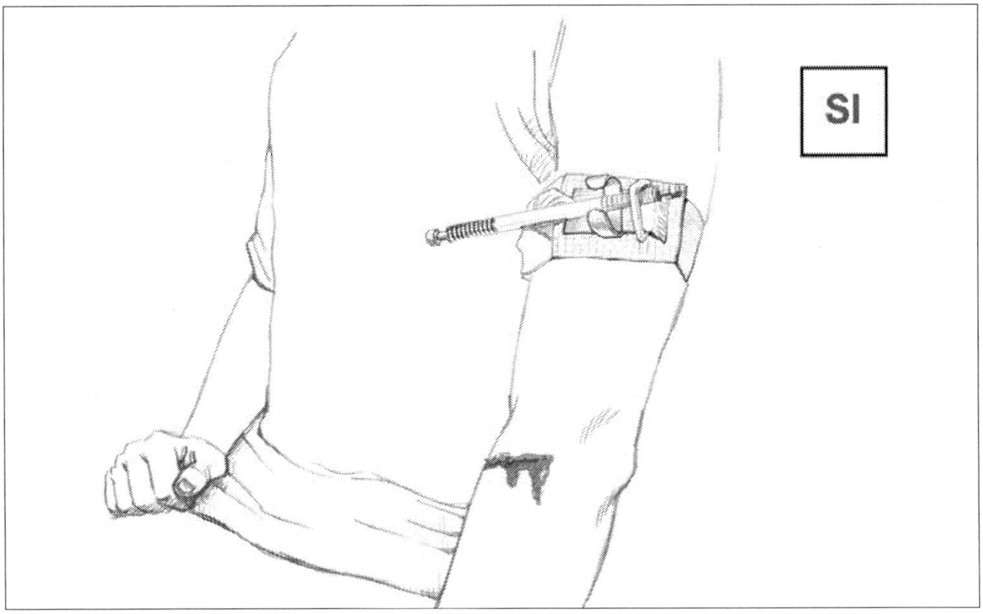


*Tourniquet posizionato correttamente distanziato dall'articolazione.*

***Come stringere e bloccare il tourniquet***

Per stringere adeguatamente la fascia del *tourniquet,* si raccomanda che una mano tenga saldamente fermo l'arto su cui è stato posizionato o di tenere il *tourniquet* stesso senza movimentare l'arto, e che l'altra mano tiri con forza l'estremità libera della fascia, bloccandola una volta che la fascia sarà stretta.

Al fine di verificare la corretta aderenza del *tourniquet* all'arto, si potrà eventualmente provare a inserire, tra il *tourniquet* e l'arto, due dita (medio e anulare) e, se si riuscirà in tale operazione, si dovrà stringere ulteriormente la fascia tirandone nuovamente l'estremità libera e bloccarla per assicurarne la perfetta aderenza all'arto.

Una volta che il *tourniquet* sarà stato stretto adeguatamente intorno all'arto, si potrà avviare l'azione di rotazione del verricello, girandolo su se stesso, indifferentemente in senso orario o in senso anti orario, per assicurare il serraggio risolutivo del *tourniquet* intorno all'arto.

Si continuerà a girare il verricello fino a che non si vedrà più la fuoriuscita del sangue e, solo allora, si sospenderà la rotazione del verricello, come del resto si agisce su qualsiasi rubinetto d'arresto a vite utilizzato per chiudere una conduttura, che viene girato fino a che non si arresterà completamente la fuoriusciva del liquido.

Il verricello, quando viene ruotato, agisce trasferendo la forza di torsione esercitata attraverso il suo collegamento alla fascia trasformandola in forza circonferenziale, in questa maniera viene ridotto il diametro della fascia e conseguenzialmente si comprime l'arto lungo tutta la sua circonferenza, arrestando l'emorragia massiva.

Il corso sul *BCon* dell'*ACS*, per rendere efficaci e accessibili a tutti le manovre da eseguire, non prevede di effettuare ulteriori verifiche per accertarsi che l'emorragia sia stata arrestata, oltre che vedere interrompersi il sanguinamento.

Pertanto non è previsto, ad esempio, di ricercare la presenza o l'assenza sull'arto lesionato, su cui è stato posizionato il *tourniquet,* dei «polsi» periferici: popliteo, tibiale, brachiale, etc (per polso si intende la percezione della pulsazione data dall'onda d'urto sistolica nell'arteria mediante la sua palpazione).

L'applicazione del *tourniquet* non esclude comunque che vi possa essere o meno la presenza di polso, il cui rilevamento o meno, tra l'altro di non facile percezione, non è un elemento determinante in quanto si vuole arrestare l'emorragia piuttosto che il flusso sanguigno dell'intero arto.

Arrestata l'emorragia, si provvederà a bloccare il verricello all'interno dell'apposito archetto o sistema di aggancio ed eventualmente a fissarlo utilizzando la fascetta con velcro o altro sistema di ritenzione eventualmente presenti, a seconda del modello di *tourniquet* utilizzato.

Infine, il soccorritore scriverà con un pennarello o una penna sopra la targhetta dell'orario presente sul *tourniquet*, a seconda del modello utilizzato, l'orario in cui è stato posizionato. Questa è un'attività fondamentale per la corretta successiva gestione del ferito da parte del personale sanitario che lo prenderà in carico per determinare da quanto tempo il *tourniquet* è stato posizionato intorno all'arto.

Qualora la targhetta dell'orario fosse inutilizzabile o assente, si scriverà l'orario direttamente sull'arto stesso del ferito.

Si ribadisce che una volta che il *tourniquet* sarà stato applicato, non dovrà essere più allentato, riposizionato o rimosso per nessuna ragione, se non presso la struttura ospedaliera in cui sarà ricoverato il ferito.

Se, nonostante ci si sarà attenuti alle sopra citate procedure per l'impiego del *tourniquet*, l'emorragia massiva si riattivasse, si dovrà stringere ulteriormente il *tourniquet* girando il verricello fino all'arresto del sanguinamento, senza spostarlo.

Una volta bloccata l'emorragia, si potrà eventualmente proteggere la ferita tramite l'impiego di garze, bende, fasce o materiali di fortuna.

È importante che non si copra mai, in alcun modo, il *tourniquet* che dovrà rimanere sempre visibile per non incorrere nel rischio che sia nascosto e che non ci si accorga che è stato posizionato su un arto.

Altresì è raccomandato che anche la ferita su cui si agisce non venga coperta e nascosta da indumenti, teli o altro per evitare che non ci si accorga che l'emorragia potrebbe malauguratamente essersi riattivata.

Risulta pertanto importante monitorare la fonte del sanguinamento anche quando sarà stata arrestata l'emorragia in quanto la pressione sanguigna del ferito, ripristinata ai valori normali, insieme ad altre cause, potrebbe riattivarla.

Nelle immagini successive vengono illustrate le sequenze delle distinte fasi che caratterizzano il posizionamento del *tourniquet,* su un braccio e su una gamba, così da apprezzarne visivamente le modalità.

Sono stati utilizzati due *tourniquet* «tipo», come campioni di riferimento, rispettivamente il *CAT* e il SOFTT-W, le cui caratteristiche e modalità di impiego sono state precedentemente illustrate in dettaglio, i quali presentando caratteristiche tecnico-funzionali accomunabili ai più diffusi modelli di *tourniquet* reperibili sul mercato, pertanto validi e utili per apprenderne l'impiego a prescindere dal modello specifico utilizzato.

## Sequenza del posizionamento del tourniquet su un braccio utilizzando il tourniquet CAT

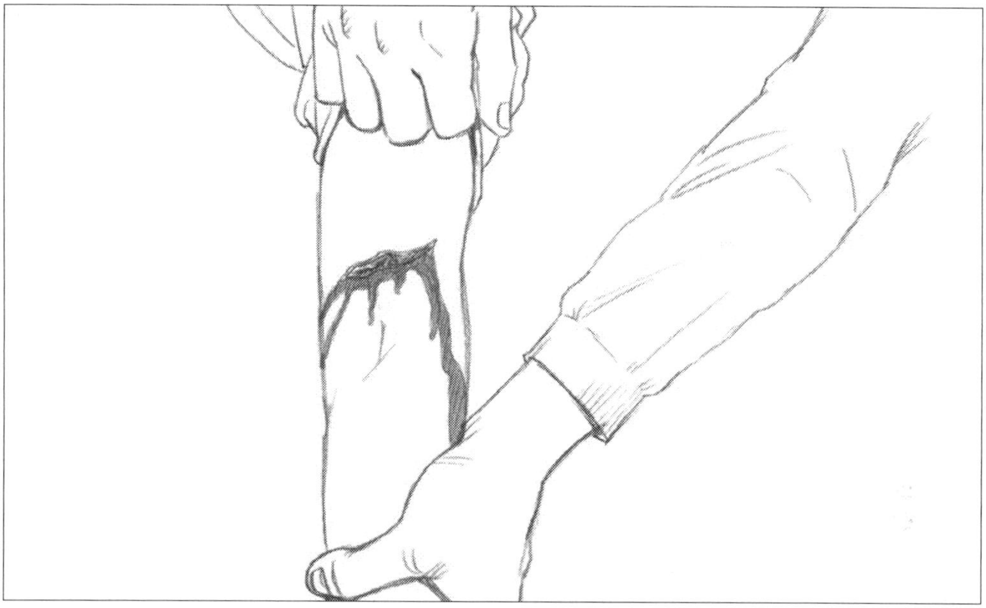

*Esporre il braccio per cercare la presenza di un'emorragia massiva.*

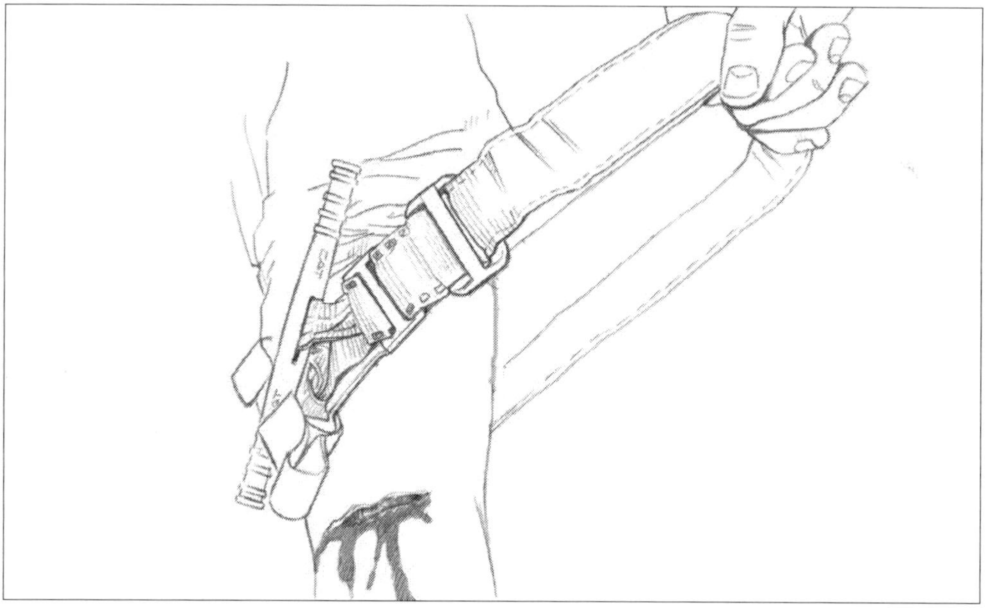

*Srotolare il tourniquet, con la fascia già predisposta a bracciale, e posizionare il tourniquet intorno al braccio a monte dell'emorragia massiva, ad una distanza di cm 5-8 circa (2-3 inches) dalla ferita senguinante.*

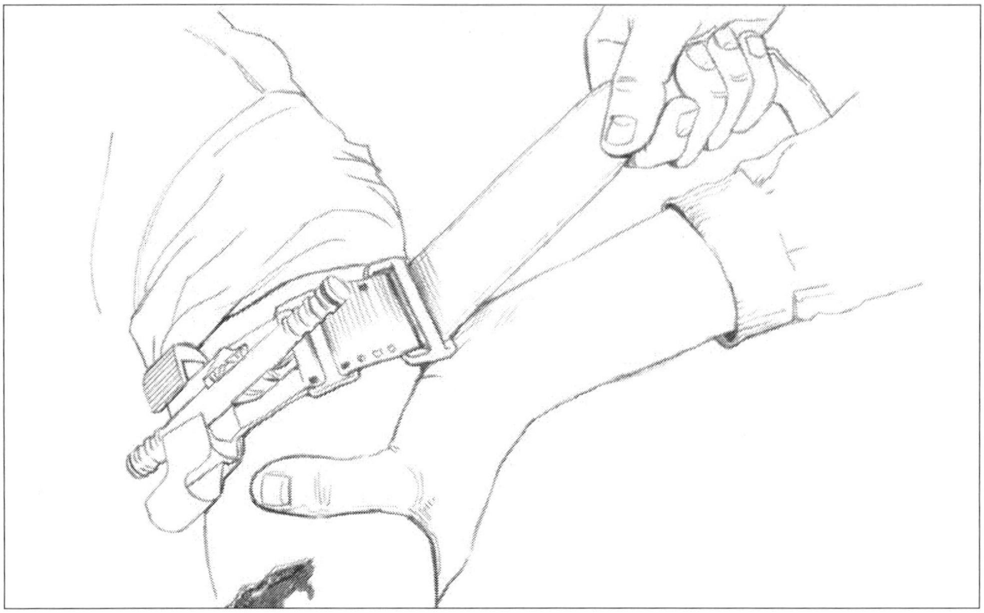

*Stringere con forza la fascia intorno al braccio tirando l'estremità libera e, una volta stretta, ripiegare l'estremità libera su se stessa facendo aderire il velcro presente sulla fascia e bloccarla.*

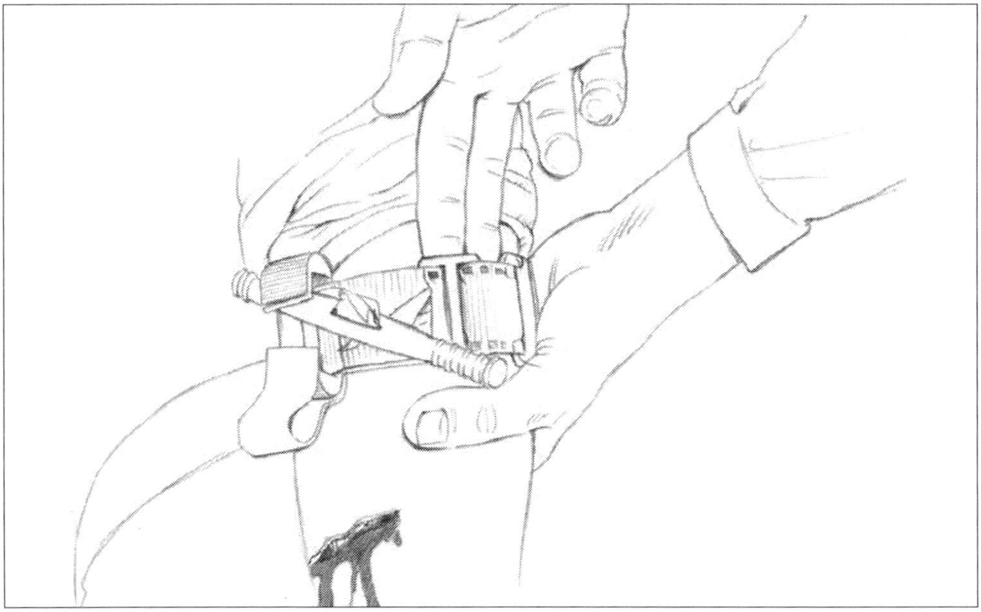

*Provare eventualmente ad inserire 2 dita tra la fascia e il braccio per verificare che sia ben stretta e aderente all'arto e, se necessario, stringerla ulteriormente tirando nuovamente l'estremità libera, ripiegarla e bloccarla.*

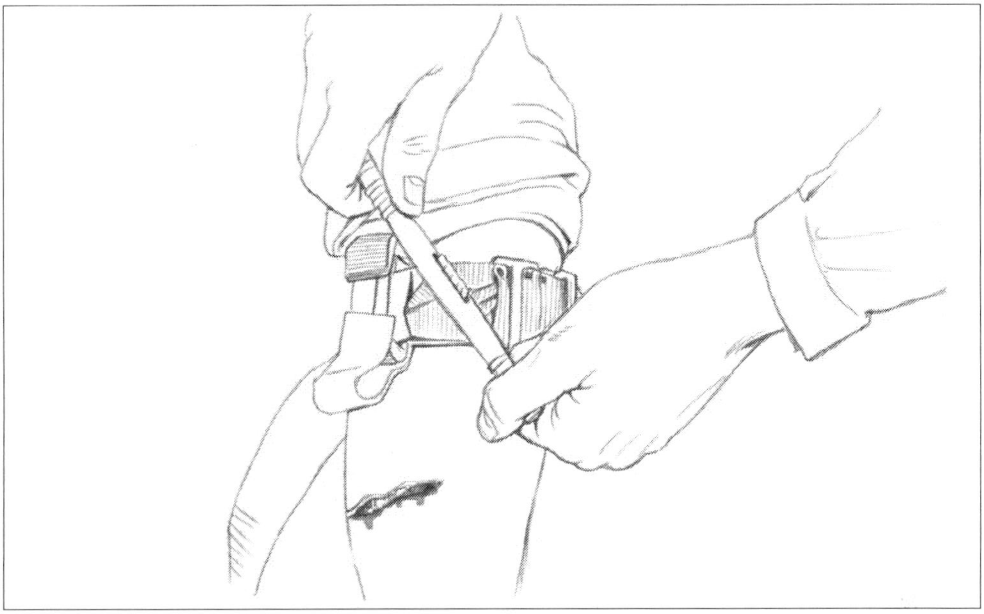

*Girare il verricello per stringere ulteriormente la fascia intorno al braccio fino a che non si arresterà completamente il sanguinamento.*

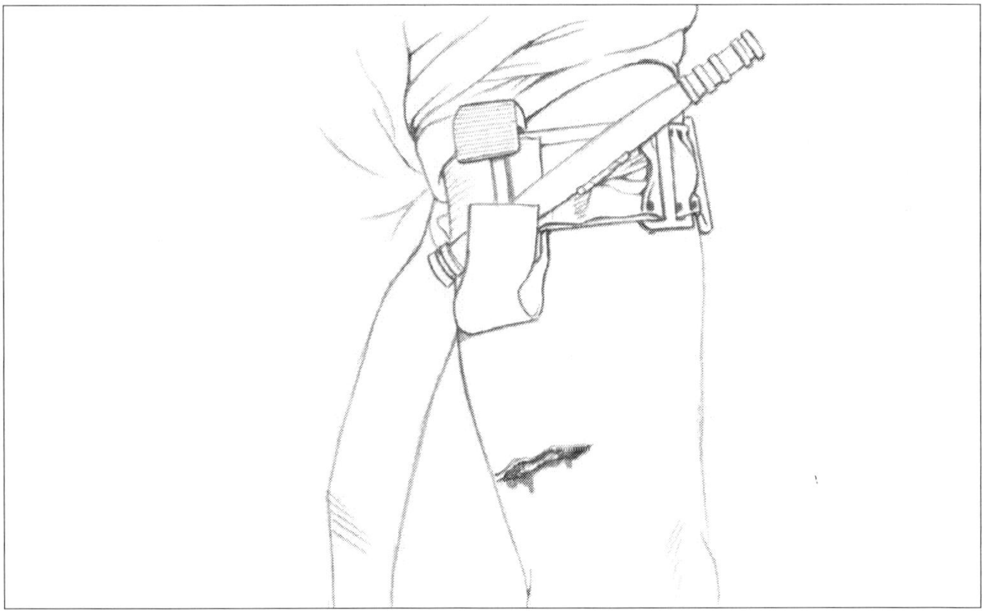

*Inserire il verricello all'interno dell'apposito archetto di blocco (clip).*

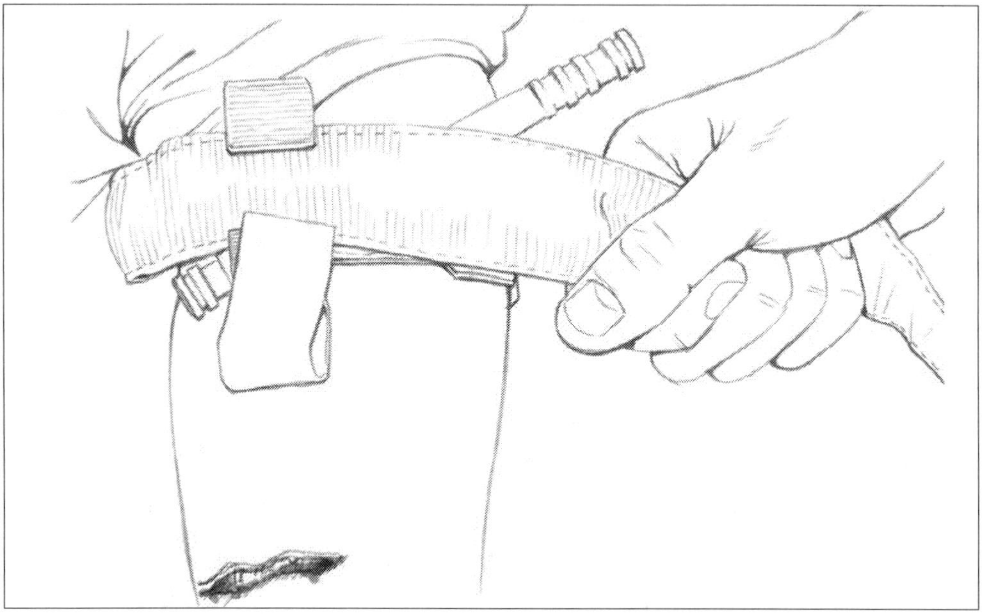

*Inserire l'estremità libera della fascia all'interno dell'archetto sovrapponendola al verricello e chiuderli entrambi con la fascetta dell'orario provvista di velcro.*

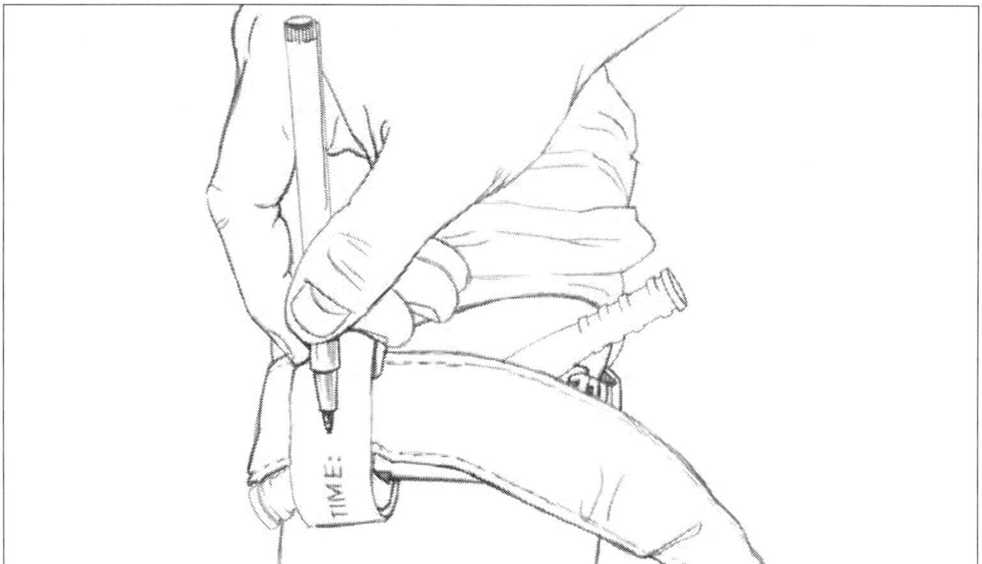


*Scrivere con una pennarello o una penna sulla fascetta l'orario in cui è stato applicato il tourniquet.*

## Sequenza del posizionamento del tourniquet su una gamba utilizzando il tourniquet SOFTT-W

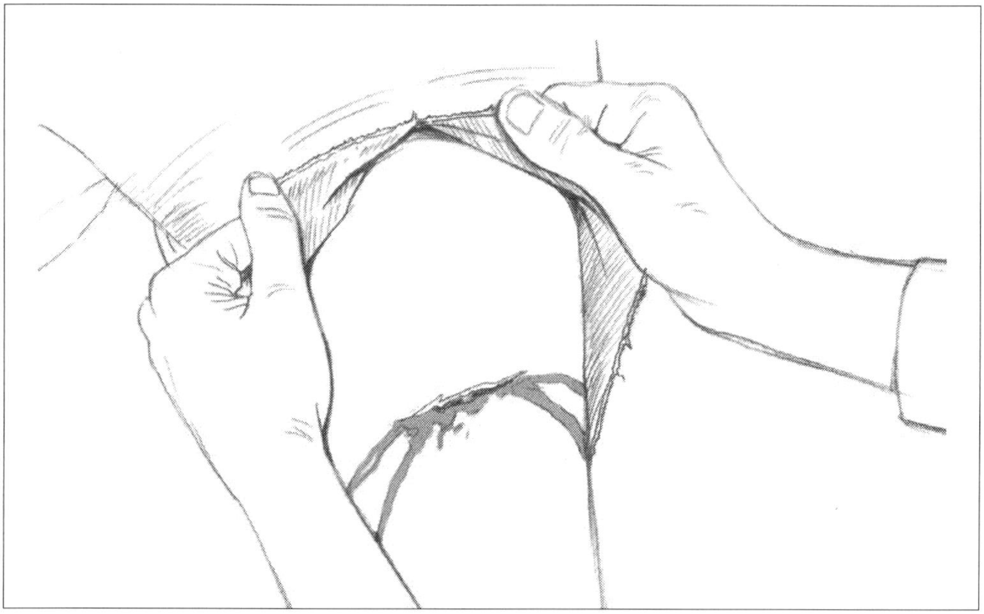

*Esporre la gamba per cercare la presenza di un'emorragia massiva.*

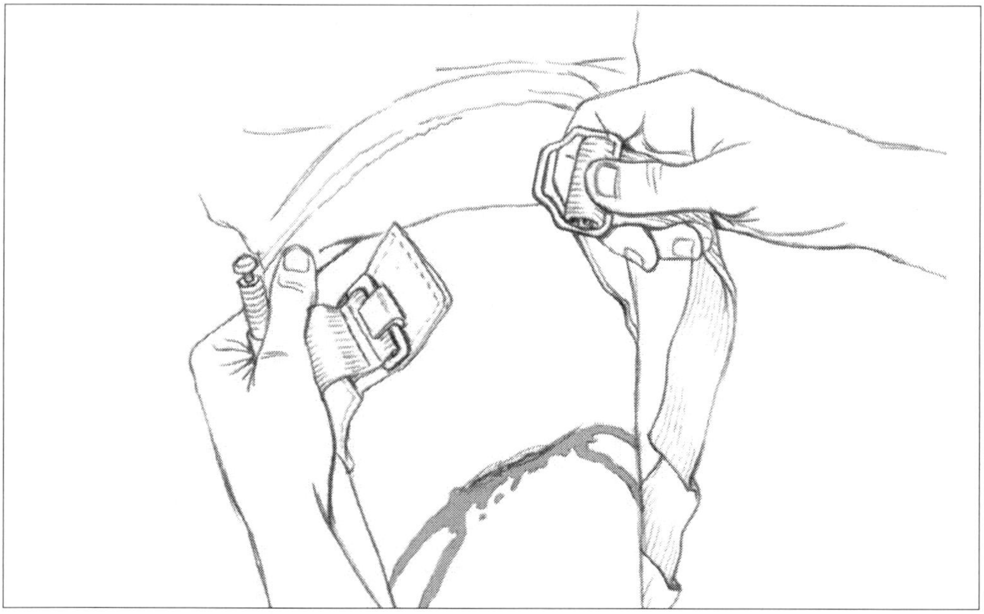

*Srotolare il tourniquet e aprire la fascia predisposta a bracciale sganciando il gancio dalla fibbia, sagomata per essere agganciata, e avvolgere la fascia intorno alla gamba.*

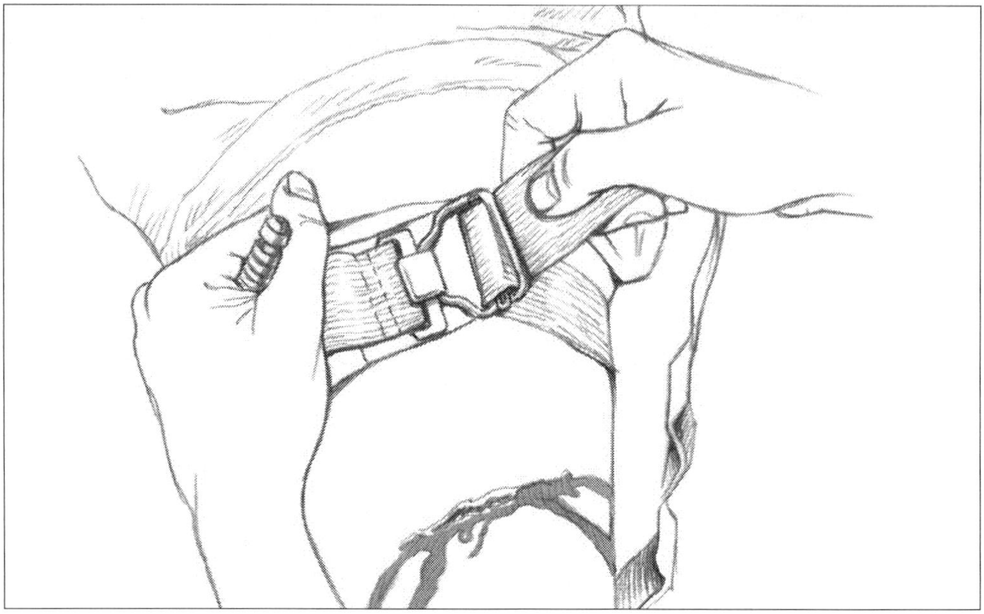

*Posizionare il tourniquet a monte dell'emorragia massiva, ad una distanza di cm 5-8 circa (2-3 inches) dalla ferita sanguinante, e riinserire il gancio nella fibbia.*

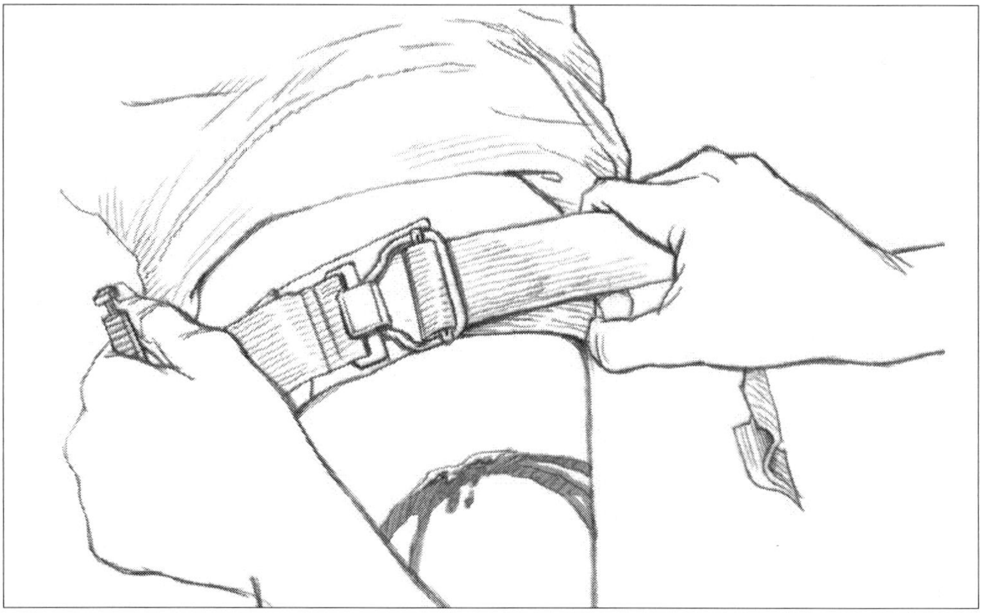

*Stringere con forza la fascia intorno alla gamba tirando l'estremità libera, fascia che verrà fissata dalla fibbia autobloccante.*

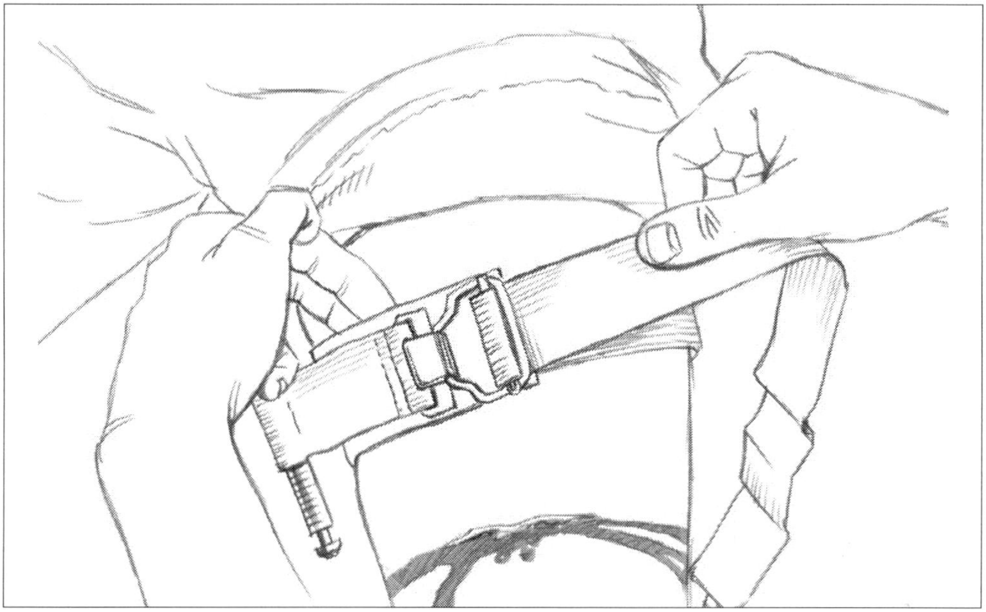

*Provare eventualmente ad inserire 2 dita tra la fascia e la gamba per verificare che la fascia sia ben stretta e aderente all'arto e, se necessario, stringerla ulteriormente tirando nuovamente l'estremità libera, che verrà fissata dalla fibbia autobloccante.*

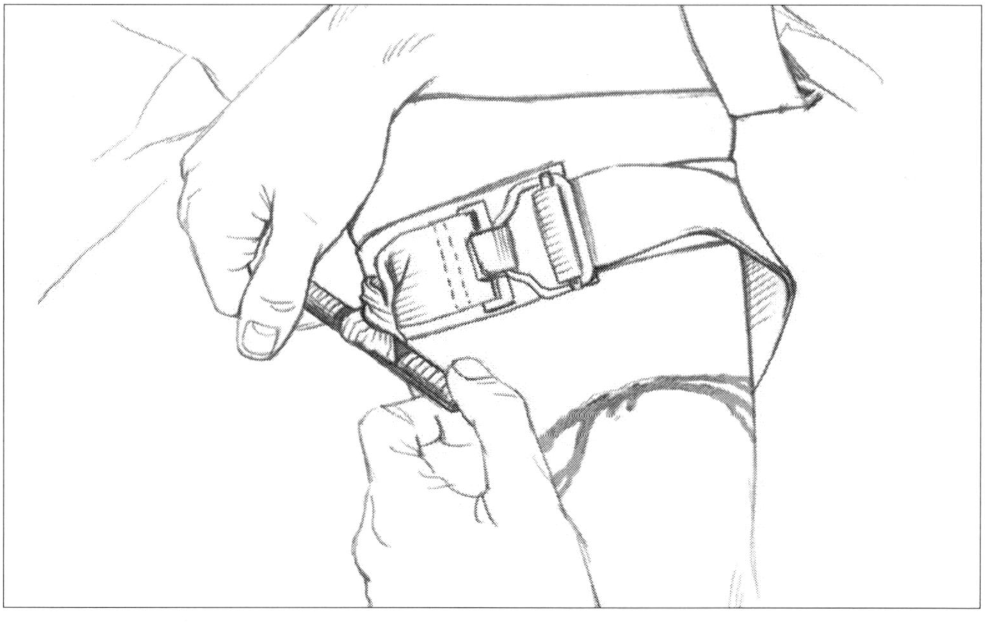

*Girare il verricello per stringere ulteriormente la fascia intorno alla gamba fino a che non si arresterà completamente il sanguinamento.*

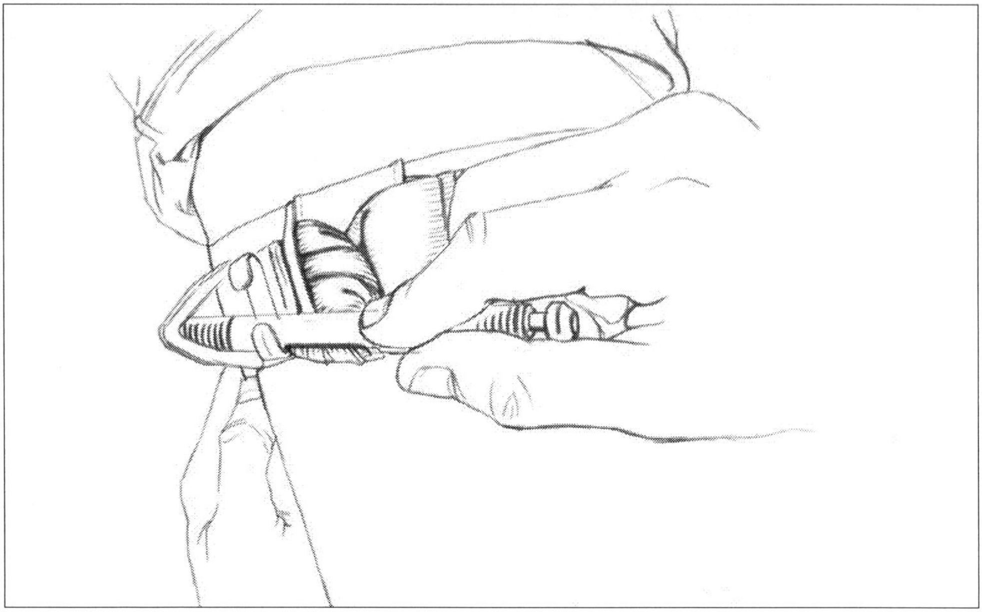

*Inserire inizialmente il verricello all'interno dell'archetto di pre bloccaggio (trac) e successivamente inserirlo nel triangolo di blocco (tri-ring).*

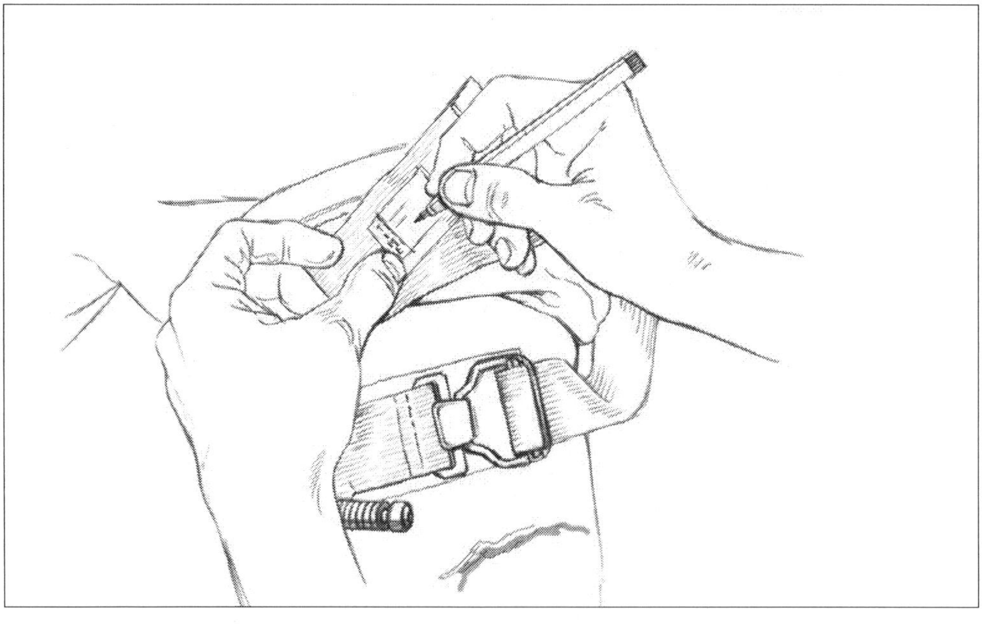

*Scrivere con un pennarello o una penna sull'etichetta apposita, cucita sulla fascia, l'orario in cui è stato applicato il tourniquet.*

### *Quando e come applicare il secondo tourniquet*

Se, una volta che sarà stato applicato il *tourniquet* su un arto, l'emorragia non si arresterà pur avendo girato il verricello il più possibile o ci si renderà conto che il *tourniquet* non è stato posizionato correttamente, è raccomandato l'utilizzo di un secondo *tourniquet*, se disponibile, in aggiunta e a monte del primo. Se il secondo *tourniquet* non è disponibile, si applicherà la compressione diretta con le mani sull'emorragia massiva secondo le modalità previste, in seguito riportate in dettaglio, senza rimuovere il *tourniquet* già posizionato.

Gli studi intrapresi e l'esperienza sul campo hanno dimostrato che in alcune circostanze, in ragione della posizione dell'emorragia, in presenza di soggetti obesi e per cause contingenti, l'impiego di un solo *tourniquet* non è in grado di arrestare efficacemente il sanguinamento, raccomandandone l'utilizzo di un secondo in aggiunta al primo già impiegato.

Il secondo *tourniquet,* in particolare, andrà posizionato secondo le seguenti indicazioni:

1. a monte del primo *tourniquet*, il quale non andrà assolutamente rimosso, per non aumentare o riattivare l'emorragia in conseguenza dello sbalzo pressorio;

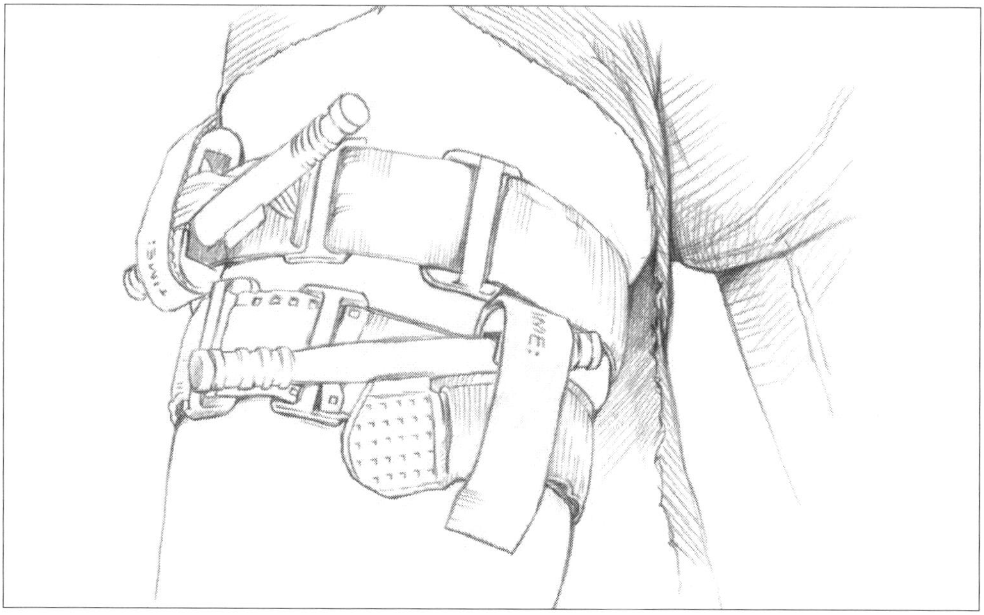

*Impiego di un secondo tourniquet, posizionato vicino e opposto al primo, se il primo tourniquet non è stato sufficiente ad arrestare l'emorragia massiva.*

2. in aderenza, o comunque molto vicino al primo *tourniquet – side by side* – al fine di evitare che si possano creare sacche ematiche perimetrali lungo la superficie compresa tra il primo e il secondo *tourniquet*;

3. nel verso opposto e «rovesciato» rispetto al primo *tourniquet,* al fine di garantire una migliore ripartizione della compressione radiale esercitata da entrambi i *tourniquet* lungo l'intera circonferenza dell'arto interessato.

### *Errori nell'impiego del tourniquet*

Viene di seguito riassunto quello che non andrà mai fatto nell'utilizzare il *tourniquet*, così da evitare di ripetere gli errori che si commettono comunemente e che nel passato hanno determinato numerosi insuccessi nell'utilizzo, fino a determinare in alcune circostanze anche il decesso di feriti che avrebbero potuto essere salvati.

- Non va utilizzato in assenza di un'emorragia massiva che è *la conditio sine qua non* per il suo impiego.
- Non va posizionato in ritardo quando si è in presenza di un'emorrragia.
- Non va posizionato su un arto con l'estremità libera che non sia rivolta verso chi tira, sia che si tratti di un intervento in soccorso a un ferito sia che si tratti di autosoccorso.
- Non va girato il verricello senza che prima il *tourniquet* sia stato posizionato avendolo stretto con forza e aderente all'arto.
- Non va posizionato a una distanza dalla ferita emorragica diversa da cm 5-8 circa (2-3 *inches*).
- Non va posizionato sopra la ferita emorragica e sulle articolazioni.
- Non va posizionato in prossimità delle articolazioni, ma bensì a monte della ferita emorragica, a una distanza di cm 5-8 circa (2-3 *inches*) dalle articolazioni.
- Non va posizionato su tasche che contengano all'interno qualcosa o su oggetti interposti all'arto, oggetti che andranno preventivamente rimossi.
- Non va stretto su un arto che è piegato o contratto, arto che andrà prima disteso.
- Non va tralasciato di verificare che sia stretto intorno all'arto, eventualmente provando a inserire due dita tra il *tourniquet* e l'arto prima di girare il verricello.
- Non va sospesa l'azione di rotazione del verricello fino a che non si vedrà che l'emorragia massiva si sarà completamente arrestata.
- Non va coperto con teli, fasciature, capi di vestiario, etc, per evitare che non venga identificato immediatamente.

• Non va allentato o rimosso una volta che l'emorragia massiva è stata arrestata, anche se sarà trascorso un ampio lasso di tempo dal suo posizionamento e se l'emorragia sarà stabilizzata.

Una volta che il *tourniquet* sarà stato posizionato sull'arto, non andranno eseguite inoltre le seguenti manovre, che non sono previste dal corso sul *BCon* dell'*ACS:*

• Non va movimentato o alzato l'arto su cui è stato posizionato, al fine presunto di facilitare o accelerare l'arresto dell'emorragia massiva.

• Non va cercato il battito sul polso periferico per accertarsi che sia stato stretto correttamente, regolandosi esclusivamente sull'assenza di sanguinamento dalla ferita emorragica.

Si evidenzia che nelle attività addestrative volte all'impiego del *tourniquet* non si dovrà mai utilizzare il *tourniquet* che si dovrà impiegare in un soccorso reale, bensì si dovrà utilizzarne un altro, o uno da esercitazione, per non correre il rischio di danneggiare quello «operativo», rendendolo potenzialmente inutilizzabile nel momento di un soccorso reale.

### *Come utilizzare il tourniquet con il soccorritore che guida verbalmente il ferito in autosoccorso*

Il Manuale ha trattato finora l'utilizzo del *tourniquet* da parte di un soccorritore in aiuto a un ferito e l'utilizzo del *tourniquet* in autosoccorso, presupponendo che chi utilizzerà il *tourniquet* lo abbia a disposizione e sia stato addestrato al suo impiego.

Si ritiene utile analizzare anche l'ipotesi in cui un soccorritore voglia prestare aiuto a distanza a un ferito cosciente, con un'emorragia massiva a un arto, ma che sia privo di un *tourniquet* e delle conoscenze sul suo impiego, non essendo possibile raggiungerlo per le più svariate ragioni: perché si trova in un luogo inaccessibile, perché è bloccato in un'area a rischio, perché è sotto tiro di un *active shooter*, etc.

Pertanto, per fare posizionare il *tourniquet*, il soccorritore tenterà di guidare verbalmente a distanza il ferito nelle operazioni da intraprendere in autosoccorso, dopo avergli «fornito» un *tourniquet*, lanciandolo, calandolo, etc.

Il soccorritore si dovrà avvicinare il più possibile al ferito facendo sempre attenzione a operare in sicurezza e, una volta giunto in prossimità dello stesso, si qualificherà come soccorritore, lo tranquillizzerà, gli fornirà il *tourniquet,* e lo guiderà a distanza verbalmente sulle diverse fasi per posizionarlo sull'arto e arrestare l'emorragia massiva.

Per far ciò dovrà utilizzare poche frasi chiare e concise, esortando il ferito, chiamandolo per nome, a seguire le indicazioni che gli verranno impartite in tempo reale e a tenersi pronto a ricevere il *tourniquet*, spiegandogli che è una sorta di «cinta», che dovrà avvolgere intorno all'arto sul quale ha la ferita, da posizionare in «alto» rispetto alla ferita emorragica, cioè a monte della ferita.

Una volta che il soccorritore avrà dato il *tourniquet* al ferito, comincerà a descrivere, con pochi e chiari comandi, le azioni che dovrà effettuare per indossarlo, e accompagnerà, se vi saranno le condizioni, le istruzioni verbali mimando le operazioni da compiere.

In questa situazione sarà importante che il soccorritore dica chiaramente al ferito, secondo tale ordine, che:

- deve fidarsi di lui, essendo un soccorritore, se vuole sopravvivere;
- deve indossare il *tourniquet*;
- deve applicarlo immediatamente prima che possa perdere i sensi;
- deve sopportare il forte dolore che gli procurerà il *tourniquet*, perché è «normale» che provochi un dolore così forte e che sarà proprio il dolore che sente la conferma che il *tourniquet* sia stato correttamente posizionato.

Non sapendo probabilmente il ferito che cosa sia un *tourniquet*, né tanto meno come debba essere utilizzato, il soccorritore utilizzerà un linguaggio semplice per impartire le manovre da eseguire per indossarlo.

Sarà inoltre utile che il soccorritore chiami il *tourniquet* «la fascia» e che chiami il verricello «l'asta» o «la barra», per facilitare l'esecuzione delle azioni che il ferito compie in autosoccorso, per la prima volta in vita sua.

I comandi che dovranno essere impartiti dal soccorritore al ferito saranno i seguenti, anche in ragione del modello di *tourniquet* utilizzato, senza che nessuna indicazione possa ritenersi superflua o ridondante.

1. Stai seduto e appoggiati con la schiena a un supporto che ti sostenga.
2. Dimmi dov'è la ferita, esponila e dimmi cosa vedi.
3. Posiziona la fascia intorno al braccio o alla gamba a monte della ferita, a una distanza di cm 10 circa dalla ferita sanguinante.
4. Indossalo in modo che la fascia da tirare sia rivolta verso di te.
5. Stringi forte la fascia intorno all'arto, tirando l'estremità libera della fascia verso di te e assicurati che sia bloccata saldamente.
6. Prova a inserire due dita tra la fascia e l'arto, per verificare che sia ben stretta, che non ci sia spazio e, se è il caso, stringila di più.
7. Gira l'asta che è sulla fascia, ruotandola su se stessa fino a che non vedrai che il sangue smetterà di uscire, altrimenti non smettere di girarla.
8. Blocca l'asta inserendola nel gancio-anello che c'è sulla fascia.
9. È normale che tu senta un dolore così forte, devi sopportarlo, non allentare assolutamente la fascia per nessun motivo, ne va della tua vita, resisti, appena possibile ti faranno un antidolorifico.

### *Come comprimere l'emorragia massiva con le mani*

In presenza di un'emorragia massiva sugli arti superiori e inferiori, ma in assenza della disponibilità di un *tourniquet* e in presenza di un'emorragia massiva in corrispondenza dei punti giunzionali del busto quali l'area del collo, delle ascelle e dell'inguine, si deve esercitare una pressione diretta sulla ferita, vale a dire comprimere direttamente la ferita utilizzando entrambe le mani.

• Se la ferita si presenterà regolare, non profonda e con i bordi chiusi, si provvederà a comprimerla direttamente dopo averla coperta (protetta) con bende, garze o con tessuti di fortuna (*covering*).

• Se la ferita si presenterà irregolare, cavitaria, profonda, con i bordi sfrangiati e irregolari, una volta svuotata dal sangue, si provvederà a zaffarla con bende, garze, etc o utilizzando bendaggi di fortuna, indumenti, etc possibilmente puliti (*packing*).

N.B. Se è possibile inserire almeno una o due dita nella ferita, si avrà la conferma che quest'ultima andrà sicuramente zaffata.

Viene di seguito illustrata la sequenza che caratterizza la compressione diretta di un'emorragia severa.

Il soccorritore provvederà a comprimere l'emorragia, una volta che il ferito sarà adagiato a terra su una superficie rigida e in posizione supina, accertato che sia «pulita» (cioè priva di elementi che possano provocare danni o ferite), secondo la sequenza di seguito indicata.

1. Verificherà preliminarmente che il terreno su cui si stenderà il ferito e su cui si andrà a soccorrere sia privo di vetri, schegge, sassi, oggetti acuminati tali da limitare la possibilità di appoggiarsi a terra, di mantenere la posizione per un tempo prolungato e di procurare danni al ferito. Si potrà eventualmente distendere sul terreno una giacca, una coperta, dei cartoni così da assicurare un fondo idoneo su cui poter operare.

2. Esporrà la zona del corpo in cui vi è l'emorragia, aprendo, strappando o tagliando gli indumenti e, una volta esposta la superficie del corpo e rintracciata l'emorragia, ne esaminerà le caratteristiche, eseguirà una rapida e superficiale pulizia della stessa, asportando eventuali corpi estranei, frammenti ossei e simili presenti nella ferita emorragica, facendo però attenzione a non rimuovere eventuali coaguli che si siano già formati.

3. Verificherà velocemente, prima di esercitare la compressione sull'emorragia massiva, che all'interno della ferita non vi siano sezioni ossee esposte, frammenti ossei o corpi estranei taglienti che possano provocare ulteriori lacerazioni nei tessuti del ferito quando la ferita verrà compressa o che possano provocare delle ferite alle mani del soccorritore durante la compressione.

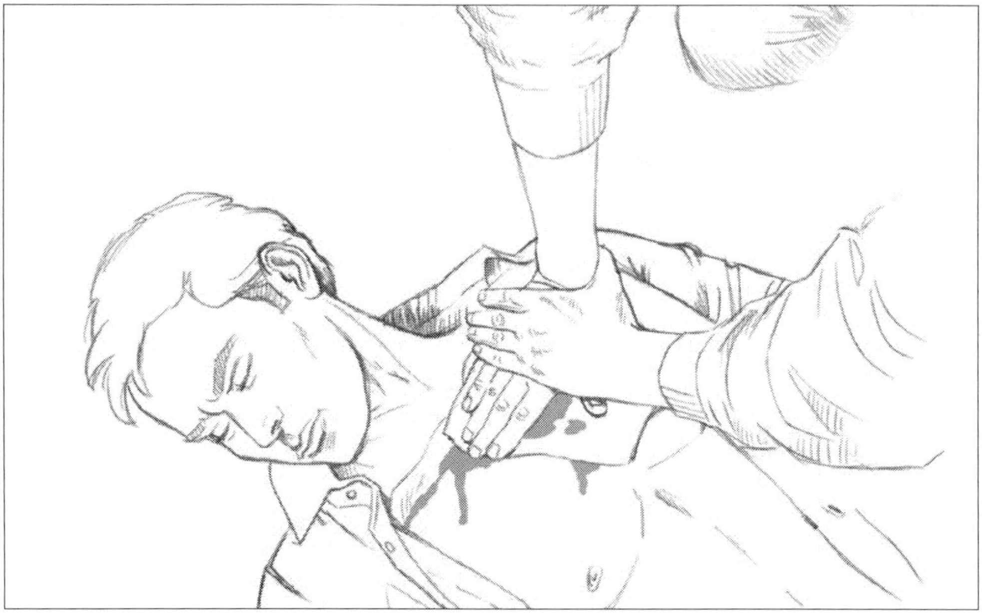

*Il soccorritore espone il torace del ferito e comprime l'emorragia massiva.*

Qualora fossero presenti nella ferita ossa esposte o corpi estranei conficcati, la compressione diretta sull'emorragia andrà esercitata lateralmente alle ossa esposte o ai corpi estranei.

Si evidenzia inoltre che in presenza di oggetti conficcati o che fuoriescono dal corpo, questi ultimi non andranno assolutamente rimossi perché la loro estrazione provocherebbe una probabile emorragia dalla sede da cui sarebbero estratti.

Tali corpi estranei andranno stabilizzati e protetti per evitare che si possano spostare e possano attivare inavvertitamente un'emorragia massiva.

4. Se la ferita si presenterà regolare, si provvederà a coprirla e comprimerla. Se la ferita si presenterà irregolare, diversamente, si provvederà a zaffarla, a coprirla e comprimerla.

5. Si comprimerà continuativamente l'emorragia e non si interromperà assolutamente la compressione fino all'arrivo dei soccorsi avanzati.

È importante chiarire che, se l'emorragia continuerà a sanguinare, pur applicando una pressione concentrata, costante e continua, sarà necessario aggiungere ulteriori strati di tessuto, da sovrapporre a quelli già utilizzati per coprirla, e continuare a comprimerla.

Non bisognerà rimuovere la preesistente copertura, né la zaffatura, al fine di non riattivare ovvero far aumentare l'emorragia che si vuole arrestare.

### *Come coprire l'emorragia massiva*

In presenza di un'emorragia massiva si provvederà a coprirla con dei «tessuti», così da proteggerla, creando un filtro che farà da barriera artificiale tra l'emorragia e l'esterno (*covering*).

La tecnica di coprire l'emorragia massiva consiste quindi nell'utilizzare delle garze, delle bende, etc, se disponibili, diversamente, si dovrà improvvisare utilizzando dei bendaggi di fortuna, degli indumenti, etc, possibilmente puliti, per assicurare una protezione provvisoria alla fonte del sanguinamento, creare una sorta di guarnizione funzionale all'arresto dell'emorragia e permettere il successivo posizionamento delle mani sull'emorragia.

Una volta che l'emorragia sarà stata coperta dal soccorritore, o dal ferito stesso che opererà in autosoccorso, si eserciterà la pressione necessaria, utilizzando le mani.

1. Si deve coprire la ferita con uno o più strati di tessuto, garze, etc per proteggerla, senza eccedere nello spessore o negli strati di tessuto per non rendere troppo voluminosa la copertura, rendendo la compressione difficoltosa e instabile.
2. Si dovranno aggiungere ulteriori strati di tessuto se il sangue filtra o se fuoriesce dai bordi dei tessuti utilizzati per coprire l'emorragia, senza assolutamente rimuovere quelli già presenti.

Circa eventuali potenziali remore dei soccorritori, evidenziate anche durante i corsi svolti, riguardo a pericoli di infezione legati alla non pulizia del materiale di fortuna che potrà essere utilizzato per coprire o per zaffare la ferita emorragica, si evidenzia che, trattandosi di un soccorso in emergenza, quest'ultimo avverrà con buona probabilità in un ambiente che sarà sicuramente settico, cioè non sterile. Va stigmatizzato che la priorità del soccorso è arrestare l'emorragia massiva per assicurare la sopravvivenza del ferito, e che il resto passerà in secondo piano. Vale in questo caso il detto utilizzato in ambito ospedaliero e nella medicina dell'emergenza: «Possiamo curare un paziente con un'infezione, ma non possiamo curare un morto».

Pertanto, pur raccomandando e privilegiando l'impiego di materiale sterile, se disponibile, rispetto a materiale che non risponda a tale caratteristica, tutte le attenzioni del soccorritore in emergenza dovranno focalizzarsi nell'arrestare l'emorragia massiva in atto, e il soccorritore non dovrà preoccuparsi di fattori che saranno secondari rispetto all'intervento prestato.

### *Come zaffare l'emorragia massiva*

Per zaffare un'emorragia massiva si intende andare a inserire nella ferita cavitaria, identificato il punto del sanguinamento, delle bende, delle garze, etc, se disponibili, diversamente si dovrà improvvisare, utilizzando del bendaggi di fortuna o indumenti che andranno a riempire la ferita assorbendo il sangue, creando un volume compresso all'interno della ferita e una barriera artificiale tra l'emorragia e l'esterno (*packing*).

La tecnica di zaffare consiste quindi sostanzialmente nell'infilare del materiale nella ferita emorragica in profondità e in tutte le direzioni così da saturarla creando un volume interno per poter mantenere una pressione costante sull'emorragia massiva.

Diversamente, se la ferita emorragica non sarà zaffata correttamente, non si riuscirà ad applicare efficacemente la compressione e l'emorragia non si arresterà.

La modalità per zaffare un'emorragia massiva sul campo, utilizzando una benda apposita, sarà pertanto la seguente:

1. si comprimerà momentaneamente con una mano l'emorragia e con l'altra mano si afferrerà la benda da inserire nella ferita emorragica;

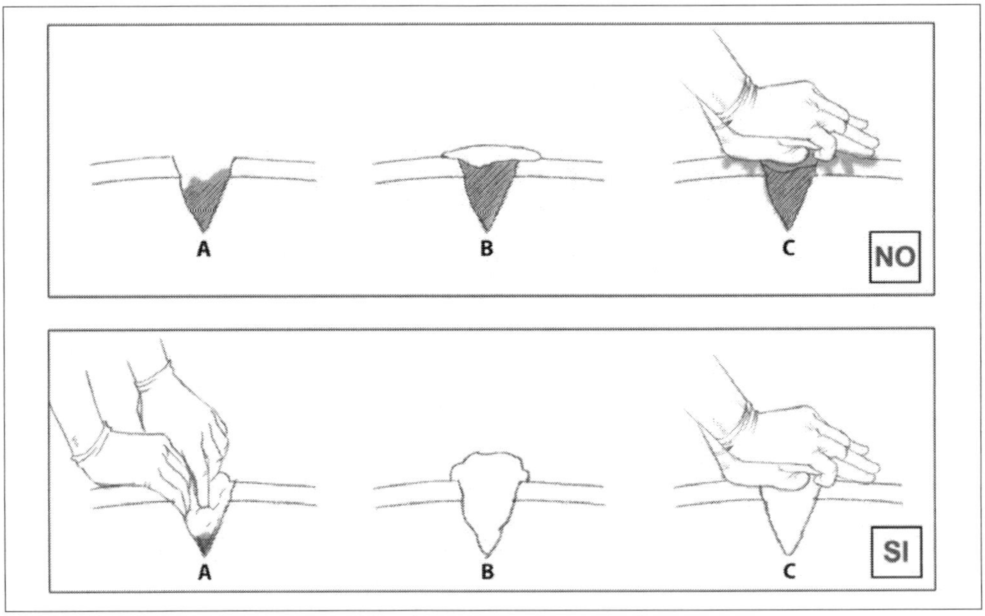


*In alto: A) Mancato inserimento di bendaggio nella ferita. B) Zaffatura della ferita non eseguita correttamente. C) Compressione inefficace e mancato arresto dell'emorragia massiva. In basso: A) Inserimento corretto di bendaggio nella ferita. B) Zaffatura eseguita correttamente. C) Compressione efficace e conseguente arresto dell'emorragia massiva.*

2. si libererà la cavità della ferita dal sangue con le dita e si identificherà la sorgente del sanguinamento,

3. si ripiegherà con le dita, su se stessa, la parte iniziale della benda da inserire, così da creare una piccola massa, inserendola quindi con forza in profondità nella ferita direttamente sul punto di sanguinamento;

4. la benda verrà via via srotolata (filata) e inserita nella ferita emorragica fino a riempire e saturare completamente la cavità, cercando di mantenere sempre una compressione sulla sorgente dell'emorragia;

5. si coprirà la ferita zaffata con garze, tessuti, etc oppure si utilizzerà direttamente la parte eccedente della benda che è stata inserita nella ferita.

La zaffatura potrà essere effettuata principalmente secondo due diverse tecniche:

A. utilizzando le dita sempre della stessa mano che si alterneranno a ripiegare su se stessa, per pochi centimetri, la benda e a inserirla nella ferita emorragica, mentre le dita dell'altra mano eserciteranno possibilmente una compressione costante sull'emorragia massiva man mano che la benda sarà srotolata e inserita, filandola.

B. utilizzando le dita di entrambe le mani che si alterneranno a ripiegare su se stessa, per pochi centimetri, la benda, e a inserirla nella ferita emorragica

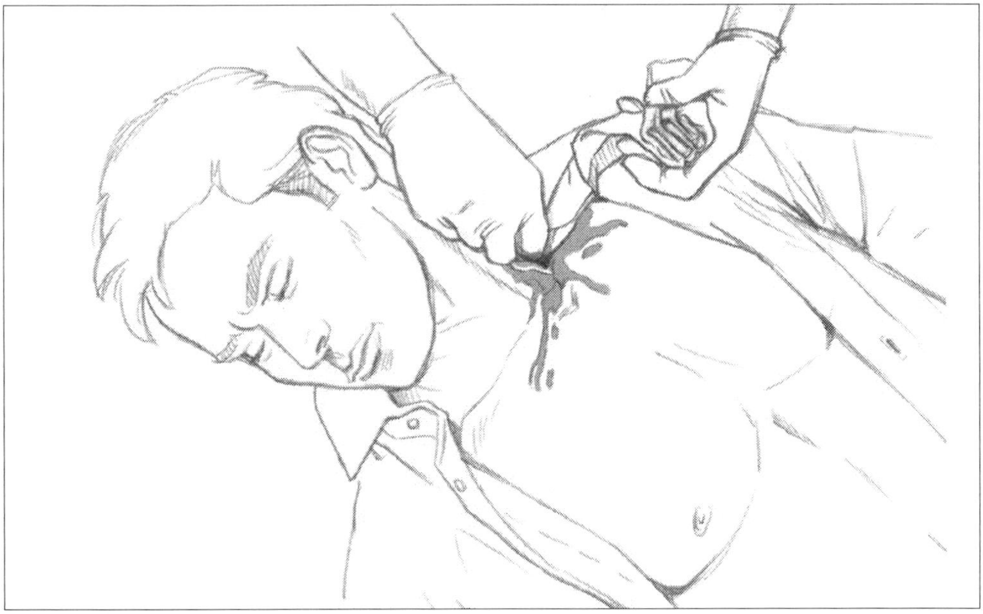

*A. Il soccorritore con una mano inserisce la benda nella ferita e con l'atra mano «fila» la benda.*

esercitando possibilmente una compressione costante sull'emorragia massiva man mano che la benda sarà inserita, alternando le mani in tale azione.

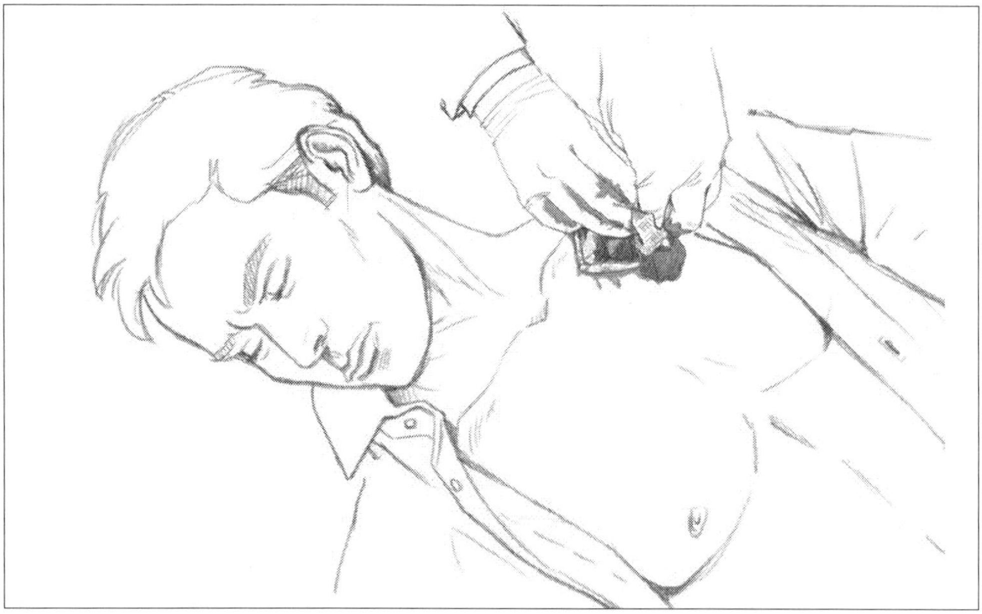

*B. Il soccorritore alternando entrambe le mani inserisce la benda nella ferita.*

Un'attenzione particolare dovrà essere posta nell'alternanza di inserimento benda e compressione durante tutta la fase di zaffatura.

Per effettuare la zaffatura vi sono apposite bende, come precedentemente illustrato, con caratteristiche e accorgimenti tali da facilitarne l'utilizzo in ambiente *extra* ospedaliero, quali confezioni impermeabili e sottovuoto, fasce con ripiegatura a fisarmonica per impedirne lo srotolamento incontrollato e facilitarne il regolare inserimento nella ferita (*z-folded*) e con filamenti radiopatici lungo la trama per poterle identificare ai raggi x in ospedale.

Se si utilizzeranno delle bende o garze intrise di sostanze emostatiche bisognerà avere l'accortezza di conservare o «fissare» sul ferito la confezione del prodotto utilizzato così che il personale sanitario che interverrà successivamente potrà conoscere con esattezza il tipo di prodotto utilizzato per zaffare la ferita.

Una volta che l'emorragia massiva sarà stata completamente zaffata dal soccorritore o dal ferito stesso che opera in autosoccorso, e coperta, si provvederà a esercitare sulla ferita zaffata la compressione, utilizzando entrambe le mani sovrapposte.

Comprimere una ferita cavea, che non è stata zaffata, impedirebbe infatti di esercitare e trasmettere efficacemente la compressione sui vasi sanguigni lesionati all'interno del cavedio poiché rimarrebbe un «vuoto» tra le mani e l'emorragia.

I tessuti che saranno stati inseriti all'interno della ferita emorragica, che si tratti di bende o di porzioni di tessuto, dovranno riempire tutti gli interstizi della ferita, così da renderla comprimibile con efficacia.

Si ribadisce che durante la fase di inserimento dei tessuti, a prescindere dai materiali impiegati, è comunque importante cercare di mantenere costante la pressione sulla fonte dell'emorragia, garantita dalla compressione esercitata dalle dita che effettueranno la zaffatura.

Pare opportuna, nonché necessaria, una riflessione sull'evidenza che l'azione di zaffare, che prevede di infilare le dita all'interno di una ferita, risulta essere una pratica sicuramente difficoltosa e non scontata, non tanto e non solo materialmente per la tecnica da utilizzare, quanto piuttosto da un punto di vista psicologico per il forte trauma che comporta a carico del soccorritore che la dovrà effettuare.

Tale difficoltà è ancora più evidente e giustificata nei soccorritori non professionali, piuttosto che nei soccorritori professionali che forse potranno nel tempo aver in parte sedimentato e accettato tale remora o meglio tale blocco psicologico.

Effettuare una penetrazione intenzionale con le dita nella ferita, rispetto a una semplice copertura, che è un'attività superficiale e non invasiva, viene infatti percepito intimamente come qualcosa di simile all'atto sessuale, provocando una fortissima condizione di disagio e ritrosia da parte del soccorritore.

Conversazioni avute con diversi soccorritori intervenuti in presenza di un'emorragia massiva che richiedeva di essere zaffata, hanno evidenziato come non siano riusciti di fatto a infilare le dita in una ferita e che si siano bloccati, nonostante si fossero esercitati ad applicare tale tecnica e si sentissero adeguatamente protetti dai guanti sanitari.

Tali soccorritori hanno riferito di essersi limitati piuttosto a coprirla, perché frenati da un forte senso di disagio e di freno interiore a fare diversamente.

Semplificando, risulta innaturale inserire le proprie dita nelle viscere di qualcun altro, un ostacolo quest'ultimo difficile da affrontare e superare per la nostra psiche.

### *La posizione del soccorritore per comprimere l'emorragia massiva con le mani*

La posizione del soccorritore per effettuare una corretta compressione sui punti giunzionali del busto e sugli arti di un ferito, in assenza del *tourniquet*, consisterà nel far distendere il ferito a terra in posizione supina, se già non lo era, e nel posizionarsi in ginocchio, con il peso ripartito equamente su entrambe le gambe, di fianco al ferito in prossimità dell'emorragia da comprimere, assumendo una posizione stabile e comoda.

La corretta posizione in ginocchio assunta dal soccorritore permetterà di mantenere la compressione, senza sforzi eccessivi, per tutto il tempo necessario fino ad essere rilevato dai soccorsi avanzati sopraggiunti sul posto.

Le braccia saranno completamente distese, posizionate perpendicolarmente rispetto alla ferita da comprimere, gravando con il peso del corpo sull'emorragia massiva.

Le braccia, mantenute distese e bloccate in questa posizione, creando un immaginario triangolo isoscele, con l'angolo al vertice costituito dalle mani tenute sovrapposte e gli angoli alla base costituiti dalle spalle, graveranno con il peso della parte superiore del corpo (testa e spalle) sull'emorragia massiva, posizionando le mani proprio sulla verticale dell'emorragia.

Bisognerà fare attenzione a non esercitare la pressione mantenendo una posizione obliqua delle braccia rispetto all'emorragia, così da non dissipare parte della forza esercitata con il proprio peso.

Se la forza esercitata sarà perpendicolare alla superficie dell'emorragia, la forza impressa coinciderà con l'intera forza esercitata e non si disperderà.

Nel tenere le braccia distese si dovrà avere l'accortezza di effettuare la retroversione dei gomiti, così da bloccare le articolazioni dei gomiti e stabilizzare le braccia.

Aiuterà ad assumere la corretta postura inarcare la colonna vertebrale (postura iperlordotica), mantenendo il bacino e le spalle ruotati posteriormente, le scapole addotte e una posizione della testa leggermente protesa indietro (che andrà successivamente riportata in avanti una volta assunta la posizione corretta così da poter guardare il ferito), al fine di verticalizzare tutta la colonna per scaricare meglio il peso sull'emorragia massiva.

Bisognerà evitare di compiere l'errore istintivo di esercitare la pressione sull'emorragia utilizzando la forza muscolare delle braccia, spingendo cioè sulla ferita emorragica con la forza delle braccia e di piegare le braccia durante la compressione, stancandosi conseguentemente dopo pochissimi minuti.

Per comprimere un arto, in assenza di un *tourniquet,* sarà opportuno che il

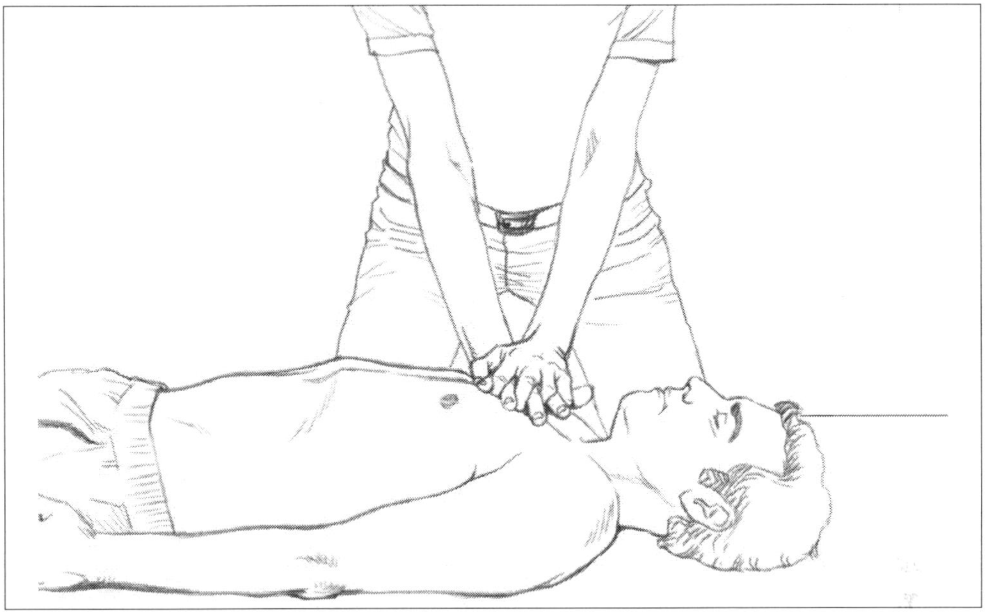

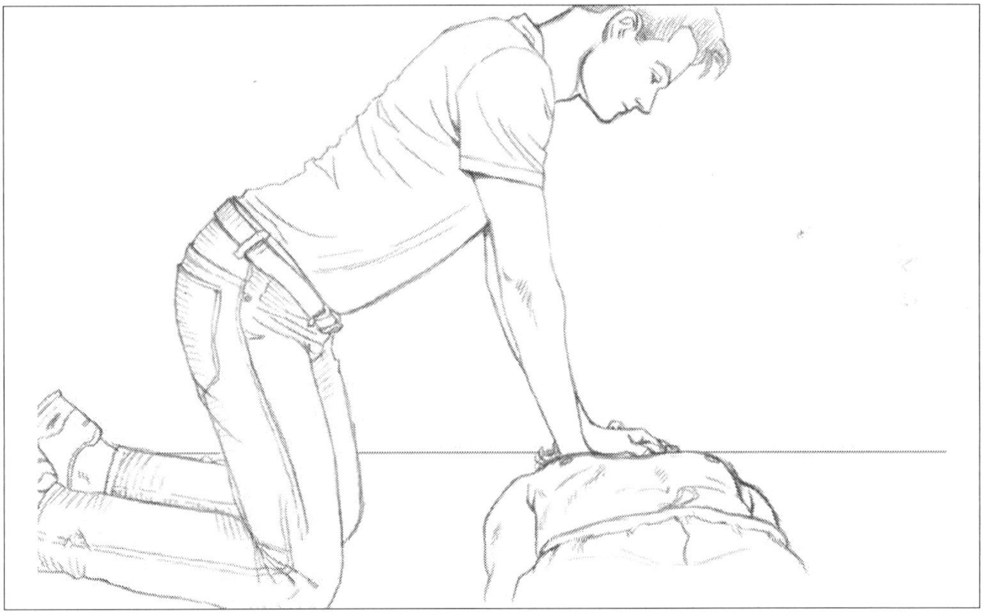

*Il soccorritore, stando in ginocchio vicino al ferito, esercita la compressione direttamente sull'emorragia massiva: vista frontale (sopra) e vista laterale (sotto).*

soccorritore posizioni sul terreno, al di sotto dell'arto da comprimere, che sarà tenuto disteso al fine di rilassarne i muscoli e i tendini, uno spessore costituito da un capo di abbigliamento ripiegato o una coperta.

L'utilizzo di uno spessore permetterà infatti di migliorare l'appoggio dell'arto sul terreno e renderlo più stabile una volta che verrà compresso.

In questa maniera l'arto sarà mantenuto fermo e perpendicolare rispetto alla pressione verticale esercitata dal soccorritore, ottimizzando i risultati della compressione stessa.

• La compressione sarà esercitata con le mani mantenute sovrapposte a formare un'immaginaria x, mani centrate sulla ferita emorragica.

La porzione del palmo prossimale al polso della mano inferiore sarà poggiata sul centro dell'emorragia da comprimere.

Entrambe le mani saranno tenute piegate indicativamente a 70°-90° circa rispetto alle braccia, così da sfruttare al massimo la forza esercitata.

Il pollice della mano superiore potrà eventualmente agganciare il polso dell'altra mano così da impedire che la mano superiore possa spostarsi o scivolare inavvertitamente durante la compressione per il sudore o per la presenza del sangue.

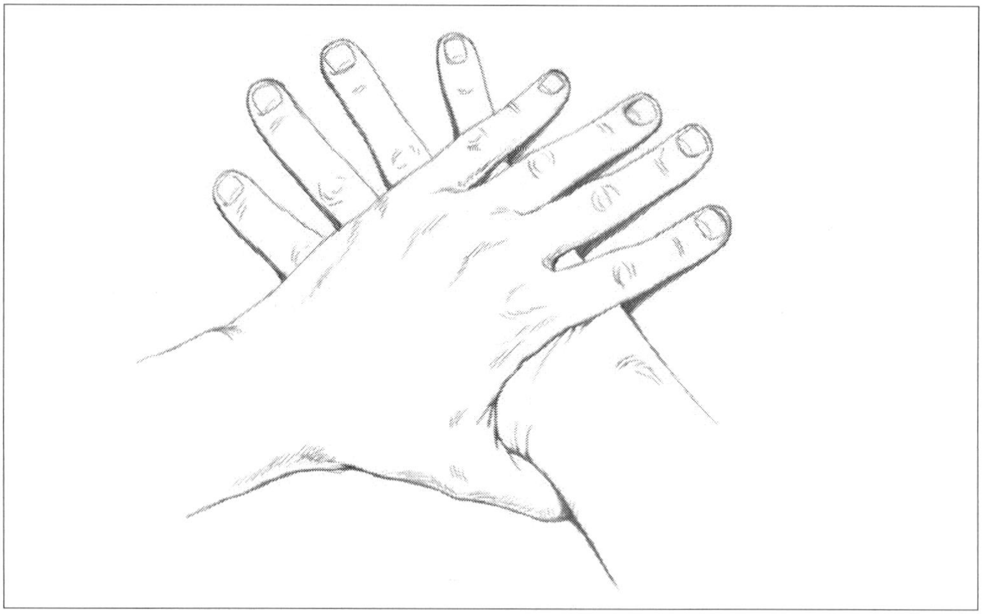

*Mani sovrapposte a x per esercitare la compressione su una ferita emorragica.*

• È possibile incrociare le dita delle mani, con le dita della mano superiore tenute piegate, inserite tra le dita della mano inferiore mantenute distese per bloccare la mano inferiore.

Tale posizione impedirà che le mani possano spostarsi o scivolare durante la compressione per il sudore o per la presenza del sangue, formando un corpo unico.

Le mani così posizionate eviteranno che la copertura sull'emorragia, con buona probabilità intrisa di sangue, a contatto con la mano inferiore possa farle facilmente scivolare dalla posizione in cui si trovano sull'emorragia.

Per esercitare efficacemente la pressione è importante fare attenzione che venga appoggiata sulla ferita esclusivamente solo la prima porzione del palmo della mano inferiore, non il resto della mano, e che il palmo sia posizionato proprio centrato sulla fonte del sanguinamento.

Diversamente, utilizzare l'intero palmo della mano, cioè tutta la sua superficie e posizionare il palmo senza centrare con attenzione la lesione emorragica, farà sì che la pressione si disperda.

È preferibile poggiare la mano «forte» sull'emorragia perché ha maggiore sensibilità e la mano «debole» sopra l'altra mano.

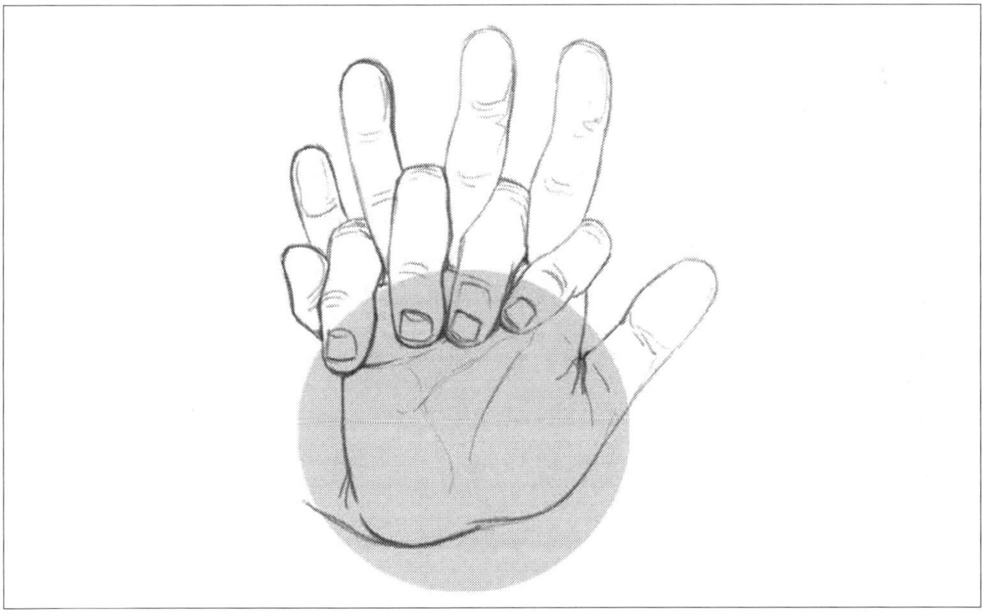

*Mani sovrapposte e con le dita incrociate per esercitare la compressione su una ferita emorragica.*

Il soccorritore impegnato a esercitare la compressione sull'emorragia non dovrà mai spostare la posizione del corpo assunta e non dovrà mai spostare le mani, mantenendo sempre la pressione concentrata, costante e continua.

Dovrà rinunciare all'impulso istintivo di verificare, dopo un certo lasso di tempo, se l'emorragia si sia arrestata, correndo così il rischio concreto di riattivarla.

Il soccorritore non dovrà quindi effettuare alcun controllo, manovra o azione su propria iniziativa o suggerita da terzi, come spesso accade nel corso di un soccorso quando sconosciuti presenti all'evento dicono cosa fare senza esporsi in prima persona nell'attuarlo.

A tal proposito si ricorda che è il soccorritore che effettua le manovre di soccorso sul ferito il solo responsabile del soccorso prestato, rispondendone in prima persona.

Mantenere una pressione di qualità, rimanendo fermi nella stessa posizione per almeno 20'-30' circa in attesa dell'arrivo dei soccorsi, non risulterà sicuramente facile per il soccorritore, non solo da un punto di vista fisico, ma anche da un punto di vista psicologico.

Sapere che non attenersi a tali indicazioni potrebbe vanificare il successo stesso del soccorso e quanto fatto, riattivando probabilmente l'emorragia, potrà essere lo stimolo a rimanere concentrati e nella medesima posizione, aumentando così le possibilità di sopravvivenza del ferito.

La pressione per arrestare un'emorragia può essere esercitata anche utilizzando i polpastrelli di 1 o 2 dita della mano, che andranno a comprimere direttamente nella ferita sulla fonte del sanguinamento, riducendo in maniera assai significativa la superficie con cui viene impressa la forza.

Conseguentemente, a parità di forza esercitata, la pressione applicata con i polpastrelli aumenterà in maniera proporzionale.

Utilizzare le dita per effettuare la compressione è però assai difficile sia da un punto di vista tecnico che psicologico, presupponendo il possesso di competenze specifiche in ambito sanitario, nonché esperienza e sangue freddo.

Inoltre, mantenere una pressione digitale efficace dopo alcuni minuti risulta assai faticoso in quanto i muscoli delle dita tendono a stancarsi velocemente.

Pertanto l'impiego di tale tecnica sarà possibile esclusivamente da parte di personale sanitario specifico o comunque in possesso di un consolidato *background* esperenziale, tra l'altro in grado di vincere i naturali blocchi psicologici che la manovra implica per chi la utilizza.

### *Errori nell'esercitare la compressione con le mani e nell'effettuare la zaffatura*

Viene di seguito riassunto quello che non andrà mai fatto nell'esercitare la compressione o la zaffatura di un'emorragia, così da evitare di ripetere gli errori che si commettono comunemente e che hanno determinato nel passato numerosi insuccessi, così come nell'utilizzo del *tourniquet*, fino a portare in alcune circostanze, perfino il decesso del ferito che si sarebbe voluto salvare.

- Non va esercitata la compressione senza aver provveduto a verificare preventivamente le caratteristiche che contraddistinguono la ferita così da optare per coprire direttamente la ferita (*covering*) o zaffarla (*packing*) e successivamente comprimerla.
- Non va esercitata la compressione senza aver provveduto a verificare la presenza di corpi estranei che andranno rimossi o, diversamente, lasciati in sede adottando le dovute cautele durante la compressione.
- Non va esercitata la compressione senza aver esposto la ferita emorragica, rimuovendo gli indumenti e rendendola visibile, per verificarne le caratteristiche e decidere conseguentemente le azioni da intraprendere.
- Non va esercitata la compressione senza sovrapporre e incrociare le mani da appoggiare sull'emorragia.
- Non va esercitata la compressione utilizzando la forza muscolare delle braccia bensì il peso del proprio corpo.
- Non va esercitata la compressione piegando le braccia o adottando posizioni del corpo scomode o svantaggiose per la trasmissione della forza da imprimere.
- Non va esercitata la compressione direttamente sulla ferita senza aver interposto tra le mani e l'emorragia una copertura.
- Non va esercitata la compressione sulle braccia e sulle gambe con il ferito supino a terra, senza aver inserito tra il piano di calpestio e l'arto uno spessore tale da stabilizzarlo e non dissipare la forza esercitata.
- Non va assolutamente interrotta la compressione sull'emorragia, esercitandola in maniera continuativa, fino all'arrivo dei soccorsi sanitari qualificati.
- Non va spostata la posizione delle mani che esercitano la compressione per verificare che l'emorragia si sia arrestata.
- Non va esercitata la zaffatura senza aver provveduto a liberare (svuotare) la cavità della ferita dal sangue e aver identificato la fonte dell'emorragia su cui esercitare la compressione.
- Non va esercitata la zaffatura senza spingere in profondità e in tutte le direzioni le bende, le garze, etc o i bendaggi di fortuna, così da riempire completamente l'alveo della ferita.

• Non va interrotta, o va interrotta il meno possibile, la compressione della fonte emorragica durante la fase di zaffatura.

### *Come comprimere con le mani una ferita emorragica in autosoccorso*

In attesa dell'arrivo dei soccorsi, il ferito potrà tentare di effettuare la compressione in autosoccorso su un'emorragia presente sui punti giunzionali del busto o sugli arti, in assenza di un *tourniquet*.

Provvederà a coprire o zaffare, se necessario, l'emorragia con il materiale a sua disposizione secondo quanto è previsto dalle procedure.

In autosoccorso, il ferito si siederà a terra, con la schiena appoggiata a una parete, a una macchina, a un albero, etc e successivamente procederà a effettuare l'autocompressione sull'emorragia massiva.

La posizione seduti a terra, sostenuti da un supporto rigido, permetterà al ferito, che opererà in autosoccorso, di raggiungere il risultato di mantenere la posizione seduta nonostante il rapido esaurimento delle energie conseguente all'emorragia, di evitare di cadere a terra dalla posizione eretta o da seduti su una sedia se si perderanno i sensi, e di sfruttare la posizione per effettuare più facilmente la compressione spingendo a contrasto contro il supporto su cui è appoggiata la schiena o contro il terreno.

Nel caso in cui l'emorragia sia presente lungo i punti giunzionali del collo, delle ascelle e dell'inguine, si eserciterà la compressione sull'emorragia poggiando il palmo di una mano o il palmo di una delle due mani tenute sovrapposte sulla ferita emorragica.

Il braccio o entrambe le braccia saranno o meno piegati per raggiungere l'emorragia e comprimerla spingendo contro l'appoggio della schiena o contro il piano di calpestio.

Nel caso in cui l'emorragia sia presente su un braccio, in assenza di un *tourniquet*, si eserciterà la compressione sull'emorragia posizionando il braccio ferito appoggiato su una superficie solida o sopra il proprio corpo, così da poterlo comprimere con il palmo della mano del braccio sano che spinge contro l'appoggio.

Operando in autosoccorso sugli arti superiori o inferiori, il ferito dovrà distendere l'arto su cui è presente l'emorragia al fine di rilassare la muscolatura per agevolare la compressione.

Nel caso in cui l'emorragia sia presente su una gamba, in assenza di un *tourniquet,* si eserciterà la compressione sull'emorragia mantenendo la gamba ferita distesa o piegata, in ragione della posizione in cui si trova l'emorragia per poterla raggiungere, appoggiata sulla superficie del piano di calpestio così da poterla comprimere con il palmo di una mano o con il palmo di una delle due mani sovrapposte che spinge contro il terreno.

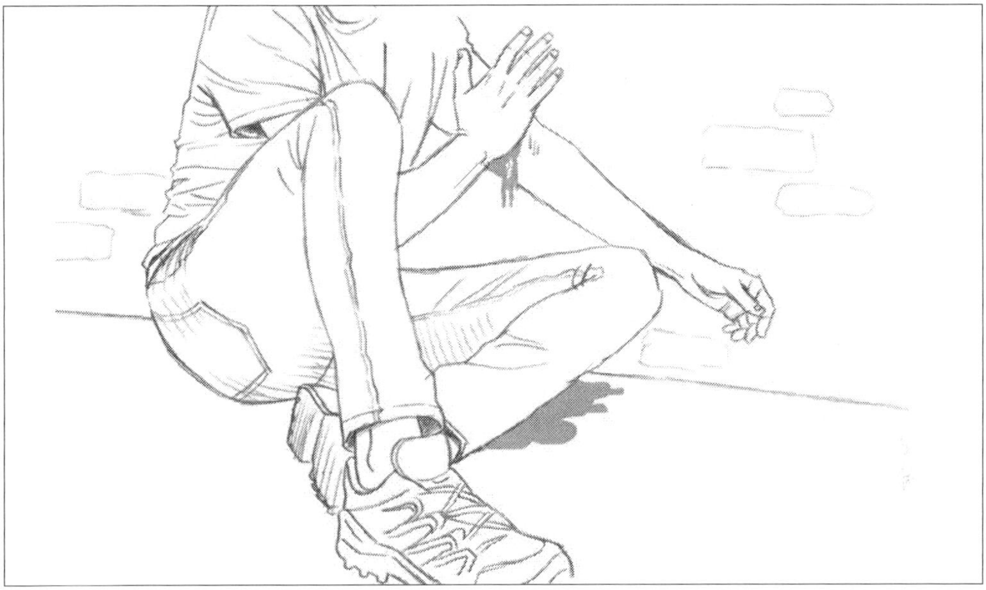

*Il ferito comprime in autosoccorso un'emorragia massiva presente sul braccio, utilizzando la mano dell'altro braccio e spingendo contro una superficie solida.*

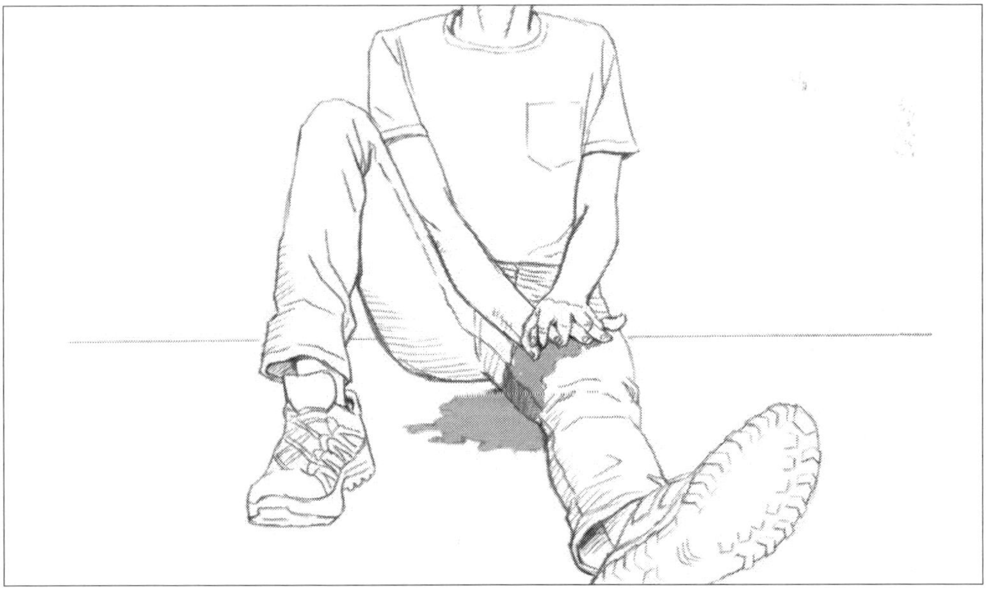

*Il ferito comprime in autosoccorso un'emorragia massiva presente sulla gamba utilizzando entrambe le braccia e spingendo contro il terreno.*

Anche durante l'autocompressione dell'emorragia si dovrà rinunciare all'impulso istintivo di verificare se l'emorragia si sia arrestata, spostando la posizione delle mani.

Non bisognerà inoltre assolutamente ridurre la pressione esercitata per far diminuire il dolore che si patisce o cedere alla stanchezza che si prova.

La posizione assunta dalle braccia che lavorano in maniera isometrica e la geometria sfavorevole di spinta con cui si esercita l'autocompressione determineranno che ci si stanchi molto velocemente e renderanno più difficoltoso arrestare l'emorragia massiva.

### *Come comprimere un'emorragia massiva con le mani con il soccorritore che guida a distanza il ferito a operare in autosoccorso*

Come già illustrato per l'impiego del *tourniquet* da parte di un ferito privo di conoscenze sul *BCon* guidati da un soccorritore sopraggiunto in suo aiuto, si ritiene utile analizzare anche l'ipotesi in cui un soccorritore presti aiuto a distanza a un ferito cosciente con un'emorragia massiva su un arto, su cui non si potrà applicare un *tourniquet*, o sui punti giunzionali, che è privo di un *kit* di primo soccorso e delle conoscenze per arrestare un'emorragia, non essendo possibile raggiungere il ferito per le più svariate ragioni.

Pertanto, se le condizioni del sito in cui si trova immobilizzato il ferito non permetteranno al soccorritore di raggiungerlo per comprimere l'emorragia massiva, il soccorritore potrà tentare di guidare verbalmente a distanza il ferito nelle operazioni da intraprendere per comprimere l'emorragia massiva in autosoccorso, dopo avergli fornito un *kit* di primo soccorso lanciandolo, calandolo, etc. o utilizzando tessuti di fortuna.

Il soccorritore si dovrà avvicinare il più possibile al ferito, facendo sempre attenzione a operare in sicurezza e, una volta giunto in prossimità dello stesso, si qualificherà come soccorritore, lo tranquillizzerà, gli fornirà se possibile il *kit* di primo socorso provvisto di bende, garze, etc e lo guiderà verbalmente sulle diverse fasi per comprimere e arrestare l'emorragia massiva.

Ma per far ciò dovrà utilizzare poche frasi, chiare e concise, esortando il ferito, chiamandolo per nome, a seguire le indicazioni che gli verranno impartite in tempo reale e a tenersi pronto a ricevere il *kit* con il materiale da usare sulla ferita o a utilizzare i materiali che ha a sua disposizione.

Comincerà a descrivergli le azioni che dovrà effettuare e accompagnerà, se vi saranno le condizioni, le istruzioni verbali mimando le operazioni da compiere.

In questa situazione sarà importante che il soccorritore dica chiaramente al ferito, secondo tale ordine, che:

• deve fidarsi di lui essendo un operatore addestrato a soccorrere, mettendo in pratica quello che gli dirà, se vuole sopravvivere;
• deve agire immediatamente prima che possa perdere i sensi;
• deve sopportare il forte dolore che sentirà.

I comandi che dovranno essere impartiti dal soccorritore al ferito saranno i seguenti, senza che nessuna indicazione possa ritenersi superflua o ridondante.

1. Stai seduto e appoggiati con la schiena a un supporto che ti sostenga.
2. Dimmi dov'è la ferita, esponila e dimmi cosa vedi.
3. Se la ferita è profonda, prova a riempirla con le bende, le garze o con dei capi di vestiario, etc, che hai a disposizione, quali un foulard, un fazzoletto, etc (in caso non sia riuscito a consegnargli il *kit* di primo soccorso) e poi copri la ferita. Se la ferita non è profonda, coprila direttamente con le bende, le garze, etc o con quello che hai a tua disposizione.
4. Poggia il palmo di una o entrambe le mani, tenute sovrapposte, sulla ferita.
5. Cerca di comprimere la ferita spingendo con un braccio o con entrambe le braccia, contro l'appoggio della schiena o il terreno a seconda di dov'è l'emorragia massiva.
6. Cerca di tenere la posizione del braccio o delle braccia che spingono immobili nella stessa posizione.
7. Non spostare mai la mano o le mani per controllare se l'emorragia si è arrestata.
8. È normale che tu senta un dolore così forte, devi sopportarlo, resisti, ne va della tua vita.

### *Mantenere inalterata la temperatura corporea del ferito*

Una volta che si sarà arrestata l'emorragia massiva tramite l'impiego del *tourniquet* o esercitando la compressione diretta sull'emorragia, si dovrà provvedere a coprire il ferito per impedirne il calo della temperatura corporea.

L'operazione di coprire il corpo del ferito emorragico non dovrà essere sottovalutata o trascurata, essendo determinante ai fini della salute e della sopravvivenza stessa del ferito.

Il soccorritore, come precedentemente illustrato, dovrà procedere a proteggere termicamente il ferito coprendolo con una coperta isotermica, con un *plaid*, con degli indumenti, con dei mezzi di fortuna, al fine di mantenere stabile la temperatura corporea.

È importante evidenziare che la presenza di una temperatura ambientale calda non dovrà esimere il soccorritore dal provvedere a coprire il ferito e mantenerne costante la temperatura del corpo.

Si rimanda quanto precedentemente detto circa *la triade letale* in merito all'importanza di proteggere termicamente il ferito per evitare che possa andare in ipotermia.

Le stesse raccomandazioni sull'importanza di mantenere inalterata la temperatura corporea andranno seguite operando in autosoccorso.

Nel coprire il ferito, come già segnalato, bisognerà comunque avere l'accortezza di lasciare sempre ben in vista l'eventuale *tourniquet* impiegato, per renderne visibile l'utilizzo, e l'emorragia massiva, per monitorarla in caso si riattivi.

### *Conclusione del soccorso*

Bisognerà monitorare costantemente la ferita vigilando che non si riattivi il sanguinamento, circostanza quest'ultima da tenere in considerazione e che non dovrà trovare impreparato il soccorritore che dovrà intervenire nuovamente ad arrestarla qualora fosse necessario, in attesa dell'arrivo sul posto dei soccorsi sanitari avanzati.

L'intervento di soccorso prestato potrà considerarsi cessato solo quando arriveranno i soccorsi sanitari e si sarà sostituiti dal personale sanitario.

Si provvederà a fornire all'ES il maggior numero di informazioni circa l'attività svolta e le condizioni del ferito, attenendosi a una descrizione puntuale dei fatti e delle condizioni in cui versava il ferito, senza dare interpretazioni personali che potrebbero essere fuorvianti. Sarà utile altresì lasciare i propri dati personali e un recapito telefonico dove poter essere eventualmente ricontattati per la sicurezza del ferito soccorso e, eventualmente, per la propria sicurezza.

### *Possibili contaminazioni a seguito del soccorso*

Qualora il sangue avesse imbrattato il soccorritore, circostanza piuttosto probabile in presenza di un'emorragia severa, quest'ultimo dovrà provvedere a informare i soccorsi sanitari intervenuti sul posto o recarsi velocemente presso una struttura ospedaliera, così da essere trattato dal personale medico ai fini della tutela della propria salute. Lo stesso dicasi se il soccorritore, nel prestare la sua opera di soccorso, sia venuto a contatto con fluidi sconosciuti o con sostanze tossiche.

Quest'ultimo dovrà infatti essere sottoposto a tempestivi e opportuni controlli secondo le procedure previste in ragione dei materiali o delle sostanze in cui si sia imbattuto.

Tali regole comportamentali risultano fondamentali, a volte vitali, e dovranno essere immediatamente ottemperate soprattutto in situazioni in cui si sia venuti a contatto, o si abbia il dubbio di essere venuti a contatto, con sostanze contaminanti di tipo Chimico, Biologico, Radiologico e Nucleare (CBRN). Se nel corso dell'attività di soccorso parti del corpo quali mani, occhi, naso, bocca, mucose o ferite superficiali presenti sulla pelle dovessero venire in contatto con sangue o con fluidi organici, si dovrà provvedere a rimuoverli prontamente e il prima possibile. Si dovrà eliminare la soluzione utilizzata per detergere i fluidi potenzialmente contaminanti allontanandola nella direzione opposta rispetto alle zone attinte. Allo stesso modo, se ci si dovesse ripulire dal sangue che ha imbrattato le mani, si dovrà eliminare la soluzione utilizzata allontanandola nella direzione opposta alle unghie, a escoriazioni, a tagli, etc. In ogni caso, la pulizia dovrà essere effettuata con tempestività, utilizzando una soluzione di acqua e sapone, possibilmente di tipo anti-batterico.

Dispositivi di Protezione Individuale, (DPI), Dispositivi Medici (DM), etc, utilizzati durante il soccorso dovranno essere sanificati o smaltiti in ragione dei requisiti di pericolosità e infettività.

## Riepilogando

1. Comprimi l'emorragia massiva applicando immediatamente le manovre di soccorso previste:

• sugli arti: posiziona e stringi il *tourniquet* fino ad arrestare l'emorragia e, se non è disponbile un *tourniquet*, comprimi l'emorragia con le mani;

• sui punti giunzionali del busto:

– copri l'emorragia con garze, bende, etc o con tessuti di fortuna, e comprimi l'emorragia con le mani;

– zaffa l'emorragia, se è necessario, con garze, bende, etc o con tessuti di fortuna, e comprimi l'emorragia con le mani dopo averla coperta con garze, bende, etc o con tessuti di fortuna.

2. Monitora costantemente l'emorragia che è stata arrestata in caso si possa riattivare, intervenendo nuovamente per arrestarla;

3. Copri il ferito per evitare che gli si abbassi la temperatura corporea, ma lascia in vista il *tourniquet* eventualmente utilizzato per arrestare l'emorragia e lascia in vista l'emorragia stessa.

4. Aspetta l'arrivo dell'ES per terminare il soccorso: sia avendo utilizzato il *tourniquet* che la compressione diretta dell'emorragia.

5. Pulisciti accuratamente da eventuali tracce di sangue e fluidi, e comunica all'emergenza sanitaria la potenziale contaminazione.

## Capitolo Ottavo

# Il Bleeding Control
# per il professional first responder

*Al mondo c'è un'ambizione più elevata dello stare in piedi.*
*È quella di chinarsi e sollevare il genere umano un po' più in alto.*
Henry Van Dyke

## Il Bleeding Control per l'operatore professionale

Per completezza sull'argomento, si evidenzia come il *professional first responder*-il soccorritore professionale-durante l'intervento, per quel che concerne la parte sanitaria sulle emorragie massive, farà riferimento alle medesime indicazioni trasmesse dal corso sul *BCon* dell'*ACS*, che potranno essere eventualmente ricalibrate, o meglio, arricchite in ragione proprio del ruolo che connota la struttura a cui si appartiene, ricordando che ogni struttura dell'ES, delle FFAA, delle FFO, dei VVF, etc adotterà proprie procedure operative in ragione dei compiti istituzionali che è chiamata ad assolvere.

Il soccorritore professionale quindi interverrà secondo le indicazioni e le modalità trasmesse dal corso sul *BCon* adeguate alle proprie esigenze-procedure operative e tali da poter essere applicate operando in *team.*

Gli operatori, proprio in ragione della struttura a cui appartengono, potranno utilizzare specifici e differenti dispositivi medici quali le bende compressive, le medicazioni emostatiche fino ai farmaci e saranno in grado di intervenire sinergicamente su un'emorragia massiva.

Le linee guida sul *BCon,* come avviene per le linee guida sul *BLSD*, pur essendo uniche, possono infatti essere applicate indistintamente dal cittadino comune, dal personale sanitario, militare, così come dagli altri appartenenti a corpi istituzionali.

La sequenza *standard* relativa alle azioni da compiere, sintetizzata dall'acronimo *ABC*, potrà quindi essere eventualmente adattata alle caratteristiche precipue del tipo di operatore professionale coinvolto.

Risulta evidente, in particolare, che il personale dell'ES potrà avvalersi di competenze e manualità sanitarie specifiche che lo contraddistinguono, tali da arricchire le indicazioni trasmesse dal corso base sul *BCon*.

L'intervento da parte di un *professional first responder*, a prescindere dalla categoria del soccorritore, implicherà comunque che la fase *S*: *SAFETY*, sia sempre applicata e garantita in ogni intervento, e che siano adottate tutte le cautele affinché venga assicurata la sicurezza del personale che interverrà, del ferito e dell'intera area di intervento, sicurezza chiaramente adeguata alla struttura istituzionale di appartenenza.

Trattandosi del soccorso prestato da un *professional first responder*, si presume che, da un punto di vista teorico, il primo *step* della sequenza *ABC*, cioè l'«*ALERT*», che, si ricorda, consiste nell'effettuare la chiamata di aiuto, cioè nel chiamare i soccorsi, possa essere ignorato perché è stato già effettuato, visto che si starà operando proprio perché si è stati allertati.

Questo è relativamente vero, dal momento che potrebbe succedere che un intervento di soccorso possa richiedere la presenza di più professionalità, cioè di più categorie di soccorritori.

Così, ad esempio, gli operatori dell'ES che interverranno per primi là dove è stata richiesta la loro presenza per soccorrere un ferito rappresenteranno proprio il soccorso sanitario inviato sul posto a seguito della chiamata di soccorso ricevuta dalla Centrale Operativa.

Sarà comunque possibile che gli operatori dell'ES intervenuti debbano a loro volta chiedere il supporto di altre figure professionali in possesso di diverse competenze rispetto alle proprie prima di poter operare, quali ad esempio l'intervento dei VVF per mettere in sicurezza un'area a rischio esplosione per la presenza di una perdita di gas.

Non potranno quindi cominciare direttamente con la fase *B: Bleeding e C: Compress,* ma dovranno iniziare a loro volta dalla fase *A:Alert*.

Al *professional first responder* generico solitamente è richiesto di possedere lo spettro di competenze di base sull'arresto delle emorragie e, inoltre, di essere in grado di intervenire possibilmente anche in presenza di ferite penetranti che interesseranno il torace a danno dell'apparato respiratorio (pneumotorace), così da ampliarne le potenzialità di soccorso.

Pertanto il *professional first responder* dovrà acquisire anche le nozioni di base sull'impiego del cerotto per pneumotorace, così come trasmesse dallo stesso corso *Stop the Bleed Course* dell'*ACS* adottato nello Stato del Texas, a cui si è già accennato in precedenza.

**Il corso STOP THE BLEED Course previsto per il Texas**

Il corso *Stop the Bleed Course*, nel suo insieme riporta le medesime indicazioni trasmesse dal corso *standard.*

Rispetto alle tre fasi di intervento: *Alert, Bleeding* e *Compress,* sono state aggiunte a integrazione della fase *Compress*, le modalità di utilizzo del cerotto per pneumotorace (*chest seal*) e della coperta isotermica o metallina (*thermal blanket*), di seguito riportate in dettaglio.

• *Cerotto per pneumotorace*

1. Pulisci e asciuga l'area intorno alla ferita emorragica che è presente sul torace. Eventualmente, in presenza di un petto villoso, sarà necessario utilizzare un rasoio per depilare l'area su cui applicare il cerotto per pneumotorace così da evitare che non aderisca sufficientemente sulla pelle;

2. apri la confezione ermetica nella quale è custodito il cerotto per pneumotorace, coprendo con una mano la ferita su cui andrà posizionato per contenere la fuoriuscita di aria (solitamente sulla confezione è rappresentata la sequenza per il suo corretto utilizzo);

3. rimuovi la pellicola protettiva della zona adesiva posteriore al cerotto per pneumotorace;

4. posiziona la valvola del cerotto al centro della ferita e applica la parte adesiva del cerotto per pneumotorace intorno alla ferita;

5. ripeti la stessa operazione se vi sono più ferite, applicando altri cerotti per pneumotorace;

6. valuta la ripresa o il miglioramento delle condizioni del ferito e, qualora il ferito peggiorasse, rimuovi il cerotto per pneumotorace (NB tale tipo di valutazione potrà essere fatta da personale medico).

• *Coperta isotermica*

1. Rimuovi gli indumenti bagnati o umidi dal ferito e asciugalo;

2. apri la confezione protettiva che contiene la coperta isotermica;

3. avvolgi il corpo del ferito con la coperta isotermica;

4. tieni il ferito asciutto ed evita che si possa bagnare.

Sarà necessario avvolgere il ferito con il lato argentato della coperta isotermica, mentre quello dorato sarà rivolto verso l'esterno del ferito, infatti la superficie argentata riflette il calore corporeo e lo mantiene verso l'interno.

La coperta isotermica dovrà essere utilizzata avvolgendo il ferito così da mantenerne inalterato il calore al fine di scongiurare il rischio che il ferito possa andare rapidamente in ipotermia, quale conseguenza diretta del sangue perso.

Una perdita incontrollata di calore, in grado di compromettere le funzioni vitali di un ferito, può verificarsi anche in una calda giornata estiva e non solo in presenza di condizioni meteo rigide.

La coperta isotermica potrà essere utilizzata altresì per isolare termicamente il ferito disteso a terra dal contatto con il terreno.

## Il Bleeding Control per le Forze dell'Ordine e per le Forze Armate

Anche il personale delle FFO e delle FFAA, come già anticipato, è direttamente interessato a sapere come arrestare un'emorragia massiva, avendo sicuramente una più alta probabilità di imbattersi in ferite emorragiche rispetto alla maggioranza della popolazione, in ragione delle situazioni e dei contesti in cui opera per il ruolo istituzionale svolto.

Il personale delle FFO solitamente è il primo a sopraggiungere sulla scena di un qualsiasi evento in cui vi possano essere o vi siano dei feriti con emorragie massive, spesso prima dell'arrivo dei soccorritori sanitari.

Un operatore delle FFO, quindi, sarà colui che per primo potrà trovarsi a dover prestare soccorso a feriti emorragici nell'attesa dell'arrivo dell'ES, trovandosi a poter operare tanto in un contesto sicuro quanto in un contesto ostile o non permissivo.

Il personale delle FFAA, invece, per definizione opererà in un contesto bellico, ostile e non permissivo, in cui la presenza di feriti sarà molto probabile, se non la norma, nella maggioranza dei casi con emorragie massive, e dovrà prestare il primo soccorso per stabilizzare i feriti nell'attesa dell'arrivo dei sanitari, che giungeranno in un secondo momento.

Per entrambe le categorie delle FFO e delle FFAA, al di là delle specifiche procedure operative previste, dal punto di vista sanitario si farà riferimento alle indicazioni trasmesse dal corso dell'*ACS*, che potranno eventualmente essere adattate alle diverse realtà.

L'operatore delle FFO e delle FFAA dovrà dunque essere addestrato a utilizzare le tecniche raccomandate per il *BCon* così da poter prestare un soccorso efficace a colleghi (agenti di polizia e militari) e a civili feriti.

Ne consegue che saranno richieste un'attenzione e una preparazione specifica per il personale delle FFO e delle FFAA proprio nell'arrestare ferite emorragiche provocate da armi da taglio, da armi da fuoco e da esplosioni, ferite che possono essere considerate «tipiche» delle attività direttamente e indirettamente connesse al proprio *status* di operatore di polizia e di militare.

Altrettanta cura andrà prestata poi nel conoscere e nell'utilizzare i dispositivi idonei a bloccare un'emorragia severa e padroneggiarne le diverse tecniche per l'utilizzo.

Andrà posta sicuramente un'attenzione particolare all'impiego del *tourniquet* da utilizzare in modalità di autosoccorso, servendosi di una sola mano, indistintamente la mano «forte» o la mano «debole».

Le statistiche, a cominciare da quelle svolte dal Governo degli Stati Uniti sul proprio personale di polizia impiegato sul territorio nazionale e sul personale militare impiegato fuori area, in zone di conflitto, hanno infatti dimostrato che, da un punto di vista fisiopatologico, una significativa percentuale di emorragie riportate dal personale ha interessato soprattutto gli arti superiori e inferiori.

Tale circostanza, dovuta probabilmente anche all'impiego da parte degli operatori delle FFO e delle FFAA di elmetti balistici a protezione della testa e di piastre balistiche a protezione del busto, ha fatto sì che il *tourniquet* fosse determinante per intervenire e arrestare ferite agli arti causate da corpi da arma da fuoco e da esplosioni.

Proprio per tali evidenze è ormai tendenza, a livello internazionale, che l'operatore, di polizia e militare, debba avere sempre al seguito, quale dotazione personale, un *tourniquet*, al pari dell'arma di ordinanza.

Questa abitudine comincia timidamente a essere assunta anche da parte di alcuni Reparti delle FFO e delle FFAA italiane, che hanno compreso quanto sia importante per il proprio personale poter fare ricorso, nell'immediatezza di un'emorragia massiva, ad un *tourniquet*.

È quindi auspicabile che in tempi brevi la dotazione individuale del *tourniquet* diventi la normalità al fine di elevare significativamente la percentuale di sopravvivenza dell'operatore di polizia e militare italiano in caso di emorragie agli arti.

### *Il Bleeding Control in ambiente tattico*

Il personale delle FFO e delle FFAA, operando in contesti «a rischio» o «sensibili», potrà intervenire per arrestare un'emorragia in condizioni, o meglio in scenari, diversi:

1. in presenza di una minaccia attiva, quando è ancora presente il rischio per gli operatori che interverranno in soccorso e per il ferito;
2. in presenza di una minaccia potenziale, quando gli operatori che interverranno in soccorso e il ferito potranno essere ancora in pericolo, operando in un'area che è solo relativamente sicura, ma che non è ancora stabilizzata;
3. in assenza di una minaccia attiva, quando non vi è alcun rischio per gli operatori che interverranno e per il ferito, operando in un'area che è sicura.

Di conseguenza, le modalità operative di intervento da adottare per arrestare un'emorragia saranno modulate in ragione dello scenario e dei rischi a cui dovrà far fronte l'operatore che interverrà secondo le proprie procedure in termini di priorità circa le azioni da compiere e le eventuali cure da prestare, il tutto rapportato alla sicurezza dell'operatore e del ferito da soccorrere.

Concettualmente, l'obiettivo di un operatore delle FFO e delle FFAA che sia coinvolto in un'attività di soccorso, è sostanzialmente quello di contenere la minaccia fino alla sua eliminazione, di porre in sicurezza l'area e di assicurare soccorso a eventuali feriti presenti in ragione delle contingenze del momento.

Pertanto le cure che potranno essere prestate saranno inevitabilmente direttamente condizionate e proporzionali all'intensità di minaccia a cui dover far fronte.

Nel prestare soccorso sanitario si farà sostanzialmente riferimento, per quel che riguarda i contesti in cui intervenire per soccorrere un ferito emorragico e per prestare le prime cure, a quelle che sono le tre condizioni di intervento previste nel richiamato corso *TCCC*: *Care under fire, Tactical field care, Tactical evacuation,* che corrispondono sostanzialmente agli scenari sopra riportati.

## *L'ABC adattato al contesto operativo*

Per quel che riguarda la sequenza *standard* prevista dal corso sul *BCon* in merito alle azioni da compiere, secondo quanto scandito dall'acronimo *ABC*, la sequenza potrà essere ricalibrata in ragione delle circostanze e delle esigenze specifiche dettate dall'intervento tattico degli operatori sul campo.

La fase *S*: *SAFETY* «essere in sicurezza», consisterà nell'attenersi alle procedure di intervento previste per le FFO e le FFAA, comprese le procedure di approccio a un ferito armato o ritenuto tale.

In particolare, riguardo a un ferito «sensibile», inteso come potenziale fonte di pericolo anche se «amico», verranno applicate determinate modalità di avvicinamento, di disarmo e di messa in sicurezza dell'arma nella disponibilità del ferito, successivamente descritte, tutte volte ad assicurare l'incolumità dell'operatore che interverrà, a meno che il ferito non diventi palesemente ostile, con le conseguenze che ciò comporterà.

Le fasi di soccorso si adatteranno, alle esigenze proprie dell'operatore delle FFO e delle FFAA, seguendo procedure consolidate.

La fase *A*: *ALERT,* «dare l'allarme», potrebbe non essere eseguita essendo stata già effettuata da qualcun altro oppure potrebbe essere eseguita dall'operatore delle FFO e delle FFAA per chiedere l'intervento di altri *professional first responder*, quali ad esempio l'invio degli operatori del soccorso sanitario per prestare cure mediche.

La fase *B*: *BLEEDING,* «ricercare il sanguinamento» e la fase *C*: *COMPRESS,* «effettuare la compressione» potrebbero invece subire delle variazioni circa le modalità e l'ordine di esecuzione, se non addirittura non essere applicate.

La fase *B: BLEEDING* e C: *COMPRESS* prevedono infatti che il soccorritore sopraggiunto in soccorso a un ferito esponga l'area del corpo dove si sospetta vi possa essere una ferita, verifichi che si tratti di un'emorragia massiva e, conseguentemente, provveda a trattarla immediatamente.

In ambito di FFO e di FFAA, un *professional first responder* che interverrà in una situazione ad alto rischio, con minacce attive, in cui si trovi in presenza di un ferito che abbia potenzialmente delle emorragie massive lungo gli arti, potrà decidere che le attività di esporre l'arto, verificare la presenza dell'emorragia e quindi di arrestarla tramite l'impiego del *tourniquet* possano essere invertite d'ordine così da non correre rischi inutili, riducendo al minimo i tempi del soccorso sanitario.

Si attuerà tale scelta al fine di mantenere la dinamicità e la velocità d'azione richieste dall'intervento operativo, non «distraendo» così l'operatore dalla sua *mission* primaria, cioè l'azione tattica o perché impedito da altre cause.

Se l'operatore, in ragione delle condizioni in cui versa il ferito e dell'abbondante sanguinamento dell'arto, riterrà in via speditiva che si è probabilmente in presenza di un'emorragia severa, provvederà ad applicare direttamente il *tourniquet* sull'arto senza perdere tempo prezioso per tagliare e per rimuovere gli indumenti che coprono la ferita emorragica e senza effettuare ulteriori verifiche, non essendoci le condizioni per farlo.

Il *tourniquet* sarà posizionato a monte dell'emorragia massiva secondo la giusta distanza presunta dalla ferita emorragica e, se necessario, fino all'apice dell'arto. Solo successivamente ci si preoccuperà di effettuare i necessari riscontri sull'emorragia, scoprendola e esaminandola.

Si ricorda, comunque, quanto sia importante non distanziare il *tourniquet* più del dovuto rispetto all'emorragia massiva, al fine di non mettere inutilmente a rischio porzioni dell'arto che potrebbero essere inutilmente compromesse.

Diversamente, se il *professional first responder* riterrà di non essere in presenza di un'emorragia massiva, ma di fronte a una ferita che non mette a rischio la vita, si posticiperà il soccorso da prestare al termine della missione.

Un *professional first responder* che interverrà in una situazione ad alto rischio, con minacce attive, in cui si trovi in presenza di un ferito che abbia potenzialmente delle emorragie massive in corrispondenza dei punti giunzionali del busto (collo, ascelle e inguine), potrà decidere che le attività di esporre la zona, verificare la presenza dell'emorragia e quindi di arrestarla tramite la

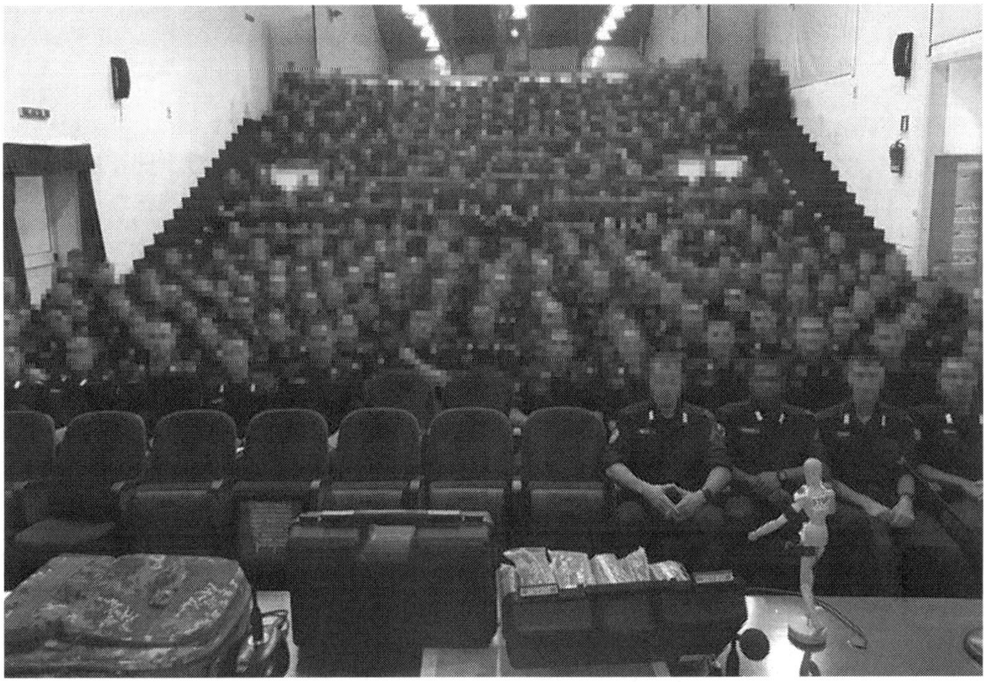

*Personale Allievi Carabinieri durante il corso STOP THE BLEED Course.*

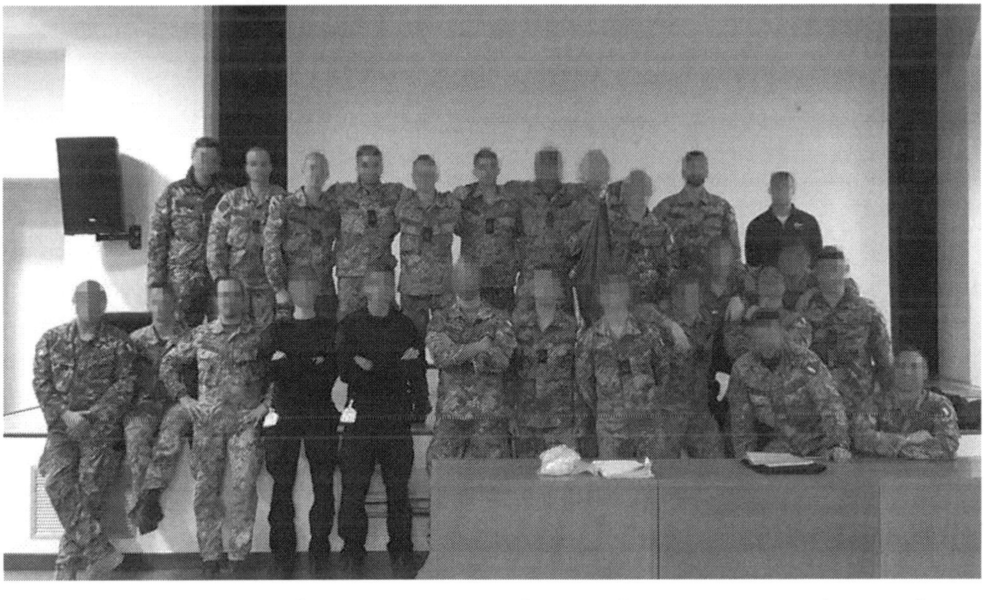

*Personale della Marina Militare appartenente al «Battaglione San Marco» durante il corso STOP THE BLEED Course.*

compressione diretta con le mani, non potranno essere applicate perché tali attività si protraggono nel tempo.

Dovrà pertanto, suo malgrado, posticipare il soccorso al termine dell'azione tattica in corso.

Solo successivamente si preoccuperà di effettuare i riscontri sull'emorragia, scoprendola ed esaminandola e, se necessario, zaffandola, e comprimendola.

Pertanto fronteggerà prima la minaccia attiva, pericolosa per l'operatore e per il ferito, e solo successivamente effettuerà il soccorso sanitario.

Se le condizioni lo permetteranno, si provvederà a spostare il ferito dall'area a rischio in un'area sicura dove poter operare in sicurezza per soccorrerlo.

Risulta evidente come per le FFO e le FFAA sia determinante potersi avvalere di dispositivi medici e tecniche di soccorso che possano evitare al personale di svolgere azioni di soccorso statiche e prolungate nel tempo, soprattutto per quel che riguarda l'arresto di emorragie massive, e permettergli di svolgere altre attività.

L'approccio operativo adottato dal personale di polizia e militare italiano in ambito di primo soccorso, per quel che riguarda l'arresto delle emorragie massive, è sostanzialmente il medesimo impiegato dalle FFO e dalle FFAA a livello internazionale.

In tale ambito si è avuto modo di introdurre in via sperimentale, a cominciare dal 2018, nei programmi formativi di alcuni Reparti delle FFO e delle FFAA italiane, numerosi corsi specifici sul *BCon* dell'*ACS*.

Si tratta di corsi rivolti a Reparti specializzati della Polizia di Stato, dell'Arma dei Carabinieri, dell'Esercito Italiano, della Marina Militare Italiana, tutti facenti parte di unità particolarmente «esposte» in ragione dei delicati compiti istituzionali a cui sono chiamate a far fronte.

Il personale di tali strutture, a seconda dei Reparti di appartenenza, impiegato in servizi di controllo del territorio, di protezione e tutela, di anti-sabotaggio, di anti-terrorismo, di acquisizione obiettivi, ha trovato proprio nel corso sull'arresto delle emorragie massive dell'*ACS*, attagliato alle proprie esigenze, un valido ed efficace strumento per prestare il primo soccorso quale *professional first responder* in presenza di emorragie massive.

Il medesimo corso dell'*ACS* è stato frequentato anche dal personale di alcune Scuole Allievi delle FFO, fornendo ai futuri operatori una preparazione sanitaria di base sull'arresto delle emorragie massive ai futuri operatori, ampliandone fin da subito le competenze e le professionalità.

Il programma del corso *BCon*, che è stato adottato per la formazione del personale di polizia e militare, trova nell'efficacia e nella «semplicità» che lo contraddistinguono, il punto di forza.

La pragmaticità delle nozioni fornite, la durata contenuta e la facilità di applicazione di quanto appreso dal corso ne costituiscono ulteriori elementi di forza.

Il corso è stato modellato sulle necessità proprie degli operatori e arricchito da nozioni specifiche tali da soddisfare le esigenze tattiche-operative a cui tali *professional first responder* sono chiamati a rispondere.

## La sicurezza dell'operatore in presenza di feriti armati

La sicurezza legata alla presenza di potenziali pericoli o minacce è sempre al primo posto, il punto di partenza da cui iniziare per poter prestare soccorso, a maggior ragione in presenza di feriti armati.

Infatti l'operatore delle FFO e delle FFAA, prima di entrare nella scena in cui vi siano persone ferite o ritenute tali, dovrà mantenere una distanza di sicurezza prudenziale tale da garantirgli di non essere a sua volta ferito nel caso in cui la minaccia, costituita dalla presenza di uno o più individui ostili, sia ancora attiva.

Dovrà adottare tutte le cautele per assicurarsi che chi ha provocato il ferimento si sia allontanato o sia stato reso innocuo, così da non poter reiterare la sua azione offensiva contro la sua persona e il ferito stesso.

Diversamente l'operatore non dovrà assolutamente correre il rischio di intervenire in soccorso, non potendo fare altro che rimanere in una posizione defilata, mantenendo un atteggiamento vigile.

Lo stesso approccio dovrà essere adottato se il ferito da soccorrere risultasse potenzialmente pericoloso o in evidente stato di alterazione; anche in questo caso non si dovrà assolutamente cercare di avvicinarsi e si dovrà aspettare l'evolversi della situazione, senza esporsi a rischi inutili.

Una prudenza particolare andrà osservata quando si debba soccorrere un ferito armato, o che si possa presumere tale, anche se si tratterà di un agente di polizia e di un proprio militare.

L'operatore dovrà infatti prestare un'attenzione massima alla tipologia «feriti armati» durante tutta la fase di avvicinamento e di contatto in quanto il ferito, a prescindere da chi sia, essendo armato, rappresenta comunque una potenziale fonte di rischio attivo per il soccorritore e per sé stesso, a causa dello stato di squilibrio psico-fisico in cui versa.

Colui che interverrà in soccorso, se le condizioni lo consentiranno, cercherà di avvicinarsi al ferito parlandogli, approcciandolo frontalmente, e non avvicinandosi alle spalle, facendo in modo di farsi vedere in maniera distinta dal ferito così da evitare pericolosi scatti improvvisi.

In presenza di scarsa visibilità o quando l'operatore abbia il sole alle spalle, il *professional first responder* dovrà tenere in considerazione tali circostanze, che limiteranno parzialmente la visione del ferito, impedendogli di riconoscere e di identificare il soccorritore come tale.

L'operatore dovrà sempre rimarcare verbalmente che si sta avvicinando, spiegando al ferito che è un soccorritore, anche se indossa un'uniforme.

Spesso chi interviene in aiuto dimentica di qualificarsi, condizionato da un errato senso di sicurezza datogli proprio da quell'uniforme che indossa.

A maggior ragione vale tale raccomandazione sulla necessità di qualificarsi chiaramente, se il soccorritore fosse un agente di polizia che non porta segni distintivi, che potrà essere percepito dal ferito come una minaccia.

Nella fase di avvicinamento, l'operatore non dovrà mai perdere di vista il ferito al fine di monitorarne le eventuali reazioni e, se non ravviserà di essere in pericolo, una volta raggiunto il ferito, dovrà provvedere ad allontanare o mettere in sicurezza l'arma che è nella sua disponibilità, diversamente la scena non potrà ritenersi sicura.

L'attenzione dell'operatore dovrà essere focalizzata in particolare sulle mani del ferito e su che cosa stringono, oltre che chiaramente sul contesto.

Il soccorritore, se dovrà mettere in sicurezza l'arma, informerà preventivamente il ferito che lo sta disarmando o, meglio, che «gli sta conservando l'arma», provvedendo ad allontanare l'arma posizionandola a terra, al di là del proprio corpo che fungerà da barriera tra il ferito e l'arma stessa, oppure provvedendo a mettere l'arma all'interno di eventuali borse, zaini, etc, nella sua disponibilità, così che possa successivamente essere riconsegnata.

Nel momento in cui l'arma da fuoco dovesse essere afferrata, si dovrà prestare assolutamente attenzione a non inserire le dita nel ponticello, a non poggiare le dita sul grilletto e a non rivolgere il vivo di volata verso il ferito o terzi.

Anche in questo caso andranno considerate e tenute bene a mente le nozioni già trasmesse sugli effetti dello *stress* riguardo a contrazioni muscolari involontarie e perdita delle abilità fino-motorie, con specifico riferimento alle dita della mano che impugna l'arma.

In presenza di una pistola o di un'arma da taglio, tali armi non andranno mai riposte dall'operatore addosso alla sua persona, ad esempio posteriormente o frontalmente lungo la vita, al fine di non esporsi al rischio di ferirsi accidentalmente a causa di un colpo partito per errore e di tagliarsi con la lama, o ancora, che il ferito possa facilmente rientrarne in possesso sentendosi minacciato e farne un uso improprio.

Capitolo Nono

# Sintesi delle modalità di intervento

*Con ordine affronta il disordine, con calma l'irruenza.*
*Questo significa avere il controllo del cuore.*

Sun Tzu

## Algoritmi delle modalità di intervento per arrestare un'emorragia massiva

A seconda della posizione in cui è localizzata l'emorragia massiva e della disponibilità o meno di dispositivi medici, compreso il *tourniquet*, dovranno essere adottate le modalità di intervento in precedenza illustrate, e di seguito schematizzate.

1) Se non sono disponibili dispositivi medici e il *tourniquet*, in presenza di un'emorragia massiva in corrispondenza degli arti (braccia e gambe) e dei punti giunzionali del busto (collo, ascelle e inguine) si provvederà:

• a coprire la ferita, o a zaffare la ferita in ragione del tipo, della profondità e dell'ampiezza dell'emorragia, utilizzando bendaggi di fortuna, indumenti, etc, possibilmente puliti e quindi ad applicare una compressione diretta sull'emorragia utilizzando le mani sovrapposte (Schema 1).

2) Se sono disponibili dispositivi medici, in presenza di un'emorragia massiva in corrispondenza dei punti giunzionali del busto (collo, ascelle e inguine), si provvederà:

• a coprire la ferita, o a zaffare la ferita in ragione del tipo, della profondità e dell'ampiezza dell'emorragia, utilizzando garze, bende, etc e quindi ad applicare una compressione diretta sull'emorragia utilizzando le mani sovrapposte (Schema 2).

3) Se è disponibile il *tourniquet* o sono disponibili dispositivi medici, escluso il *tourniquet*, in presenza di un'emorragia massiva in corrispondenza degli arti (braccia e gambe) si provvederà rispettivamente:

• ad applicare il *tourniquet* sull'arto (braccia e gambe), a monte dell'emorragia, a una distanza di cm 5-8 circa (2-3 *inches*) dalla ferita emorragica;

• in assenza del *tourniquet*, a coprire la ferita presente sull'arto, o a zaffare la ferita in ragione del tipo, della profondità e dell'ampiezza dell'emorragia, utilizzando garze, bende, etc e quindi ad applicare una compressione diretta sull'emorragia utilizzando le mani sovrapposte (Schema 3).

4) Se sono disponibili o meno dispositivi medici o è disponibile o meno il *tourniquet*, in presenza di un'emorragia massiva in corrispondenza degli arti (braccia e gambe) e dei punti giunzionali del busto (collo, ascelle e inguine), si provvederà rispettivamente:

• in assenza del *tourniquet* e di dispositivi medici, a coprire la ferita presente sull'arto o sui punti giunzionali del busto, o a zaffare la ferita in ragione del tipo, della profondità e dell'ampiezza dell'emorragia, utilizzando bendaggi di fortuna, indumenti, etc, possibilmente puliti, e quindi ad applicare una compressione diretta sull'emorragia utilizzando le mani sovrapposte;

• in assenza del *tourniquet* e disponendo di dispositivi medici, a coprire la ferita presente sull'arto o sui punti giunzionali del busto, o a zaffare la ferita in ragione del tipo, della profondità e dell'ampiezza dell'emorragia, utilizzando garze, bende, etc e quindi ad applicare una compressione diretta sull'emorragia utilizzando le mani sovrapposte;

• disponendo del *tourniquet*, ad applicarlo sull'arto (braccia e gambe), a monte dell'emorragia, a una distanza di cm 5-8 circa (2-3 *inches*) dalla ferita emorragica (Schema 4).

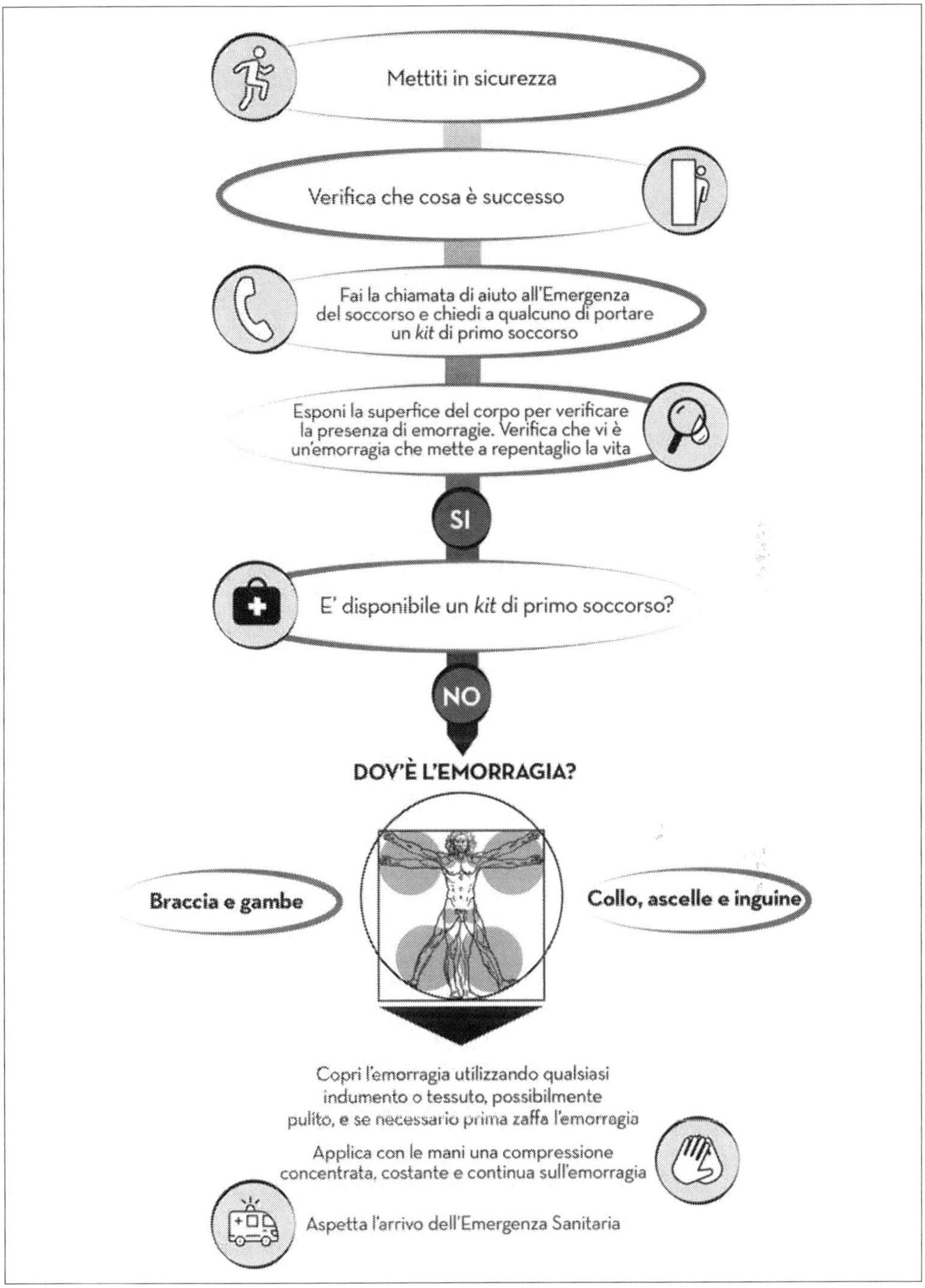


*Schema 1. Algoritmo di come arrestare un'emorragia massiva sugli arti e sui punti giunzionali del busto non utilizzando un kit di primo soccorso e non utilizzando un tourniquet.*

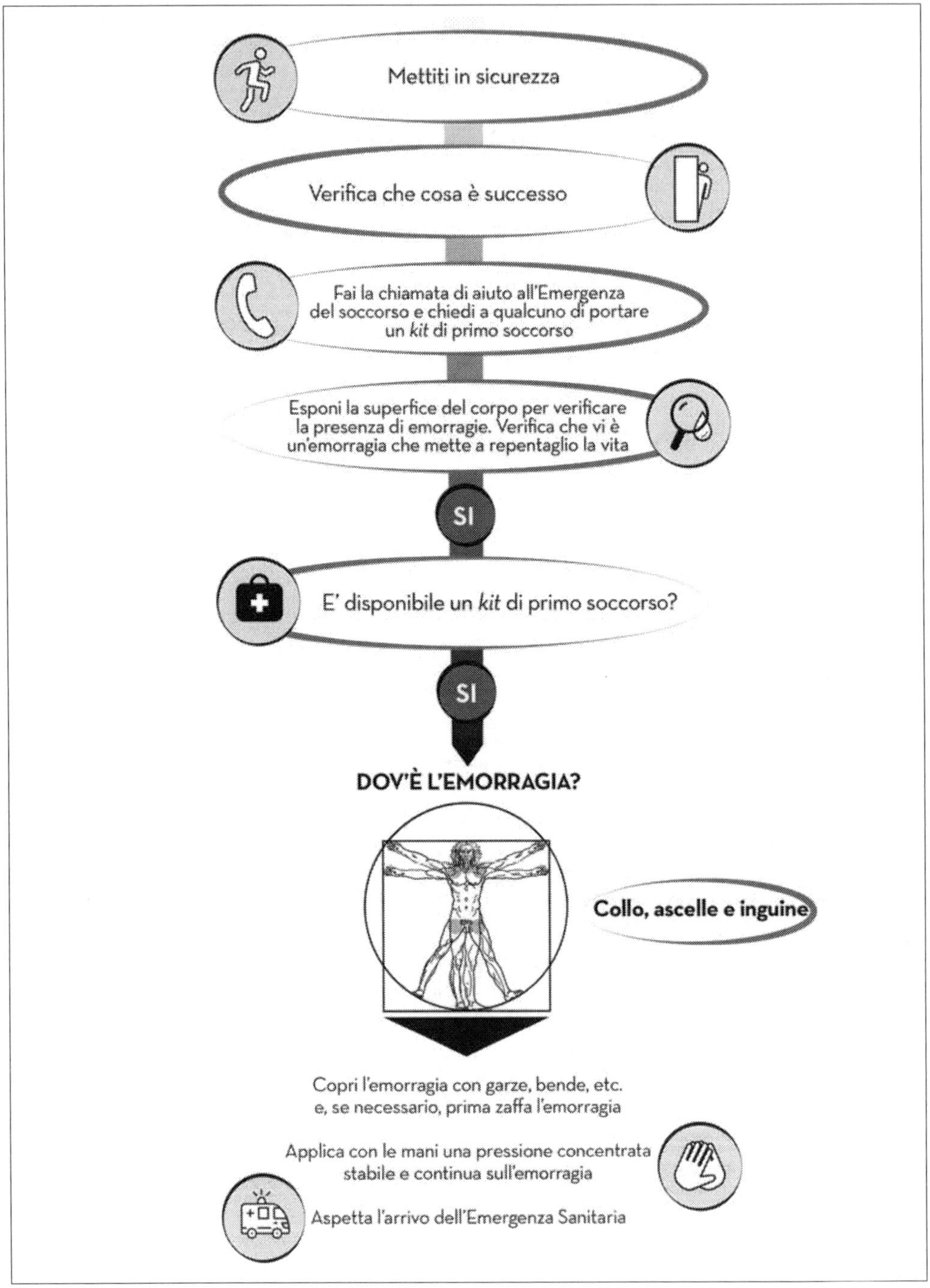


*Schema 2. Algoritmo di come l'arrestare un'emorragia massiva sui punti giunzionali del busto utilizzando un kit di primo soccorso.*

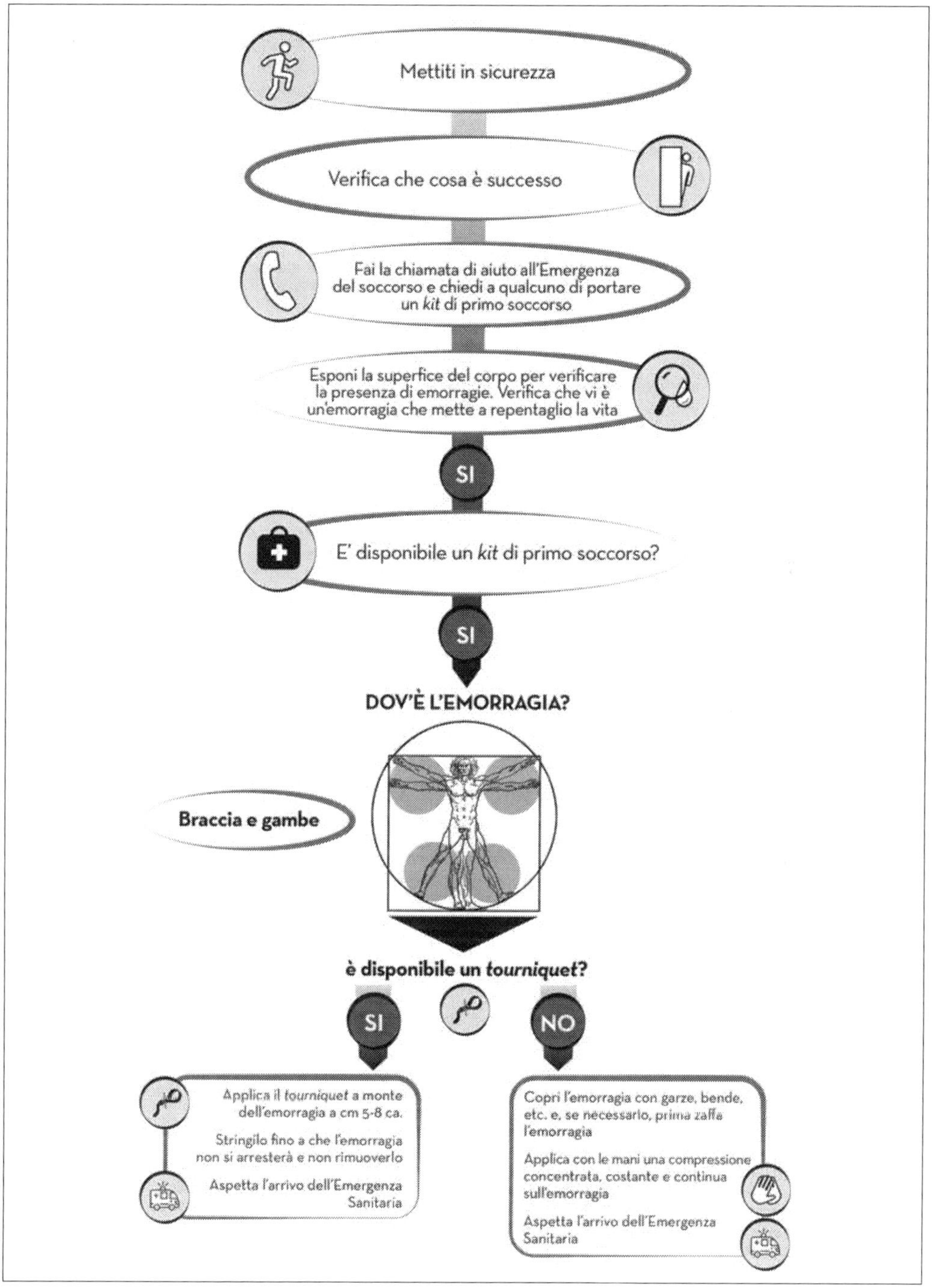


*Schema 3. Algoritmo di come arrestare un'emorragia massiva sugli arti utilizzando un tourniquet e un kit di primo soccorso.*

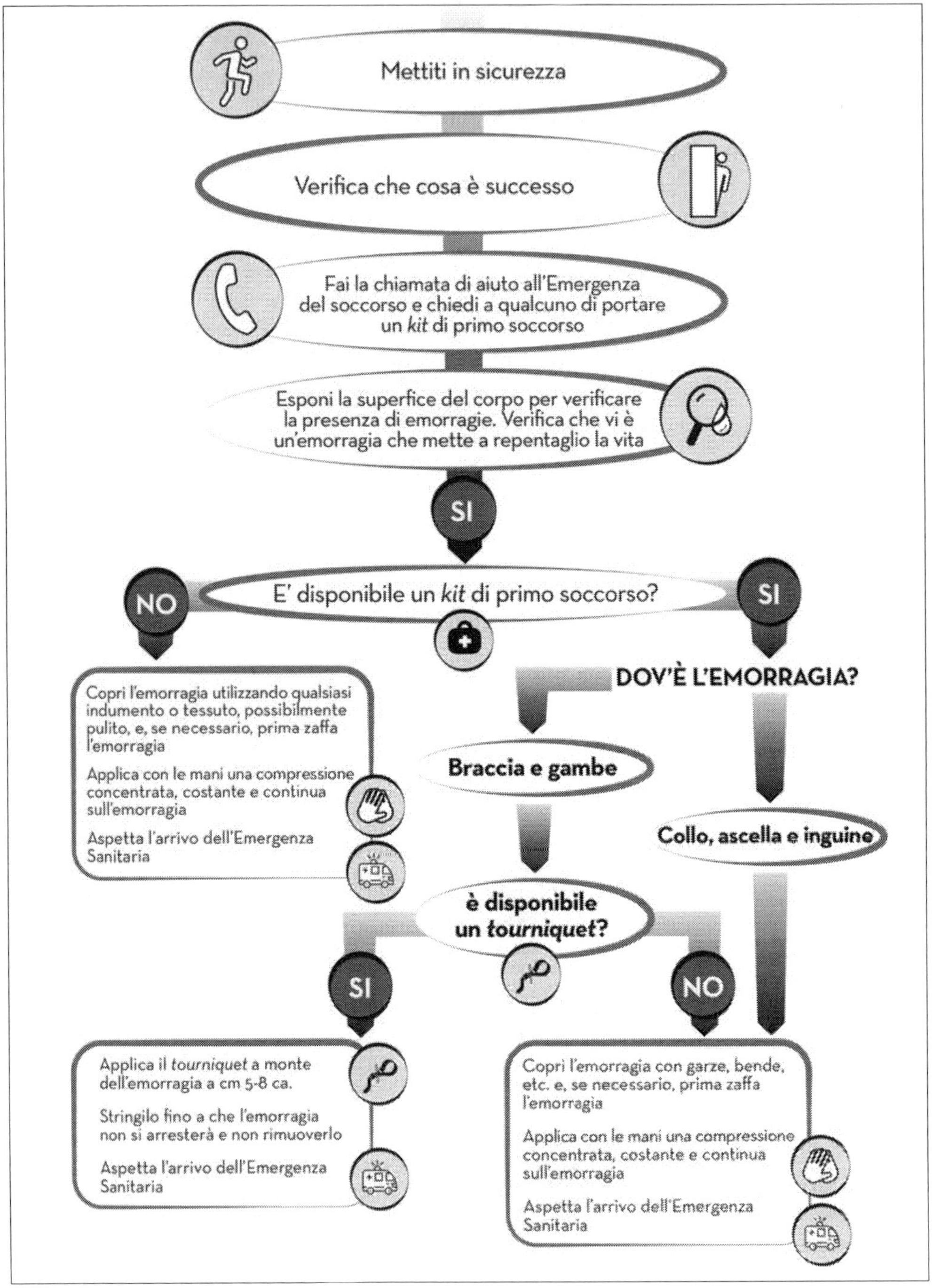


*Schema 4. Algoritmo di sintesi di come arrestare un'emorragia massiva utilizzando e non un kit di primo soccorso e utilizzando e non un tourniquet.*

**Le tecniche «illustrate» per arrestare un'emorragia massiva**

Al fine di visualizzare le indicazioni fornite dal corso *BCon* dell'*ACS* fin qui riportate, si è ritenuto utile raffigurare tre situazioni in cui un *first responder* interverrà applicando le tecniche previste per arrestare un'emorragia severa.

In particolare si sono ipotizzate tre storie a fumetti nelle quali vengono applicate le tecniche precedentemente descritte per arrestare un'emorragia secondo la sequenza completa *ABC*.

Attraverso i *visual storytelling* i lettori vivranno diversi soccorsi, guidati dall'immediatezza e dall'efficacia delle immagini che cristallizzano i passaggi delle azioni da compiere.

In particolare vengono illustrate:

1. la compressione diretta di un'emorragia massiva;
2. la zaffatura e la compressione di un'emorragia massiva;
3. l'utilizzo di un *tourniquet* su un'emorragia massiva.

Le tre storie sono ispirate a eventi realmente accaduti, rielaborati e adattati alla luce dei fini formativi che si propone il presente Manuale.

Tre situazioni, ognuna caratterizzata dall'intervento di altrettanti soccorritori, ciascuno diverso per sesso, per ruolo e per le dotazioni sanitarie a disposizione, ciascuno chiamato a intervenire in situazioni differenti: una caduta dalla bicicletta, un incidente automobilistico e un'esplosione.

Tutti i soccorritori intervenuti saranno egualmente in grado di applicare efficacemente la specifica tecnica per far fronte all'emorragia massiva a seconda dell'area del corpo coinvolta, delle caratteristiche della ferita emorragica e dei dispositivi medici a disposizione, tutti pronti a mettersi in gioco in prima persona.

Le immagini ci permetteranno di assistere visivamente a quanto fin qui descritto a parole, ponendo l'attenzione su quelli che sono i passaggi fondamentali che caratterizzano le diverse tecniche per arrestare un'emorragia severa, mettendo in evidenza le specifiche azioni da compiere, le più significative, così da imprimerle nella nostra memoria visiva e farle proprie.

La sicurezza della scena, la *Safety*, senza la quale non potrà essere effettuato alcun intervento di soccorso, è stata considerata sempre verificata dai soccorritori prima di mettere in atto le diverse fasi della sequenza *Alert, Bleeding e Compress.*

Non rimane quindi che seguire gli interventi di soccorso vissuti dai protagonisti, quei soccorritori con cui sarà possibile immedesimarsi, ispirandosi alle loro azioni per un eventuale soccorso in futuro.

## Compressione di un'emorragia massiva

*Evento*
Caduta dalla bicicletta di un ciclista.

*Conseguenze*
Emorragia massiva sull'inguine del ciclista.

*Tipo di soccorso prestato*
Compressione diretta dell'emorragia massiva da parte di un soccorritore privo di *kit* di primo soccorso.

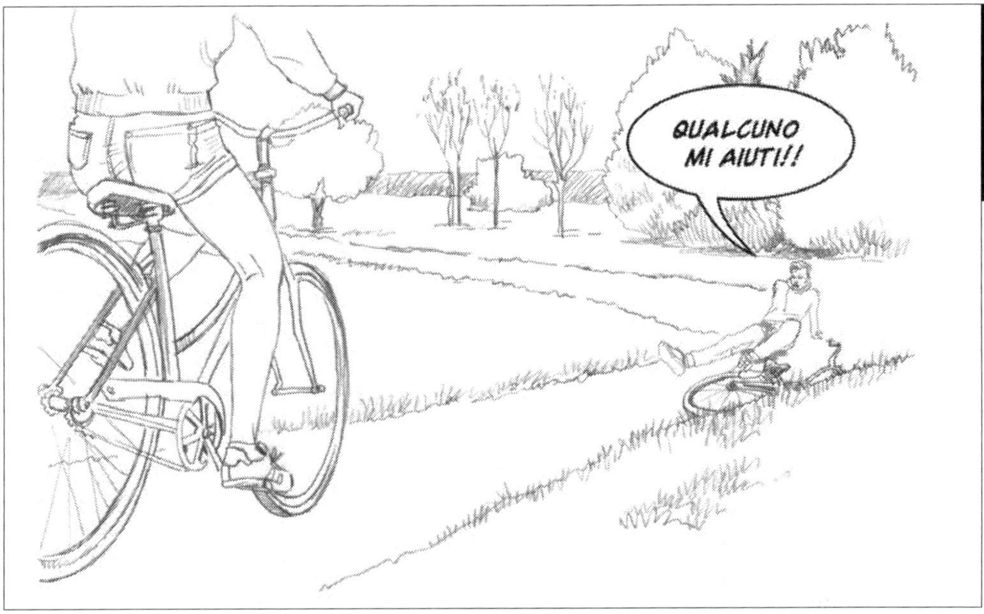


ALERT

*Una ragazza in bicicletta si rende conto che il ciclista che la precedeva è caduto dalla bicicletta rimanendo a terra ferito.*

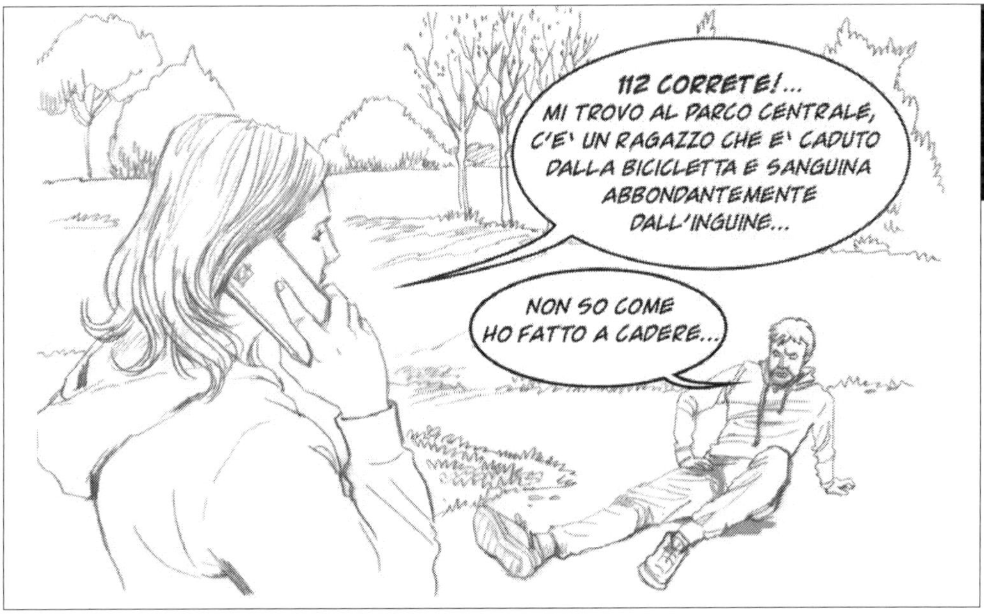


ALERT

*La ragazza allerta l'Emergenza Sanitaria dicendo dove si trova, ciò che è accaduto, il numero di persone coinvolte e come si chiama.*

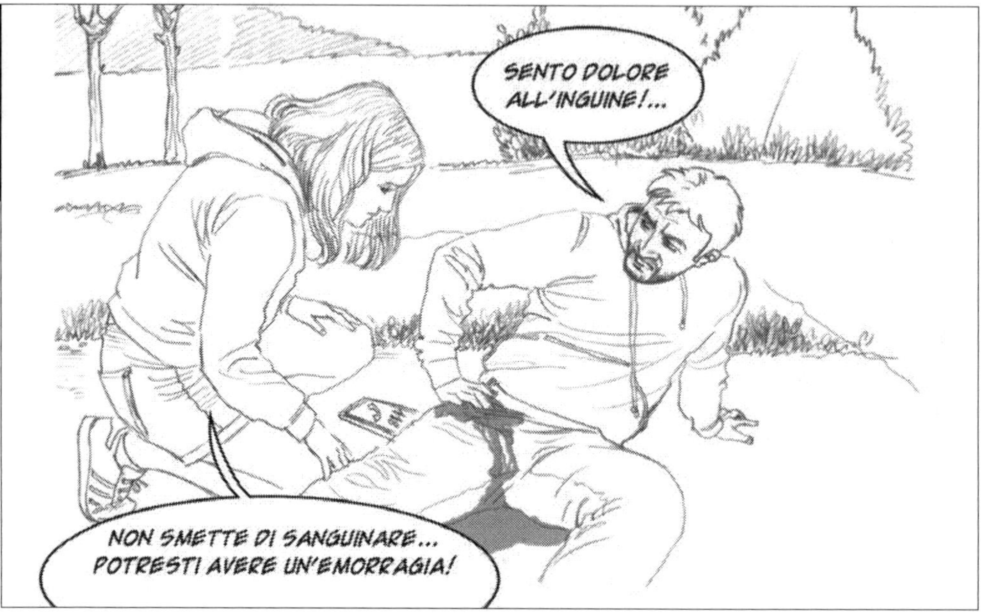


*La ragazza identifica la presenza di una ferita sanguinante sull'inguine del ragazzo, e rimane in viva voce con la Centrale operativa del 112 per comunicare l'evolversi della situazione.*



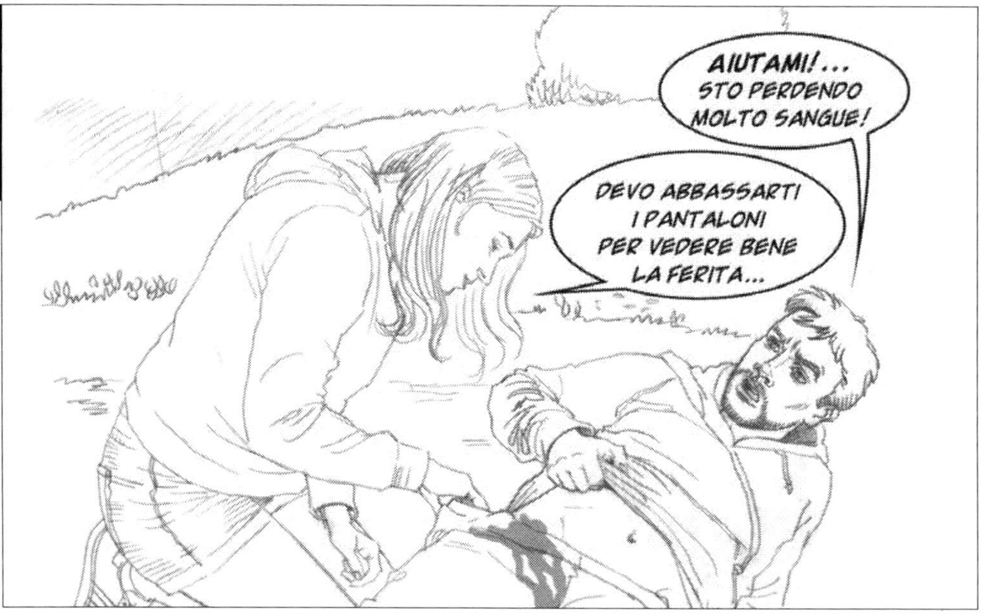


*La ragazza si posiziona in ginocchio lateralmente al ferito e abbassa i pantaloni del ferito per esporre la ferita.*

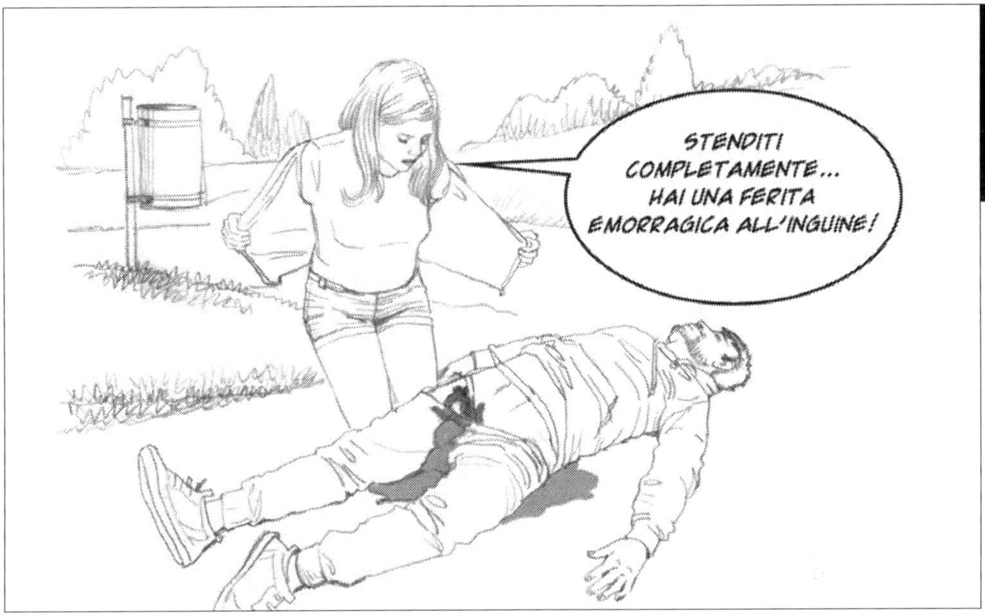


*La ragazza si toglie la felpa che indossa per poter coprire l'emorragia massiva presente in corrispondenza dell'inguine.*

BLEEDING

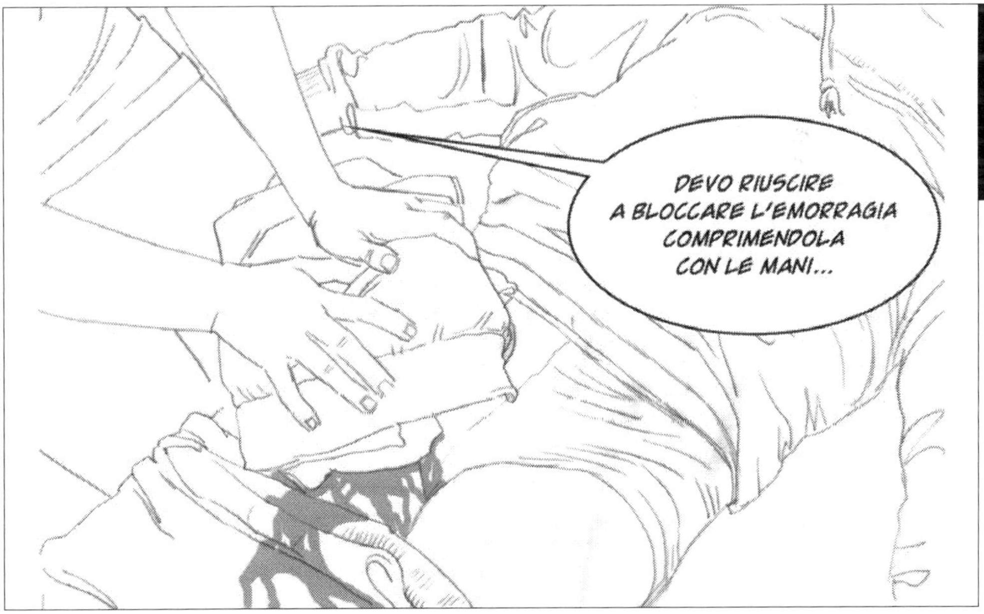


*La ragazza provvede a coprire immediatamente l'emorragia massiva con la felpa ripiegata.*

COMPRESS

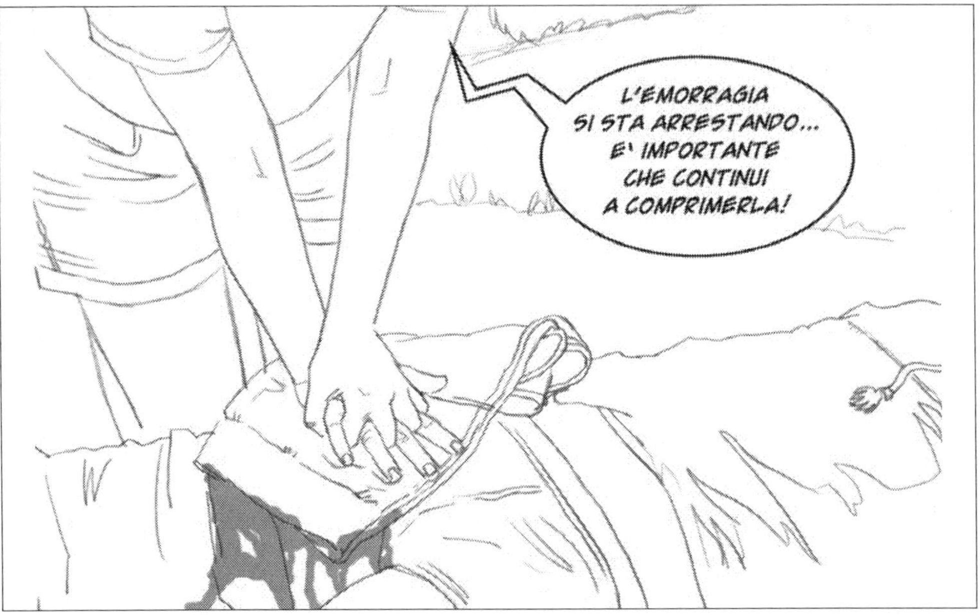


*La ragazza inizia a comprimere l'emorragia in maniera concentrata, costante e continua , tenendo le braccia stese e le mani sovrapposte.*

COMPRESS

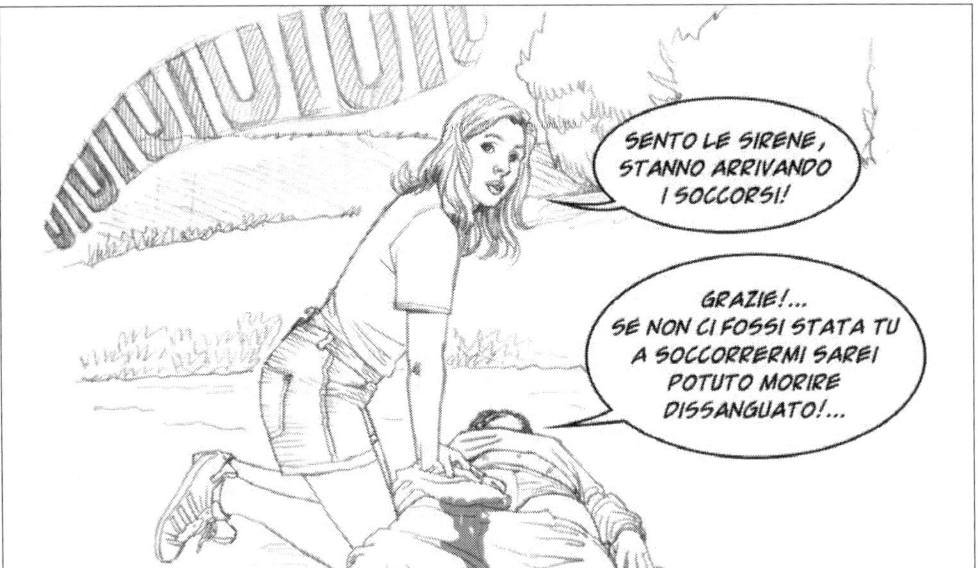


*La ragazza continua a comprimere l'emorragia massiva non spostando mai le mani, mentre in lontananza si sentono delle sirene.*

## Zaffatura e compressione di un'emorragia massiva

*Evento*
Incidente automobilistico con il coinvolgimento di un motociclista.

*Conseguenze*
Emorragia massiva su un braccio del motociclista.

*Tipo di soccorso prestato*
Zaffatura e compressione dell'emorragia massiva da parte di un soccorritore tramite l'utilizzo di *kit* di primo soccorso.

ALERT

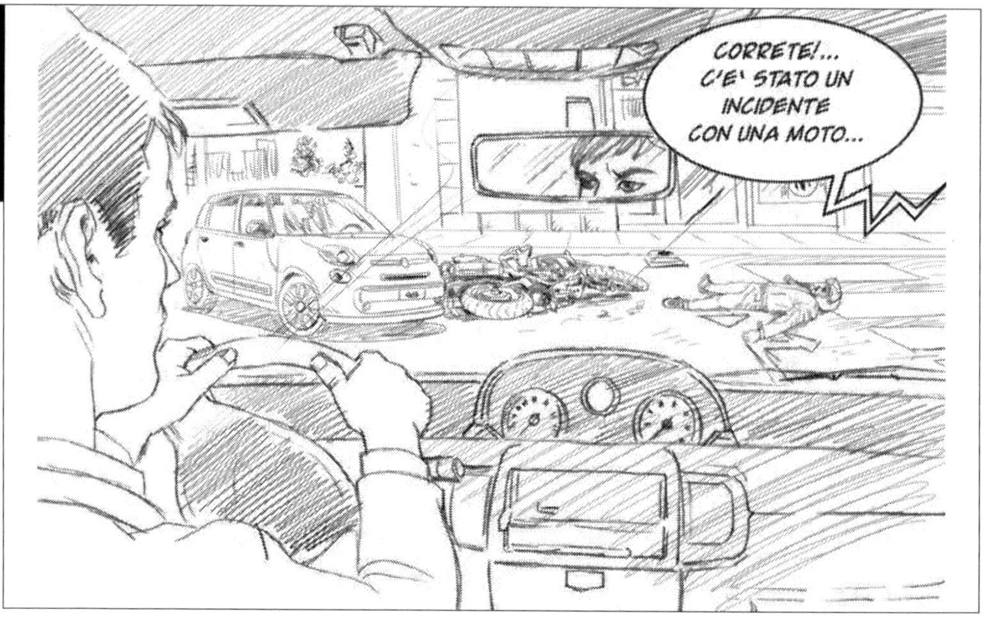


*Un automobilista assiste a un incidente automobilistico che ha provocato la caduta di un motociclista, fermandosi per prestare il primo soccorso.*

ALERT

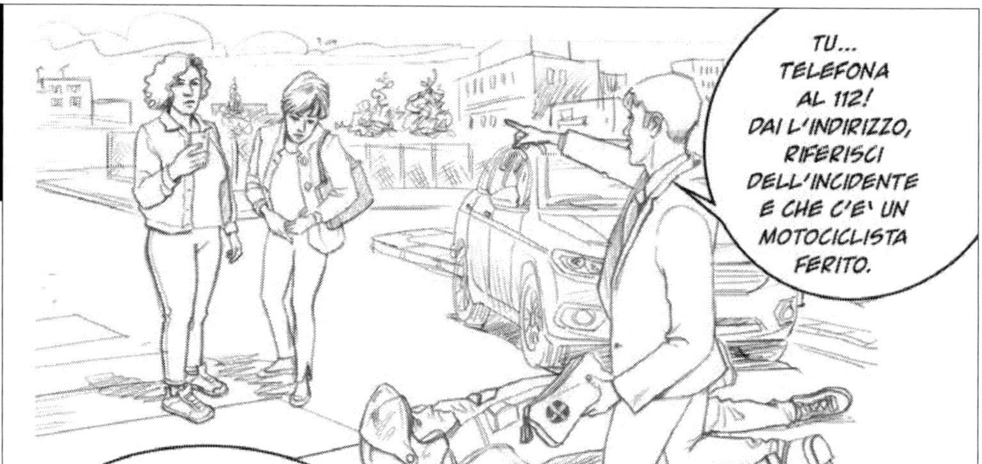


*L'automobilista, raggiunto il ferito, dice ad una passante che ha indicato chiaramente con un dito, di telefonare all'Emergenza Sanitaria e di riferire dov'è, che cosa è accaduto e il numero di feriti coinvolti.*

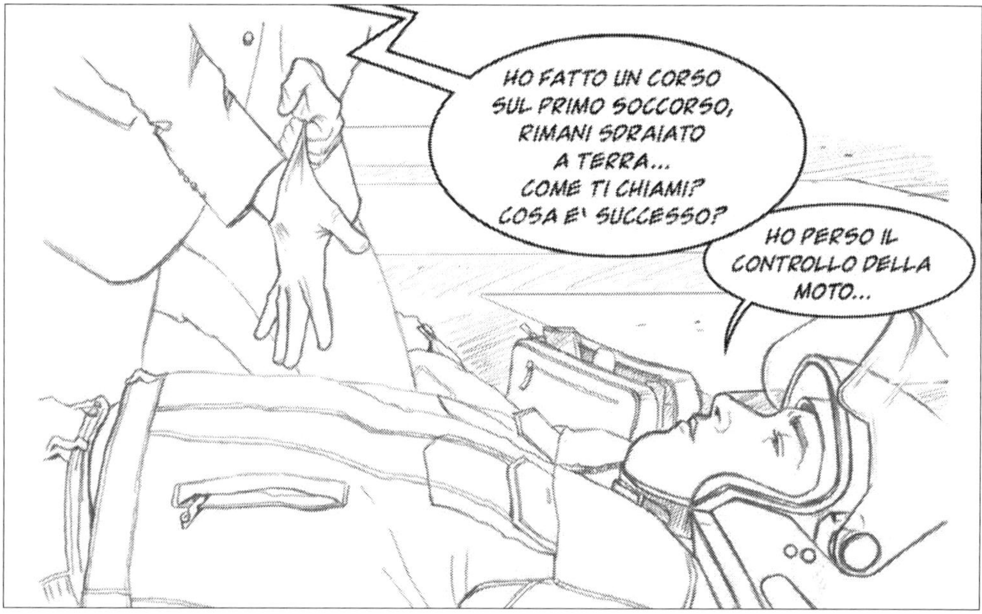


*Il soccorritore, prima di intervenire, indossa dei guanti sanitari e rivolge alcune domande al ferito per verificare se è cosciente, vigile e orientato.*

BLEEDING

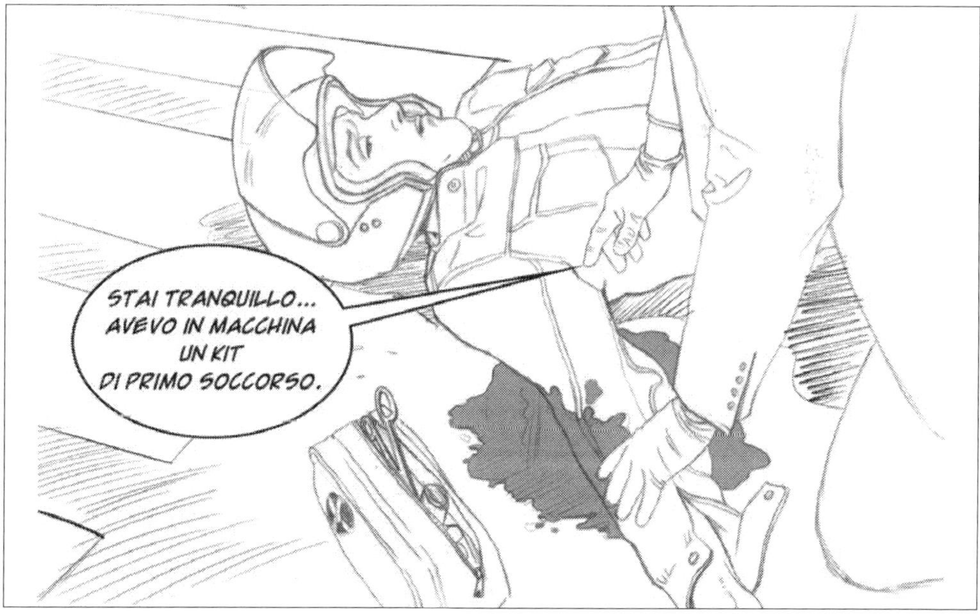


*Il soccorritore cerca la presenza di ferite sul corpo del motociclista, messo in allarme da una chiazza di sangue a terra, in corrispondenza del braccio.*

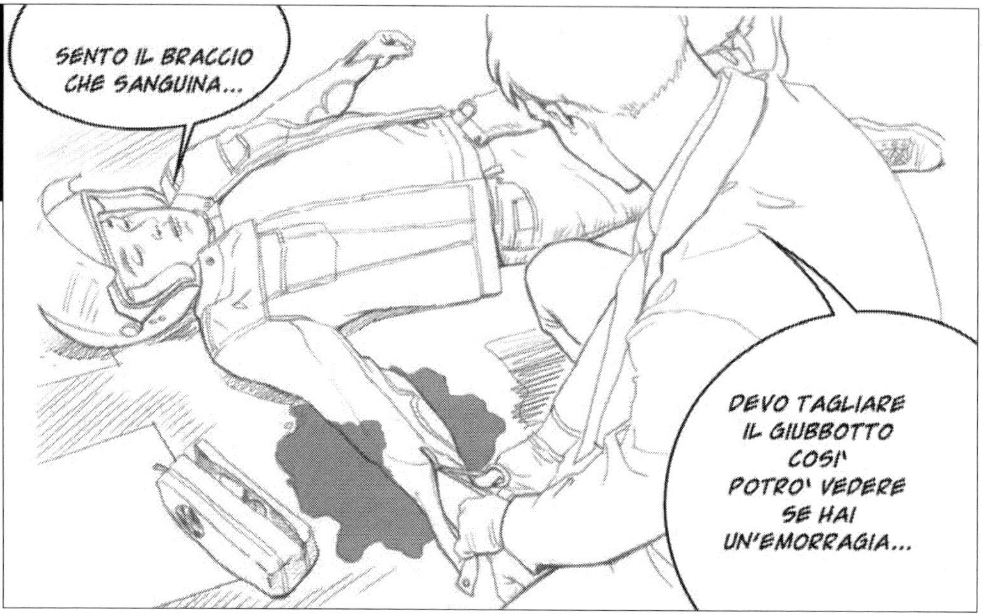


*Il soccorritore provvede a tagliare la manica del giubbotto per esporre il braccio e vedere se vi è un'emorragia massiva in atto.*



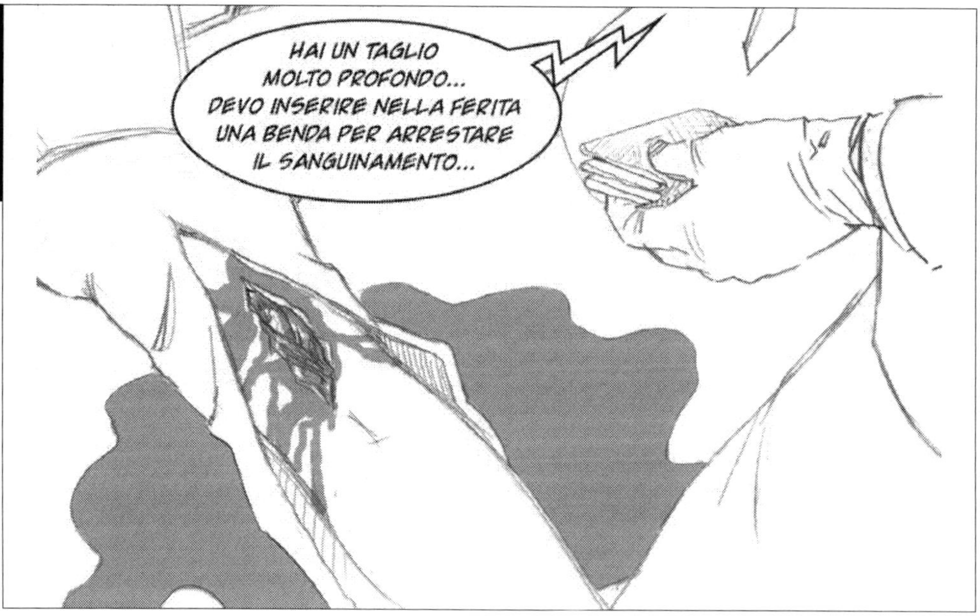


*Il soccorritore identifica la presenza sul braccio di una ferita emorragica profonda e slabbrata.*

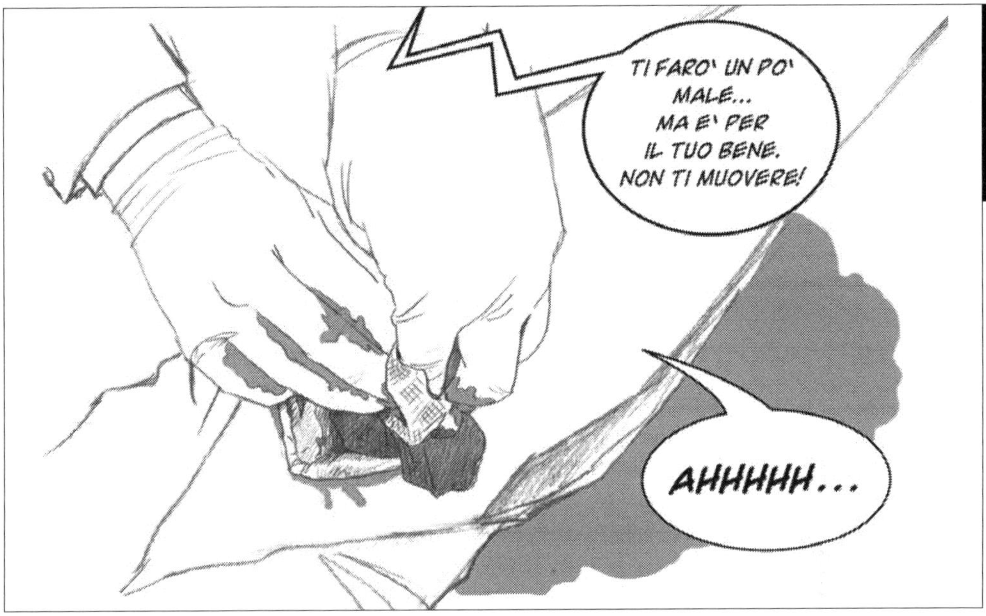


*Il soccorritore effettua quindi la zaffatura riempiendo la ferita con una benda in dotazione al kit di primo soccorso che aveva in auto.*

COMPRESS

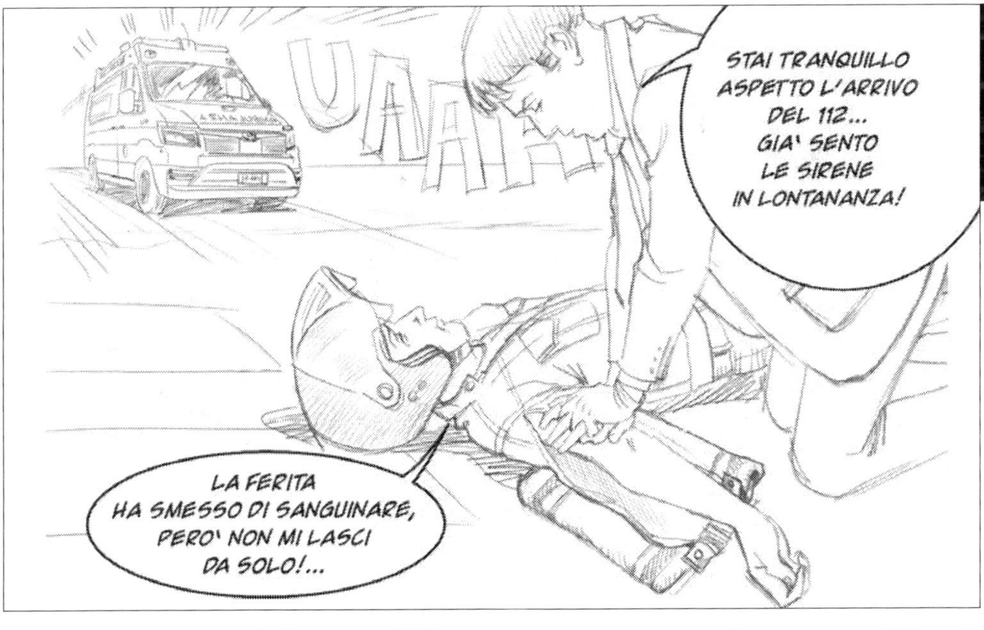


*Il soccorritore, coperta la ferita con delle garze e posizionato un indumento sotto il braccio ferito, comprime l'emorragia mantenendo costantemente la stessa posizione fino all'arrivo dell'Emergenza Sanitaria.*

## Utilizzo del tourniquet per arrestare un'emorragia massiva

*Evento*

Esplosione nella Metro della Stazione Ferroviaria con il coinvolgimento di più persone

*Conseguenze*

Emorragia massiva sulla gamba di un individuo presente all'esplosione.

*Tipo di soccorso prestato*

Utilizzo di un *tourniquet* per arrestare l'emorragia massiva da parte di un appartenente alle Forze dell'ordine.

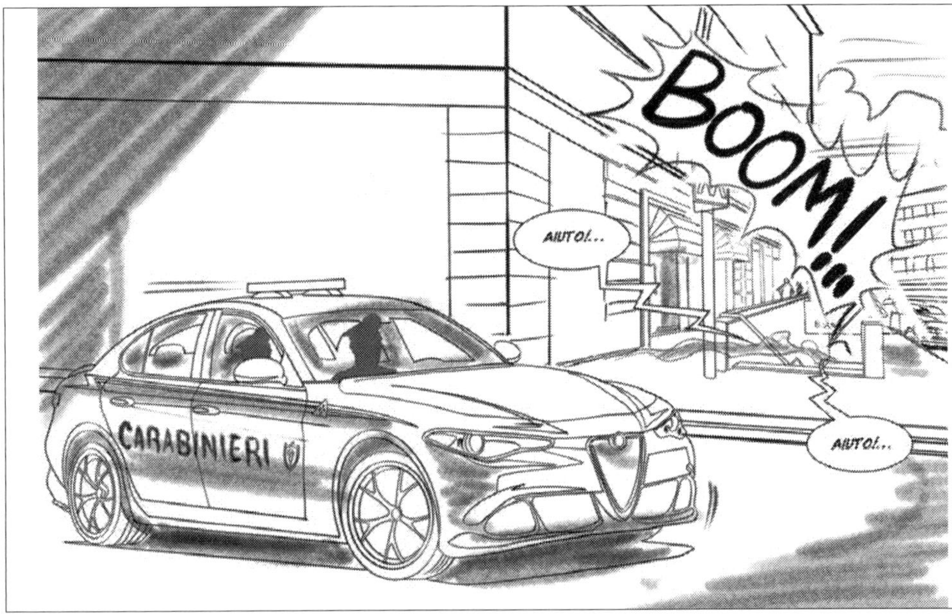


*Un'esplosione attira l'attenzione di una macchina dei Carabinieri che percorre una strada in prossimità della Metro della Stazione Ferroviaria.*

ALERT

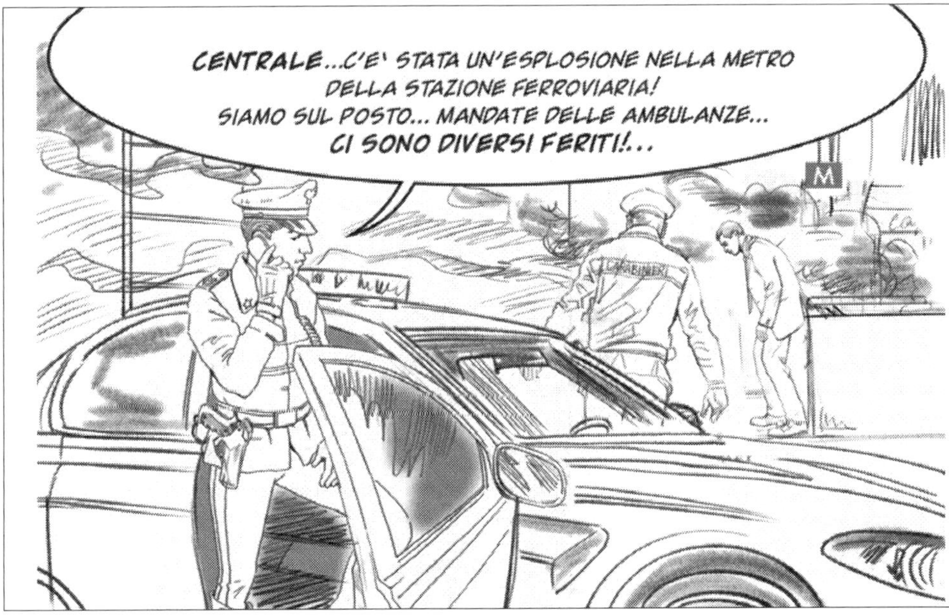


*Un carabiniere rimane in auto in copertura e comunica alla propria Centrale Operativa quello che è successo, mentre l'altro carabiniere si dirige verso i feriti.*

BLEEDING

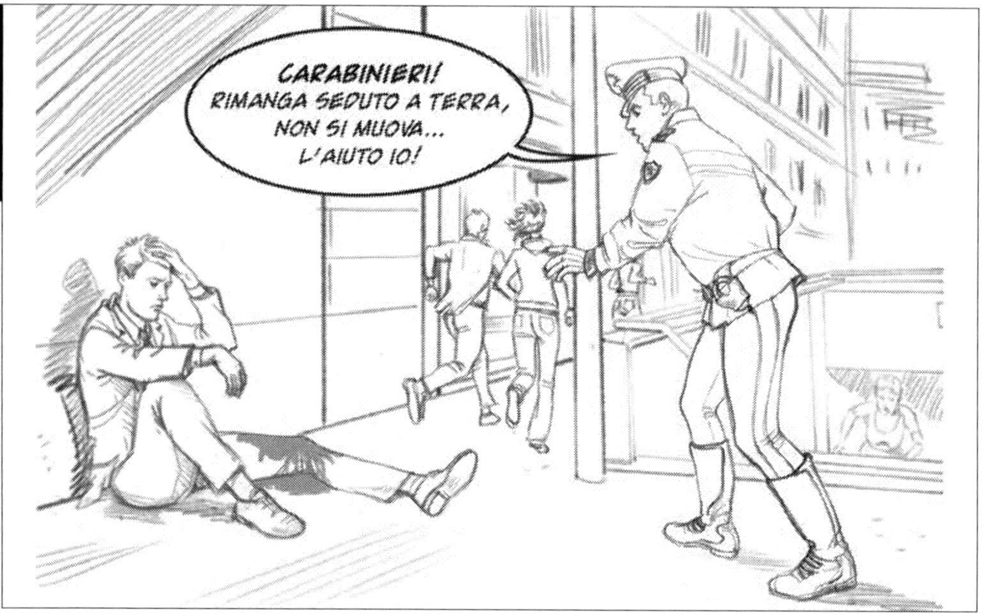


*Il carabiniere, dopo essersi assicurato di potersi avvicinare in sicurezza sul luogo dell'esplosione, si attiva per prestare soccorso a un uomo ferito.*

BLEEDING

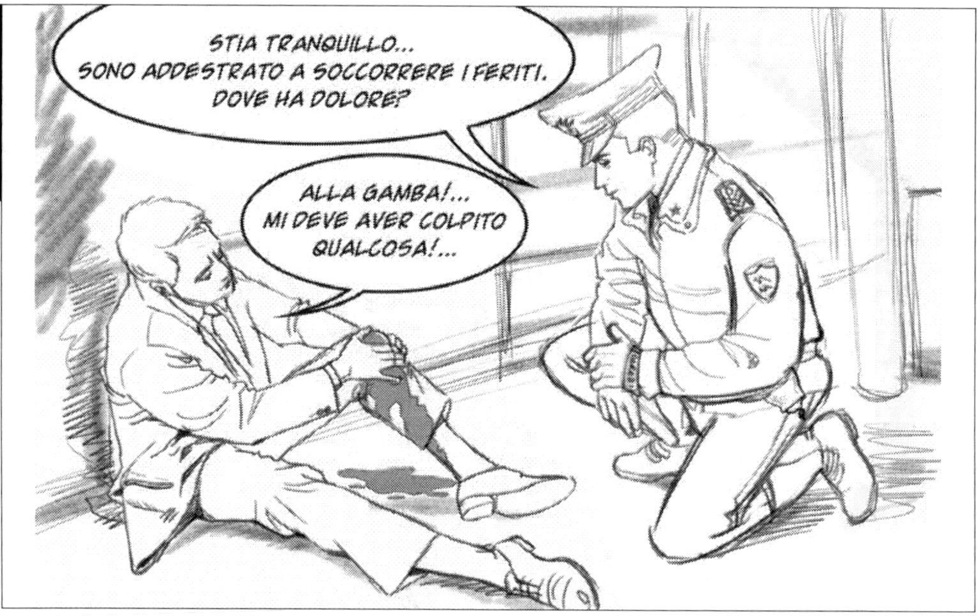


*Il carabiniere, con indossati i guanti di ordinanza, si inginocchia accanto ad un uomo che ha una vistosa chiazza di sangue sui pantaloni.*

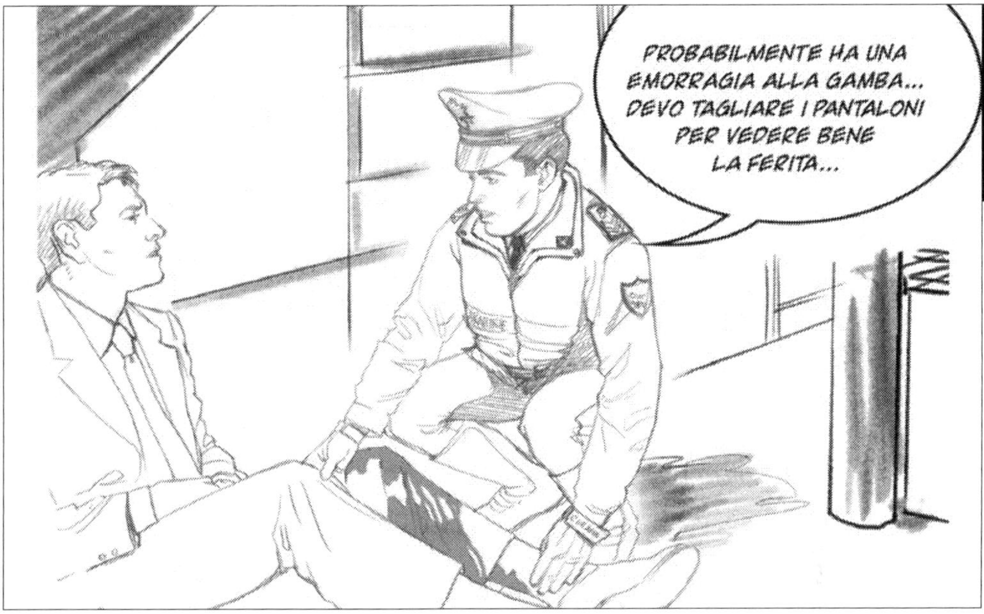


*Il carabiniere identifica la presenza di una ferita sanguinante sulla gamba sinistra dell'uomo seduto a terra.*

BLEEDING

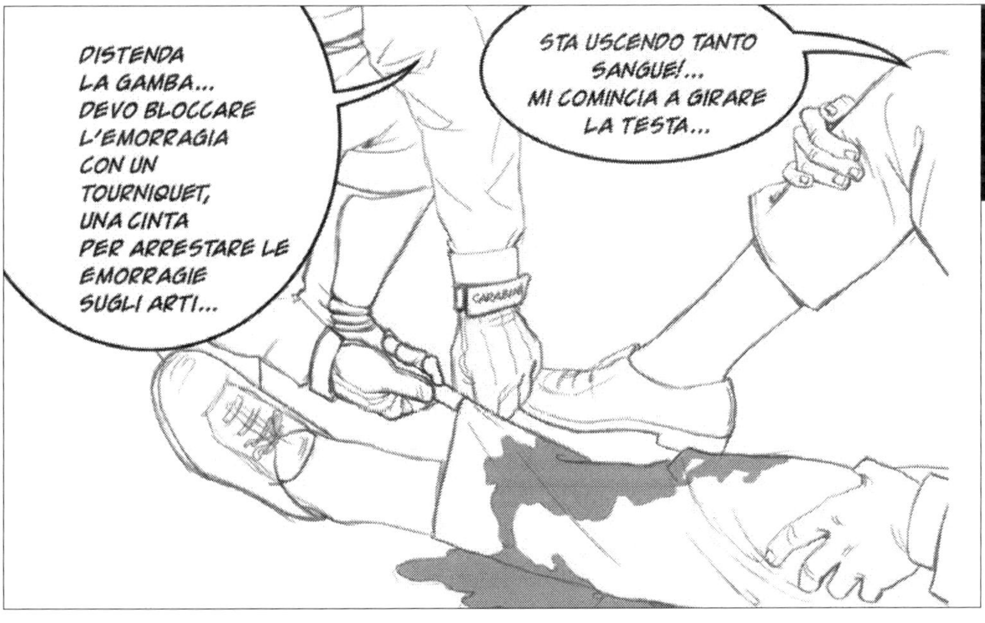


*Il carabiniere taglia immediatamente i pantaloni del ferito per esporre l'emorragia che ha riscontrato e per poter posizionare il tourniquet che ha in dotazione.*

COMPRESS

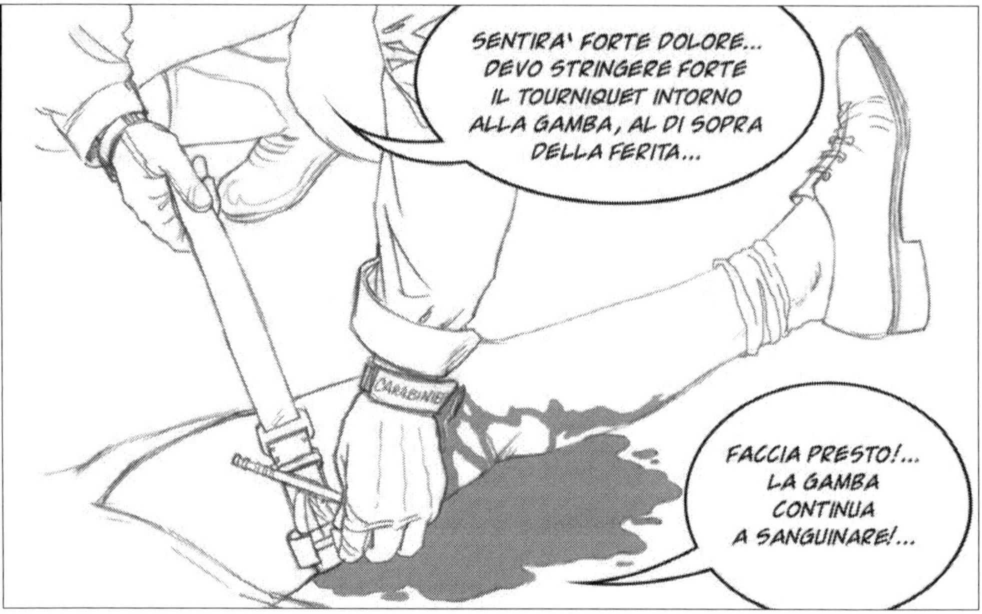


*Il carabiniere posiziona il tourniquet sulla gamba a monte dell"emorragia, ad una distanza di cm 5-8 circa (2-3 inches) dalla ferita emorragica.*

COMPRESS

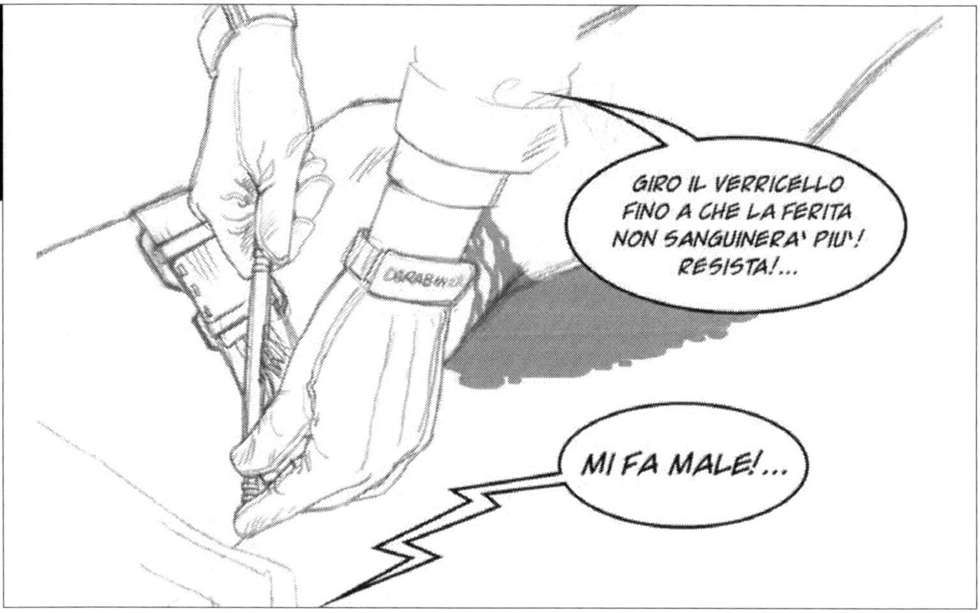


*Il carabiniere comincia a stringere il tourniquet girando il verricello fino a che non vedrà arrestarsi l'emorragia massiva in atto.*

# Conclusione

*Qualsiasi cosa tu faccia potrebbe non fare la differenza,
ma è molto importante che tu la faccia.*

Mahatma Gandhi

L'epoca a cui apparteniamo, la globalizzazione, lo spettro serpeggiante del terrorismo mai assopito, le esperienze dirompenti del *COVID*-19 e la presa di coscienza che i conflitti armati sono ancora uno strumento di geopolitica come dimostrato dal conflitto Russo-Ucraino che ha allarmato tutta l'Europa e l'intera comunità mondiale, ci hanno insegnato che non vi sono più barriere e confini, che le conoscenze scientifiche e mediche devono essere condivise a vantaggio di tutti per un costruttivo confronto, che il sistema sanitario deve ricercare nella prossimità un valido alleato.

Abbiamo preso coscienza che i soccorsi sanitari non sono e non saranno sempre immediatamente presenti sul posto per portare aiuto dove serve, in città come in campagna, in un luogo di villeggiatura come su un campo di battaglia.

Abbiamo compreso che in determinate situazioni in cui si è in pericolo di vita, *in primis* quando ci si trovi in presenza di un'emorragia massiva, solo l'intervento immediato di chi è vicino, di un *immediate responder* che sia mentalmente e materialmente preparato a intervenire, potrà salvare una vita, e che non intervenire in soccorso causerà indirettamente, ma inevitabilmente, la perdita di una vita.

Pertanto questo Manuale vuole essere il mezzo affinché le linee guida e le indicazioni sul *BCon* possano trovare una sempre più ampia diffusione e condivisione, anche e soprattutto in Italia.

Il Manuale ha cercato di affrontare in maniera pragmatica e dettagliata le circostanze in cui ci si potrà trovare in presenza di un'emorragia severa così da non coglierci impreparati.

Si è voluto insegnare a riconoscere un'emorragia massiva e quelle che sono le modalità per arrestarla da parte di chiunque, a prescindere che si tratti di uomo o di donna, di un giovane o di un adulto, di un civile, di un agente di polizia o di un militare, di una persona qualunque o di un medico specializzato magari proprio in traumi ed emorragie.

Si è illustrato come effettuare un soccorso *extra* ospedaliero in emergenza, evidenziando come intervenire o non agire potrà fare la differenza tra la vita e la morte del ferito, con un'attenzione particolare nel fornire al lettore indicazioni e chiarimenti tali da permettergli di apprendere, in maniera semplice, anche il perché delle azioni da compiere così da comprendere il prezioso, e soprattutto insostituibile, valore del suo intervento.

Si sono altresì indagate le dispercezioni sensoriali, nonché le alterazioni e le interferenze psicologiche conseguenti a un intervento di soccorso che investiranno il soccorritore come il ferito, affinché si sia preparati a superarle o, quanto meno, a provare a superarle.

In sintesi, si è trasmessa una formazione sanitaria di base sul *BCon*, sicuramente semplificata nella forma, nel linguaggio e nei contenuti, e alternativa per la pluridisciplinarità e la coralità degli argomenti indagati.

Una formazione alla portata di ciascuno di noi, con gli innegabili vantaggi sulla sicurezza che ciò comporterà per l'intera comunità e, perché no, per noi stessi.

Sta a noi conoscere, sicuramente non a livello professionale, ma quanto basta per salvare una vita là dove ve ne fosse la necessità trovandosi in presenza di un'emorragia severa, come funziona la macchina del corpo umano e come intervenire per far sì che possa «non fermarsi», che la linfa vitale che vi scorre non si disperda in un rivolo di sangue.

Sta alla nostra coscienza voler acquisire quelle competenze tali da poter intervenire di fronte a un'emorragia massiva, salvando così, un giorno, chi ci starà vicino o salvando noi stessi, secondo un percorso virtuoso e condiviso.

In quest'ottica, la conoscenza delle basilari indicazioni sul *BCon* diventerà un obbligo irrinunciabile per tutti noi, nessuno escluso.

Ci siamo posti il problema di quanti fossero numerosi i morti per un'emorragia severa e di quanti saranno ancora nel futuro se i fattori che li potranno determinare si ripeteranno e se le soluzioni scelte nel passato per intervenire rimarranno invariate, senza applicare le nuove indicazioni salvifiche del *BCon*.

Abbiamo così realizzato che la soluzione al problema emorragia massiva può essere alla nostra portata, divenendo noi stessi la soluzione, una consapevolezza che è lo stimolo a formarci.

Pertanto sarà necessario fare nostro l'aforisma «chi ti avverte ti arma» per affrontare un'emorragia severa, in cui il termine «avverte» va inteso quale mezzo per difenderci da un pericolo potenziale da cui siamo stati messi in guardia, quale è la morte certa, ma prevedibile, per un'emorragia severa.

Sapere quello che succederà un giorno in presenza di un'emorragia massiva ci permetterà di essere preparati per affrontarla con l'approccio giusto, le conoscenze adeguate, i mezzi idonei e soprattutto con un atteggiamento resiliente.

Oggi siamo noi coloro che faranno la differenza in futuro, con le proprie azioni, arrestando un'emorragia massiva.

Siamo noi che faremo la differenza tra la vita e la morte di una persona ferita, solo noi in quel momento potremo determinarne la salvezza.

La domanda da porci non sarà più se siamo in grado o meno di arrestare un'emorragia severa, la domanda a cui rispondere è se ce la sentiamo di lasciare morire chi ci è di fronte, che ha in noi potenzialmente l'unica possibilità, l'unica risorsa, l'unica salvezza per sopravvivere.

Donare la vita non appartiene agli uomini, ma salvare una vita gli si avvicina molto, ed è una sensazione bellissima.

# Esimente

Le informazioni fornite dal presente Manuale permettono di capire se, quando e come agire in presenza di uno o più feriti che presentino un'emorragia massiva ma non sostituiscono in alcun modo i corsi in presenza dell'*ACS* o di altre strutture e associazioni che si occupano di *BCon*, essendo necessario e irrinunciabile svolgere la parte teorica e pratica, fondamentali per l'apprendimento degli argomenti fin qui trattati.

L'autore non potrà essere ritenuto in alcun modo responsabile per eventuali azioni intraprese sulla base delle informazioni e indicazioni riportate nel Manuale, per il loro uso o per la loro applicazione.

Le indicazioni contenute nel Manuale non rappresentano necessariamente il punto di vista didattico delle strutture e delle associazioni citate.

# Bibliografia


Aden J.K., Dubick M.A., Newton N.J., Kragh J.F. Jr, Tan A.R., *New and Established Models of Limb Tourniquet Compared in Simulated First Aid*, J Spec Oper Med, 2018.

Aden J.K., Bequette B.W., Kragh J.F. Jr, Dubick M.A., *Belts Evaluated as Limb Tourniquets: BELT Study Comparing Trouser Supporters Used as Medical Devices in a Manikin Model of Wound Bleeding*, Wilderness Environ Med, 2017.

Angrilli A., Sarlo M., Palomba D., Stegagno L., *Blood phobia and spider phobia: two specific phobias with different autonomic cardiac modulations*, Biological Psychology, *2002.*

Bailey J.A., Butler F.K. Jr, Mabry R.L., Montgomery H.R., Seery J.M., Shackelford S.A., Kragh J.F. Jr, Stevens R.A., Parsons D.L., Kotwal R.S., *Optimizing the Use of Limb Tourniquets in Tactical Combat Casualty Care: TCCC Guidelines Change*, J Spec Oper Med, 2015.

Bajani F., Dennis A., Impens A., Ivkovic K., Schlanser V., Tatebe L.C., et al, *Missing expectations: Windlass tourniquet use without formal training yields poor results*, J Trauma Acute Care Surg, 2019.

Ball C.G., Williams B.H., Tallah C., Salomone J.P., Feliciano D.V., *The impact of shorter prehospital transport times on outcomes in patients with abdominal vascular injuries*, J Trauma Manag Outcomes, 2013.

Beaven A., Ballard M., Parker P.J., Sellon E., *The Combat Application Tourniquet Versus the Tactical Mechanical Tourniquet*, J Spec Oper Med, 2018.

Beekley A.C., Sebesta J.A., Blackbourne L.H., Herbert G.S., Kauvar D.S., Baer D.G., Walters T.J., Mullenix P.S., Holcomb J.B., *31st Combat Support Hospital Research Group. Prehospital tourniquet use in Operation Iraqi Freedom: effect on hemorrhage control and outcomes*, J Trauma, 2008.

Bennett B.L., Butler F., Wedmore I. (Guest Editors), *Editorial: Tactical*

*Combat Casualty Care Lessons Learned: Transitioned to Other Austere Environments*, Wilderness & Environ Med, 2017.

Bennett B.L., Drew B., Littlejohn L., *Application of Current Hemorrhage Control Techniques for Backcountry Care: Part One, Tourniquets and Hemorrhage Control Adjuncts*, Wilderness Environ Med, 2015.

Bienvenu O., Eaton W., *The epidemiology of blood-injection-injury phobia, Psychological Medicine,* 1998.

Bracha H.S., *Freeze - Flight, Fight, Fright, Faint: Adaptationist Perspectives on the Acute Stress Response Spectrum, CNS Spectrums*, 2004.

Bulger E.M., Guffey D., Guyette F.X., MacDonald R.D., Brasel K., Kerby J.D., Minei J.P., Warden C., Rizoli S., Morrison L.J., Nichol G., *Impact of emergency medical helicopter transport directly to a university hospital trauma center on mortality of severe blunt trauma patients until discharge*, 2012.

Bulger E.M., Snyder D., Schoelles K., Gotschall C., Dawson D., Lang E., Sanddal N.D., Butler F.K., Fallat M., Taillac P. et al, *An evidence-based prehospital guideline for external hemorrhage control: American College of Surgeons Committee on Trauma*, Prehosp Emerg Care, 2014.

Caterson E.J., Chaudhary M.A., Goldberg S.A., Herrera-Escobar J.P., Hashmi Z.G., McCarty J.C. et al., *Can they stop the bleed? Evaluation of tourniquet application by individuals with varying levels of prior self-reported training*, Injury, 2019.

Chapman L., DeLapp R., *Nine Session Treatment of a Blood-Injection-Injury Phobia with Manualized Cognitive Behavioral Therapy, Clinical Case Studies*, 2013.

Claar R., Mednick L., *Treatment of Severe Blood-Injection-Injury Phobia with the Applied-Tension Method, Clinical Case Studies*, 2012.

Connolly K., Olatunji B., Katherine O'Neill H., *Fear, disgust, and fainting in blood-injection-injury fears: a multi-method approach*, Anxiety, Stress & Coping, 2006.

Crandall M., Sharp D., Unger E., Straus D., Brasel K., Hsia R., Esposito T., *Trauma deserts: distance from a trauma center, transport times, and mortality from gunshot wounds in Chicago*, Am J Public Health, 2013.

De Becker G., *The Gift of Fear*, Survival Signals That Protect Us from Violence, 1997.

De Jong P., Merckelbach H., *Blood-injection-injury phobia and fear of spiders: Domain specific individual differences in disgust sensitivity*, *Personality and Individual Differences*, 1998.

Dorlac W.C., DeBakey M.E., Holcomb J.B., Fagan S.P., Kwong K.L., Dorlac G.R., Schreiber M.A., Persse D.E., Moore F.A., Mattox K.L., *Mortality from isolated civilian penetrating extremity injury*, J Trauma, 2005.

Dubick M.A., Kragh J.F. Jr , *Bleeding Control With Limb Tourniquet Use in the Wilderness Setting: Review of Science*, Wilderness & Environ Med, 2017.

Ekman P., *Te lo leggo in faccia. Riconoscere le emozioni anche quando sono nascoste*, Editore Amrita, Collana Scienza e Compassione, 2008.

Gates J.D., Arabian S., Biddinger P., Blansfield J., Burke P., Chung S., Fischer J., Friedman F., Gervasini A., Goralnick E., Gupta A., Larentzakis A. et al., *The initial response to the Boston Marathon bombing: lessons learned to prepare for the next disaster*, Ann Surg., 2014.

Grossman D., Christensen L.W., *On combat*, Edizioni Libreria Militare, 2009.

Ingalls N., Zonies D., Bailey J.A., Martin K.D., Iddins B.O., Carlton P.K., Hanseman D., Branson R., Dorlac W., Johannigman J., *A review of the first 10 years of critical care aeromedical transport during Operation Iraqi Freedom and Operation Enduring Freedom: the importance of evacuation timing*, JAMA Surg, 2014.

Jacobs L.M., McSwain N.E. Jr, Rotondo M.F., Wade D., Fabbri W., Eastman A.L., Butler F.K. Jr, Sinclair J., *Joint Committee to Create a National Policy to Enhance Survivability from Mass Casualty Shooting Events*, 2013.

Kelsey-Sugg A., *La memoria muscolare è nel tuo corpo o nella tua mente? Gli esperti non sono d'accordo*, ABC News, 2019.

King D.R., Andreas Larentzakis, Elie Ramly, The Boston Trauma Collaborative, 2015.

Kragh J.F. Jr, Littrel M.L., Jones J.A., Walters T.J., Baer D.G., Wade C.E., Holcomb J.B., *Battle casualty survival with emergency tourniquet use to stop limb bleeding*, J Emerg Med., 2011.

Kragh J.F. Jr, O'Neill M.L., Walters T.J., Dubick M.A., Baer D.G., Wade C.E., Holcomb J.B., *Blackbourne LH. Minor morbidity with emergency tourniquet use to stop bleeding in severe limb trauma: research, history, and reconciling advocates and abolitionists*, Mil Med., 2011.

Kragh J.F. Jr, Swan K.G., Smith D.C., Mabry R.L., Blackbourne L.H., *Historical review of emergency tourniquet use to stop bleeding*, Am J Surg., 2012.

Lee C., Porter K.M., Hodgetts T.J., *Tourniquet use in the civilian prehospital setting*, Emergency Medicine Journal, 2007.

Limmer D., O'Keefe M., *Pronto Soccorso e interventi d'emergenza*, Mc Graw Hill, 2005.

Littlejohn L., Bennett B.L., Drew B., *Application of Current Hemorrhage Control Techniques for Backcountry Care: Part Two, Hemostatic Dressings and Other Adjuncts*, Wilderness Environ Med, 2015.

Lohr J., Olatunji B., Williams N., Sawchuk C., *Disgust, anxiety and fainting symptoms associated with blood-injection-injury fears: a structural model*, *Journal of Anxiety Disorders*, 2006.

Malouff J.M., Pitkin M.R., *Self- Arranged exposure for overcoming blood-injection-injury Phobia: a case study*, *Health Psychology and Behavioral Medicine*, 2014.
Markey-Towler B., *Antifragility, the Black Swan and psychology*, Evolutionary and Institutional Economics Review, 2018.
Öst L., Sterner U., *A specific behavioral method for treatment of blood phobia*, *Behaviour Research and Therapy*, 1987.
Öst L., *Blood and injection phobia: Background and cognitive, physiological and behavioral variables*, *Journal of Abnormal Psychology*, 1992.
Parker H., *Anatomia di un soldato*, Edizioni SUR, 2016.
Passos E., Dingley B., Smith A., Engels P.T., Ball C.G., Faidi S., Nathens A., Tien H., Canadian Trauma Trials Collaborative. *Tourniquet use for peripheral vascular injuries in the civilian setting*, Injury, 2014.
Philill J., *Evaluation of self-applied tourniquets for combat applications, second phase*, 2013.
Taylor S.E., Stanton, A.L., *Coping resources, coping processes, and mental health*, Annu. Rev. Clin. Psychol, 2007.
Thoyer B.A., *Blood-injury phobia: a review*, 1988.
Valentino V., *Il ruolo delle strategie di coping nella psicopatologia*, State of Mind, 2019.
Wall P.L., Duevel D.C., Hassan M.B., Welander J.D., Sahr S.M., Buising C.M., *Tourniquets and occlusion: the pressure of design*, Mil Med, 2013.
Wolitzky-Taylor K.B., Horowitz J., Powers M., Telch M., *Psychological approaches in the treatment of specific phobias: A meta-analysis*, Clinical Psychology Review, 2008.

**Sitografia**

www.americanredcross.com
www.bleedingcontrol.org
www.celoxmedical.com
www.combattology.net
www.health.harvard.edu
www.ircouncil.it
www.ipsico.it
www.naemt.org
nleomf.org.
www.pubmed.org
www.stateofmind.it

www.woulds-uk.com
www.journalofsurgicalresearch.com.
redcrosstourniquet.com
www.redcross.org.au
stopthebleed.org
stop-the-bleed-booklet.ashx
watermark.silverchair.com

PublMed.com. Effectiveness of the American College of Surgeons Bleeding Control Basic Training Among Laypeople Applying Different Tourniquet Types: A Randomized Clinical Trial, 2019.

persysmedical.com. Hemorage control - PerSys Medical. The original bandage control.

post.ca.govs. Commission on Peace Officer Standard and Training, First Aid and CPR.

# Ringraziamenti

*Il ringraziamento più bello per i doni di Dio consiste nel passarli ad altri.*

Michael von Faulhaber

Per portare a termine questo lavoro sono stato sostenuto da diverse persone, e a loro va la mia sincera gratitudine per l'aiuto ricevuto.

Numerosi sono coloro che meritano un ringraziamento per aver creduto in questo progetto, spendendo tempo, pensieri e riflessioni per dare il proprio contributo affinché si realizzasse.

Tutti in maniera diversa sono stati importanti, tutti indistintamente a vario titolo e in varie forme, hanno permesso di realizzare un Manuale che nelle intenzioni potesse essere indistintamente accessibile per la semplicità con cui si sono volute trasmettere le nozioni, per il linguaggio utilizzato e per le semplificazioni adottate – non me ne vogliano i medici, gli infermieri e i colleghi – proprio in un'ottica di massima comprensione e diffusione, senza trascurare i contenuti scientifici di base che sono a supporto di ogni testo manualistico.

Inoltre sono stati importanti gli amici, i colleghi e gli stessi allievi, che consapevolmente o inconsapevolmente, mi hanno sostenuto in un progetto che si presentava all'inizio solo come un'idea, aiutandomi così a realizzarlo.

Ringrazio Cristiana Trombetta e Stefania Sciorio per la pazienza avuta nel leggere, verificare e selezionare le diverse stesure che hanno portato alla versione finale del Manuale, dando indicazioni e suggerimenti preziosi.

Un ringraziamento particolare è rivolto poi a quei medici e professionisti che, con un atteggiamento collaborativo e aperto al confronto, sono stati disposti a rivedere o mettere in discussione alcune certezze in merito al modo tradizionale di affrontare determinate problematiche di natura sanitaria, diversamente approcciate e risolte dalle recenti linee guida sull'arresto delle emorragie massive, sintetizzate dalle indicazioni del corso sul *BCon* dell'*ACS-COT*.

Ringrazio il Professore Giuseppe Nigri e il Professore Matteo Alicandri-Ciuffelli, *Fellow of American College of Surgeons* (*FACS*), per la disponibilità dimostrata a prendere visione del Manuale, nonché Fabio Sciarretta per l'apporto scientifico-sanitario prestato nel verificare le tematiche mediche trattate.

Senza dimenticare il Capitano CM CRI Paolo Curato e il Tenente CM CRI Daniele Valsecchi, tra coloro che hanno introdotto il corso *BCon* nella formazione del personale della CRI.

Altresì un pensiero di gratitudine va a Fabrizio Bucci e Maurizio Chiapusso della *National Association of Emergency Medical Technician* Italia per gli apporti specifici trasmessi nell'ambito della medicina tattica e del primo soccorso *on field*.

Un ringraziamento è dovuto alla Croce Rossa Italiana, in particolare a quei veri volontari, medici, infermieri e laici che ho incontrato lungo il mio percorso, che con la loro esperienza mi hanno insegnato negli anni ad aiutare il prossimo con entusiasmo, facendomi comprendere che nel prestare soccorso a chi è in difficoltà o in pericolo di vita bisogna sempre agire con umanità, slancio e competenza, le armi più efficaci a nostra disposizione per soccorrere chi ha bisogno di aiuto.

Un grazie speciale va sicuramente a tutti coloro che nel tempo mi hanno aiutato, mi hanno insegnato, mi hanno guidato, mi hanno dato consigli e che hanno voluto condividere con me il loro sapere, nelle aule come in strada o sul campo, per cercare di andare sempre oltre nella conoscenza.

Non posso non rivolgere anche un pensiero a quei pochi, ma splendidi istruttori, che hanno collaborato con me, e continuano a farlo, tenendo corsi e *stage* proprio sull'arresto delle emorragie massive.

Si tratta per lo più di membri delle FFAA italiane, appartenenti per la maggioranza all'Arma dei Carabinieri, a cominciare per impegno e dedizione dall'Appuntato Scelto CC Massimo Persechino, provenienti da Reparti specializzati, che hanno speso parte del loro tempo dedicandosi alla formazione e all'insegnamento, rinunciando a qualche ora di riposo dopo aver sostenuto una giornata di lavoro intenso o un turno di notte, o semplicemente alla compagnia dei propri cari.

Tutti, nessuno escluso, si sono messi al servizio del prossimo, della collettività o dei colleghi per tenere corsi sull'arresto delle emorragie massive, mossi esclusivamente da puro spirito volontaristico e dalla convinzione di poter cambiare, un giorno, la sorte di un ferito emorragico attraverso il proprio impegno divulgativo, trasmettendo le basi formative delle innovative linee guida internazionali sull'arresto di un'emorragia, le stesse che trovano espressione e sono a supporto di questo manuale.

Tale *team* di istruttori *BCon* non avrebbe avuto senso, e conseguentemente modo di essere impiegato in ambito militare e di polizia, se diversi illuminati comandanti, Ufficiali e Sottoufficiali di Reparti di eccellenza delle FFAA, dell'Arma dei Carabinieri, della Polizia di Stato e del CM della Croce Rossa Italiana non avessero creduto nel progetto *BCon* applicato alla realtà italiana.

Questi ultimi hanno fatto sì che una teorica «bella idea» di programma sanitario sul soccorso rivolto alle FFAA e alle FFO, si trasformasse concretamente in corsi per insegnare come controllare e arrestare un'emorragia massiva, divenendo un banco di prova per testare l'interesse e l'orientamento in ambito nazionale circa la formazione sul *BCon*.

Il Comandante Generale dell'Arma dei Carabinieri Generale di Corpo d'Armata Teo Luzzi, da sempre particolarmente sensibile alle tematiche del soccorso sanitario, l'Ammiraglio Ispettore Capo Riccardo Guarducci Ispettore di sanità della MM, il Generale di Brigata dei Carabinieri Roberto Riccardi, il Tenente Colonnello CC Andrea Siazzu, il Capitano CC Cristian Castelletti, il Capitano EI Adriano Cagliani, il Tenente di Vascello MM Luca Canepa, il Tenente di Vascello MM Daniele Caruso, il Luogotenente CC Manlio Fiorentino, il Luogotenente CC Stefano Viele, il Luogotenente CC Salvatore Infantino, e tutti coloro che non sono stati citati, sono tra quelli che per primi si sono attivati fattivamente affinché il personale subalterno frequentasse il corso *BCon* dell'*ACS*, vedendone con lungimiranza le potenzialità di impiego, quale soluzione per poter arrestare e sopravvivere a un'emorragia massiva.

Un ringraziamento morale a coloro che, nel corso della storia, hanno studiato e lavorato per migliorare le nostre conoscenze sanitarie sui traumi, sulle ferite, sui sanguinamenti, lasciandoci in eredità i propri successi e fallimenti, le proprie scoperte, le proprie impressioni e l'aspirazione, condivisa, che si possa e si debba sempre migliorare.

All'*ACS* il merito innegabile di essere riuscita ad accendere un faro su quel gran numero di morti e feriti causati ogni anno da emorragie massive incontrollate, e di aver ipotizzato, studiato e stilato, congiuntamente a tutte le altre strutture sanitarie e non sanitarie coinvolte in tale progetto, le nuove Linee guida e le indicazioni riassunte nel corso sul *BCon* dell'*ACS*, e conseguentemente in questo manuale, in grado di salvare vite umane, sensibilizzando l'intera collettività internazionale su tale tematica.

In ultimo, ma non per importanza, il mio ringraziamento va all'Amministratore Delegato Fiorenza Mursia della Ugo Mursia Editore che, da sempre all'avanguardia nell'affrontare le tematiche più svariate, con un atteggiamento innovativo ha creduto in questo progetto volto a divulgare e rendere accessibile a tutti la cultura del soccorso.

Aiutare vuol dire infatti prestare la propria opera ad altri quando qualcuno è in difficoltà o quando deve fare qualcosa che, diversamente, non sarebbe stato in grado di portare a termine da solo: d'ora in poi Voi avrete il potere di aiutare chi ne avrà bisogno.

Si ringraziano altresì la EMIMED, la Flamor, la Sago Medica, la LOWA Italia e la OPELAND TACTICAL.

# Indice

Capitolo Quinto
Il primo soccorso: le modalità di intervento



Capitolo Sesto
Soccorrere: una scelta difficile

## Capitolo Settimo
## Le nuove indicazioni sul Bleeding Control

Capitolo Ottavo
Il Bleeding Control per il professional first responder



Capitolo Nono
Sintesi delle modalità di intervento

Made in United States
Orlando, FL
04 November 2026

90206784R00166